现代内科病症诊疗精要

李栋 石伟丽 冯兴兰 郝美玲 李华柱 崔成明◎主 编

U0341509

吉林科学技术出版社

图书在版编目（CIP）数据

现代内科病症诊疗精要 / 李栋等主编. -- 长春：
吉林科学技术出版社，2023.3
ISBN 978-7-5744-0276-8

Ⅰ．①现… Ⅱ．①李… Ⅲ．①内科—疾病—诊疗
Ⅳ．①R5

中国国家版本馆 CIP 数据核字(2023)第 065299 号

现代内科病症诊疗精要

主　　编	李　栋等
出 版 人	宛　霞
责任编辑	张　楠
封面设计	皓麒图书
制　　版	皓麒图书
幅面尺寸	185mm×260mm
开　　本	16
字　　数	340 千字
印　　张	14.5
印　　数	1–1500 册
版　　次	2023年3月第1版
印　　次	2023年10月第1次印刷

出　　版	吉林科学技术出版社
发　　行	吉林科学技术出版社
地　　址	长春市福祉大路5788号
邮　　编	130118
发行部电话/传真	0431-81629529 81629530 81629531
	81629532 81629533 81629534
储运部电话	0431-86059116
编辑部电话	0431-81629518
印　　刷	廊坊市印艺阁数字科技有限公司

书　　号	ISBN 978-7-5744-0276-8
定　　价	90.00元

编　委　会

目　　录

第一章　呼吸系统疾病

第一节　肺部感染性疾病

【肺炎】

治疗肺炎的关键是经验性药物治疗方案的选择,由于明确病原学需要一定时间,临床医学不可能被动等待病原学结果,必须掌握各类肺炎的经验学治疗方案,经验性治疗药物的选择对预后有十分重要的意义,而且这种治疗方案需经常更新。

肺炎是指终末气道、肺泡和肺间质的炎症。其中细菌性肺炎是最常见的肺炎。

(一)肺炎的分类

1.病因分类　可分为细菌性肺炎、病毒性肺炎、真菌性肺炎和其他病原体所致肺炎。其中由肺炎支原体、肺炎衣原体、军团菌和 SARS 病毒引起的肺炎称作非典型肺炎。

2.患病环境分类

(1)社区获得性肺炎(CAP):是指在医院外罹患的感染性肺实质炎症,包括具有明确潜伏期的病原体感染而在入院后平均潜伏期内发病的肺炎。常见病因为肺炎链球菌、流感嗜血杆菌、卡他莫拉菌和非典型病原体。

(2)医院获得性肺炎(HAP):是指患者入院时不存在、也不处于潜伏期,而于入院 48 小时后在医院内发生的肺炎。其中进行机械通气治疗后罹患的肺炎称作呼吸机相关性肺炎(VAP),是一种特殊的 VAP。无感染高危因素患者的常见病原体为肺炎链球菌、流感嗜血杆菌、金黄色葡萄球菌、大肠杆菌、肺炎克雷伯菌等;有感染高危因素患者的常见病原体为金黄色葡萄球菌、铜绿假单胞菌、肠杆菌属、肺炎克雷伯菌等。

(二)临床表现

1.全身症状　发热最常见,可伴有乏力、全身肌肉酸痛等感染中毒症状。

2.呼吸道症状　咳嗽、咳痰常见,部分患者可伴有胸痛、呼吸困难症状。

3.可有肺实变体征

4.影像学表现　肺叶或肺段的实变阴影(大叶性肺炎),沿肺纹理分布的不规则斑片阴影(支气管肺炎)。一侧或双侧肺下部的不规则索条影,由肺门向外伸展,可呈网状(间质性肺炎)。

(三)诊断步骤

1.确定肺炎诊断　根据典型症状确定肺炎诊断,注意与肺结核、肺癌、急性肺脓肿等疾病鉴别。

2.根据患病环境区分　区分社区获得性肺炎和院内获得性肺炎。

3.评估肺炎严重程度　评估肺炎的严重程度对确定治疗方案和预测预后十分重要。根据美国感染疾病学会/美国胸科协会 2007 年关于成人 CAP 共识指南,重症肺炎的主要诊断标准为:①需要机械通气;②感染性休克需要血管收缩剂治疗。

次要诊断标准:①呼吸频率≥30 次/min;②氧合指数(PaO_2/FiO_2)≤250;③多肺叶浸润;④意识障碍/定向障碍;⑤氮质血症(BUN>20mg/dL);⑥白细胞减少(WBC<$4.0×10^9$/L);⑦血小板减少(<$10.0×10^9$/L);⑧低体温;⑨低血压。符合 1 项主要标准或 3 项以上次要标准者可诊断重症肺炎,考虑收入 ICU 治疗。

4.确定病原体　采用留取痰液、经纤维支气管镜或人工气道吸引、防污染毛刷、支气管肺泡灌洗、经皮细针吸检等方式收集呼吸道标本进行病原学培养,也可采用血培养和胸腔积液培养的方式获得病原学结果。

(四)治疗

1.抗感染方案的选择　肺炎的治疗除一般的休息和促进排痰外,抗感染治疗是最重要的环节。细菌性肺炎的治疗包括经验性治疗和针对病原体治疗。所谓经验性治疗是根据本地区、本单位的肺炎流行病学资料,选择可能覆盖病原体的抗菌药物。针对病原体治疗是根据呼吸道或肺组织标本的培养和药物敏感性试验结果,选择体外试验敏感的抗生素。由于在实际临床工作中,受时间、技术手段限制,常常不能很快得到病原学培养和药物敏感性试验结果,经验性治疗就显得尤为重要。

2.确定合适的疗程　肺炎的抗菌药物治疗应尽早进行,一旦确诊即马上给予首剂抗菌药物。病情稳定后可从静脉途径转为口服治疗。抗菌药物疗程至少 5 天,大多数患者需要7～10天或更长疗程,如体温正常48～72 小时,无肺炎任何一项临床不稳定征象可停用抗菌药物。

肺炎临床稳定标准为:①T≤37.8℃;②心率≤100 次/min;③呼吸频率≤24 次/min;④收缩压≥90mmHg;⑤呼吸室内空气 SaO_2≥90％或 PaO_2≥60mmHg;⑥能够口服进食;⑦精神状态正常。

抗菌药物治疗后48～72 小时应对病情进行评价,治疗有效表现为体温下降、症状改善、临床状态稳定、白细胞逐渐降低或恢复正常。如 72 小时症状仍无改善,需仔细分析,是否存在药物未能覆盖病原体、出现并发症或患者存在免疫抑制、诊断有误等问题,并做必要的检查,进行相应处理。

第二节　支气管扩张症

【定义】

支气管扩张症是指支气管壁组织结构损伤、破坏、正常弹性丧失,在周围组织炎症、纤维组织收缩及胸腔负压牵拉等因素作用下,发生变形、扭曲、直至不可逆扩张。

主要症状为慢性咳嗽,咳大量脓性痰和(或)反复咯血。

【病因和发病机制】

支气管扩张症的主要病因是支气管-肺组织感染和支气管阻塞两者相互影响,促使支气管扩张的发生和发展。支气管扩张分 Karta 性和继发性两种,若支气管扩张与鼻窦炎、内腔转位并存时称为 Kanagener 综合征。大多数支气管扩张继发于支气管炎症、支气管阻塞、肺部炎症及肺间质纤维化等。感染等因素使支气管壁薄弱、弹性降低同时有管腔内阻塞,是形成支气管扩张的基本因素。扩张的支气管有柱状、囊状及混合型(囊柱状)三种类型,以柱状居多。

【临床表现】

(一)病史与症状

部分患者多有童年麻疹、百日咳或支气管肺炎等病史。咳嗽、咳痰、咯血为三大症状,早期较轻,随病情进展加剧,咳出大量脓痰,每日可达 100～400mL,典型痰液静置后可分三层:上层为泡沫,中层为黏液,下层为脓性物和坏死组织。伴厌氧菌感染时,痰液有恶臭。此型称为湿性支气管扩张。继发感染痰液引流不畅时,可有发热、乏力、食欲不振等全身症状。

部分患者反复咯血为唯一症状,平时无咳嗽、咳痰等呼吸道症状,临床上称为干性支气管扩张。

(二)体征

早期可无异常体征,病变反复感染后胸廓扩张度减少,叩诊呈浊音,病变部位或肺底闻及位置固定、持续存在的湿啰音,咳嗽或咳痰后可暂时减少或消失。部分患者有杵状指(趾)及贫血。晚期可发展为肺心病。

【实验室检查】

1.血液学检查　继发感染时,外周血白细胞总数及中性粒细胞增多,血沉增快,反复咯血者可出现贫血。

2.痰涂片、培养　有助于发现致病菌,怀疑厌氧菌感染时应做厌氧培养,怀疑结核感染应反复查找结核杆菌。

3.纤维支气管镜检查　有助于确定炎症、出血部位,鉴别支气管内肿瘤、异物等。

4.胸部 X 线检查

(1)胸部平片:约有 10% 可无异常或仅表现为肺纹理增粗、紊乱。典型改变为病变区呈不规则状透光影(卷发样阴影)或蜂窝状,有时可见管状透光区(轨道征)。囊状支气管扩张时可见多个小液平。并发肺部感染或肺不张时有相应表现。

(2)支气管造影:对诊断支气管扩张极有价值,能显示扩张的支气管形态(囊状、柱状或囊柱状),明确病变部位、范围和严重程度,对决定是否手术切除、切除的范围有肯定的意义。造影时要有良好的麻醉效果,使患者较好合作,因对患者有一定副作用,目前已被 CT 检查所取代。

(3)胸部 CT 检查:薄层高分辨 CT(HRCT)对支气管扩张的诊断阳性率很高。CT 检查可见支气管横断面增加,超过与之伴行的肺动脉,柱状扩张管壁增厚,并延伸至肺的周围;混合型有念珠状外形;囊状扩张成串或成簇囊状,囊腔内可有液体。

【诊断与鉴别诊断】

(一)诊断

根据幼年时有麻疹肺炎、百日咳及其他肺炎或间质性肺疾病史,有咳嗽、咳大量脓痰、反复咯血等主要症状,肺部有固定 CT 不变的湿啰音、杵状指(趾),胸部平片有肺纹理粗乱、蜂窝样改变;CT 有柱状扩张、管壁增厚或念珠状改变,临床上可明确诊断。

(二)鉴别诊断

(1)慢性支气管炎:以长期咳嗽、咳痰为主,痰量较少,咯血少见,肺部干、湿啰音不固定。胸部 X 线检查示双肺纹理增多或伴有肺气肿征象。

(2)肺结核:有结核中毒症状,X 线检查可发现浸润性阴影,多位于上叶尖、后段及下叶背段。

(3)慢性肺脓肿:全身症状较重,X 线有大片浸润影,空洞伴液平形成。合并支气管扩张时不易鉴别,应行 CT 检查。

【治疗】

支气管扩张症的治疗原则是:去除病原,促进痰液排出,控制感染,必要时手术切除。

1.促进痰液引流,保持支气管通畅

(1)体位引流:原则上使患肺位置抬高,引流支气管开口朝下,以利于痰液流入大支气管和气管而排出,一日 2～3 次,每次 15～30min。如痰液黏稠可应用祛痰剂,或引流前用生理盐水雾化吸入,使痰液变稀薄,更利于体位引流。

(2)使用祛痰剂和支气管扩张剂:常用沐舒坦、必嗽平、化痰片等,必要时用 α-糜蛋白酶 5～10mg 雾化吸入。部分病例气道敏感性高可出现支气管痉挛,影响痰液排出,可应用支气管扩张剂,如氨茶碱 0.1g,一日 3 次;或喘定,0.2g,一日 3 次;或 β 受体激动剂/胆碱能受体拮抗剂雾化吸入。

2.控制继发感染　若有继发感染时,应根据痰培养及药物敏感试验选择针对性抗生素治疗。若无条件做细菌培养或培养前需处理时,应同时兼顾革兰氏阳性与阴性细菌,但以抗阴性杆菌为主。

3.外科手术治疗　理论上支气管扩张的根治方法是外科手术切除。反复发生严重感染与咯血,特别是发生危及生命的大咯血;病变范围较局限,不超过两个肺叶,或虽为两侧病变,但主要在某一肺叶,均为手术适应证。

第三节　肺结核

【定义】

肺结核病是结核分枝杆菌入侵机体后在一定条件下引起发病的慢性肺部感染性疾病,是结核病的主要类型,其中痰排菌者为传染性肺结核病。主要通过人与人之间的呼吸道传播,吸入带活菌的飞沫引起感染,在机体抵抗力低下时发病。在我国肺结核病仍属常见病、多发病,尤其是近年来随着艾滋病、糖尿病以及耐多种药物结核病的增多,肺结核病的发病率在全球范围内又有回升趋势,因此,结核病依然是一种全球性的、严重影响人民健康的疾病,是我国重点防治疾病之一。

【病因及发病机制】

（一）病原菌

结核杆菌属分枝杆菌属,涂片染色具有抗酸性,故也称抗酸杆菌,其生长缓慢,对外界抵抗力强,在阴暗潮湿处能生存5个月以上,但对热不稳定,烈日曝晒2个小时、煮沸1min、70％乙醇接触2min均能被杀灭。结核菌分为人型、牛型、鼠型、非洲型等,其中前两型为人类结核病的主要病原菌。

结核菌在病灶中按其生长速度的不同可分为:A群为代谢旺盛不断繁殖的结核菌,易被抗结核药所杀灭;在吞噬细胞内的酸性环境中受抑制的结核菌(B群)和偶尔繁殖菌(C群)仅对少数药物敏感,常为日后复发的根源;休眠菌(D群)一般耐药,可逐渐被吞噬细胞所消灭。

（二）感染途径

呼吸道传播,排菌结核患者的痰液干燥后,细菌随尘埃飘浮空中、咳嗽时的带菌飞沫污染周围空气,被健康人吸入后引起肺部感染;消化道进入,饮用带菌牛奶是牛型菌感染的主要来源。皮肤、泌尿生殖道感染极少。

（三）人体的反应性

1.免疫力 主要为细胞免疫,对人体有保护作用。人体对结核菌的自然免疫为非特异性免疫。接种卡介苗、结核菌感染后机体所产生的特异性免疫为获得性免疫。

2.变态反应(过敏反应) 结核菌入侵机体4～8周后,机体对结核菌及其代谢产物所产生的敏感反应。此种细胞免疫反应属于第Ⅳ型(迟发型)变态反应。机体可伴有发热、乏力、食欲减退等全身症状,还可能发生多发性关节炎、皮肤结节性红斑及疱疹性结合膜炎等。

3.免疫反应与变态反应的关系 人体对结核菌的免疫力与过敏反应常互相伴随、难以分开。免疫反应对人体有保护作用,阻止人体感染结核菌发展成结核病,机体患糖尿病、硅肺、艾滋病、麻疹和其他严重疾患以及营养不良或使用免疫抑制剂、糖皮质激素等,使免疫功能削弱时,易受结核菌感染或使原已稳定的结核病灶重新活动。变态反应常伴有组织的破坏,但不利于细菌生长。免疫反应降低的时候,变态反应也受到抑制,表现为结核菌素试验阴性,当机体情况好转或停用免疫抑制剂以后,随着免疫反应和变态反应的恢复,结核菌素反应也转为阳性。

（四）初感染与再感染

肺部初次受结核菌感染为初感染,多为儿童。结核菌一旦进入肺泡腔,即被肺泡腔内的巨噬细胞吞噬,但不能将其杀死,结核菌遂在细胞内繁殖。细菌繁殖达到一定数量时,巨噬细胞崩解。释放结核菌,在肺泡内繁殖引起肺泡炎,称为原发灶或初感染灶。结核菌被吞噬细胞带至肺门淋巴结引起淋巴结肿大,并可全身播散(隐性菌血症)。大部分原发感染能迅速激活机体的特异免疫力,消灭绝大多数的结核菌,使病灶逐渐局限甚至钙化而自愈,仅有少数处于休眠状态的结核菌在病灶内可潜伏几年、几十年甚至终生,成为继发性结核病内源性发病的根源;而少数免疫力低下者可发展为原发性结核病,甚至干酪性肺炎(原发病灶恶化)、血行播散型肺结核、结核性脑膜炎等。

成年人常在儿童时期已受过轻微的结核感染,或已接种过卡介苗,机体往往已具有相当的免疫力,再次感染结核菌通常只引起局部发生剧烈组织反应,而不引起局部淋巴结肿大,也不易发生全身播散。

【诊断】

(一)临床表现

患者有下列临床表现应考虑肺结核的可能,应进一步做痰液和胸部 X 线检查。约有 20% 活动性肺结核患者也可无症状或仅有轻微症状。

(1)咳嗽、咳痰 3 周或以上,可伴有咯血、胸痛、呼吸困难等症状。

(2)发热(常午后低热),可伴有盗汗、乏力、食欲降低、体重减轻和月经失调等症状。

(3)结核变态反应引起的过敏表现:结节性红斑、泡性结膜炎和结核风湿病等。

(4)结核菌素(51U)皮肤试验:阳性对诊断结核病意义不大,但对未接种卡介苗者则提示已受结核分枝杆菌(简称结核菌)感染或体内有活动性结核病。当呈现强阳性时表示机体处于超过敏状态,结核发病概率高,可作为临床诊断结核病的参考指标。

(5)肺部病变较广泛时可有相应体征,有明显空洞或并发支气管扩张时可闻及中小水泡音。

(二)影像学诊断

1.肺结核胸部 X 线表现可有如下特点:

(1)多发生在肺上叶尖后段、肺下叶背段、后基地段。

(2)病变可局限也可多肺段侵犯。

(3)X 线影像可呈多形态表现(同时呈现渗出、增殖、纤维和干酪性病变),可伴有钙化。

(4)易合并空洞。

(5)可伴有支气管播散灶。

(6)可伴有胸腔积液、胸膜增厚与黏连。

(7)呈球形病灶时(结核球)直径多在 3cm 以内,周围可有卫星病灶,内侧端可有引流支气管征。

(8)病变吸收慢(1 个月以内变化较小)。

2.胸部 CT 扫描对如下情况有补充性诊断价值:

(1)胸内隐匿部位病变,包括气管、支气管内的病变。

(2)早期发现肺内粟粒阴影。

(3)诊断有困难的肿块阴影、空洞、孤立结节和浸润阴影的鉴别诊断。

(4)了解肺门、纵隔淋巴结肿大情况。

(5)少量胸腔积液、包裹积液、叶间积液和其他胸膜病变的检出。

(6)鉴别肺内囊肿与实体肿块。

(三)病原学诊断

1.标本采集和结核菌的检测　标本来源包括痰液、超声雾化导痰、下呼吸道采样、支气管冲洗液、支气管肺泡灌洗液、肺及支气管活检标本。涂片检查采用姜-尼抗酸染色和荧光染色法。集菌法阳性率高于直接涂片法。涂片染色阳性只能说明抗酸杆菌存在,不能区分是结核杆菌还是非结核分枝杆菌。由于我国非结核分枝杆菌病较少,故检出抗酸杆菌对诊断结核病有极重要的意义。

直接涂片方法简单、快速,但敏感性不高,应作为常规检查方法。涂片阴性不能排除肺结核,连续检查≥3次,可提高其检出率。

分离培养法灵敏度高于涂片镜检法,可直接获得菌落,便于与非结核分枝杆菌鉴别,是结核病诊断的金标准,未进行抗结核治疗或停药48~72小时的肺结核患者可获得比较高的分离率。分离培养法采用改良罗氏和 BACTEC 法,BACTEC 法较常规改良罗氏培养法可提高初代分离率10%左右,又可鉴别非结核分枝杆菌,检测时间也明显缩短。

2.结核菌药物敏感性检测　对肺结核痰菌阴转后复阳、化学治疗3~6个月痰菌仍持续阳性、经治疗痰菌减少后又持续增加及复治患者应进行药物敏感性检测。原发耐药率较高地区,有条件时初治肺结核也可行药物敏感性检测。

3.血清抗结核抗体检查　血清学诊断可成为结核病的快速辅助诊断手段,但特异性欠强,敏感性较低。

(四)菌阴肺结核的诊断

菌阴肺结核为三次痰涂片及一次培养阴性的肺结核,其诊断标准为:

(1)典型肺结核临床症状和胸部 X 线表现。

(2)抗结核治疗有效。

(3)临床可排除其他非结核性肺部疾病。

(4)PPD(51U)强阳性;血清抗结核抗体阳性。

(5)痰结核菌 PCR＋探针检测阳性。

(6)肺外组织病理证实结核病变。

(7) BALF 检出抗酸分枝杆菌。

(8)支气管或肺部组织病理证实结核病变。

具备(1)~(6)中3项及(7)~(8)中任何一项可确诊。

(五)不典型肺结核

1.免疫损害者(指原发免疫缺陷性疾病及接受放化疗和免疫抑制药物治疗患者)　由于皮质激素或其他免疫抑制药物和因素的干扰或掩盖,肺结核的症状隐匿或轻微,可缺乏呼吸道症状,也可由于免疫防御机制受损以突发高热起病,病变进展迅速呈暴发性经过。

2.免疫损坏患者的肺结核　以血行播散肺结核居多,合并胸膜炎或肺外结核者多。X线上"多形性"不明显,以均质性片絮状阴影表现多,可在结核病非好发部位、中下肺叶及上叶前段发生,需和急性肺炎鉴别。

3.极度免疫功能低下患者　可首先出现高热,肝、脾和淋巴结等全身症状,而肺部 X 线阴影出现时间明显延长或长时间表现为无典型粟粒样病变的无反应性结核病(暴发性结核性败血症)。

4.艾滋病合并肺结核　可表现肺门、纵隔淋巴结肿大,中下肺野浸润病变多,类似肺结核表现,且合并胸膜炎与肺外结核多、PPD 实验阴性等特点。

5.糖尿病合并肺结核　X 线特点以渗出干酪为主,可呈大片状、巨块状,易形成空洞,好发于肺门区及中下肺野,病变进展快,应注意与急性肺炎、肺化脓症和肺癌等鉴别。

6.支气管结核所致肺结核　多在中下肺野或邻近肺段,由于有支气管狭窄因素存在,常可合并细菌感染致病变表现不典型,易与肺炎混淆,肺不张也是支气管结核的并发症。

（六）结核病分类（1999 年结核病分类标准）

1.原发型肺结核　为原发结核感染所致的临床病症,包括原发综合征及胸内淋巴结结核。

2.血行播散型肺结核　包括急性血行播散型肺结核（急性粟粒型肺结核）及亚急性、慢性血行播散型肺结核。

3.继发型肺结核　是肺结核中的一个主要类型,包括浸润性、纤维空洞及干酪性肺炎等。

4.结核性胸膜炎　临床上已排除其他原因引起的胸膜炎。包括结核性干性胸膜炎、结核性渗出性胸膜炎和结核性脓胸。

5.其他肺外结核　按部位和脏器命名,如骨关节结核、结核性脑膜炎、肾结核、肠结核等。

在诊断肺结核时,可按上述分类名称书写诊断,并应注明范围（左、右侧,双侧）、痰菌和初、复治情况。

【鉴别诊断】

肺结核的临床表现和胸部 X 线可与许多疾病相类似。不同类型的肺结核应该与其相似的疾病相鉴别。

（一）原发型肺结核

支气管淋巴结结核应该与结节病、淋巴瘤、组织细胞增生症、转移性恶性肿瘤和各种纵隔恶性肿瘤等疾病相鉴别。如果胸部 X 线片仅显示肺内病灶而无肺门淋巴结肿大时,则应该与各种非结核性肺部炎症相鉴别。如果原发病灶出现干酪坏死和空洞时,需与肺脓肿鉴别。

（二）血行播散型肺结核

从影像学改变出发,应该与非结核肺部感染、支气管肺泡细胞癌、肺淋巴管癌和弥漫性肺间质纤维化相鉴别。

（三）继发型肺结核

肺内表现为渗出病变时,应注意与各种细菌性肺炎鉴别。肺结核空洞需与肺脓肿鉴别。结节状结核病灶、结核球等应与肺癌等鉴别。

【治疗】

肺结核的治疗包括三个方面:抗结核化学药物治疗以杀灭、抑制细菌,使病灶愈合;外科手术切除破坏性结核病变;对症治疗。抗结核药物化学治疗的原则:早期、联合、适量、规律、全程五项原则。整个化疗方案分为强化和巩固两个阶段。

（一）初治肺结核的治疗

有下列情况之一者谓初治:①尚未开始抗结核治疗的患者;②正进行标准化疗方案用药而未满疗程的患者;③不规则化疗未满 1 个月的患者。

初治方案:强化期 2 个月/巩固期 4 个月,常用方案:2HRZS（E）/4HR;2HRZS（E）/4HRE;2HRZS（E）/4H$_3$R$_3$;2 卫非特/4 卫非宁;2H$_3$R$_3$S32$_3$（E3）/4H$_3$R$_3$。

初治强化期第 2 个月末痰涂片仍阳性,强化方案可延长 1 个月,总疗程 6 个月不变（巩固期缩短 1 个月）。若第 5 个月痰涂片仍阳性,第 6 个月阴性,巩固期延长 2 个月,总疗程 8 个月。对粟粒型肺结核（无结核性脑膜炎者）上述方案疗程可适当延长,不采用间歇治疗方案,强化期为 3 个月,巩固期为 HR 方案 6～9 个月,总疗程为 9～12 个月。

菌阴肺结核患者可在上述方案的强化期中去掉链霉素或乙胺丁醇。

(二)复治肺结核的治疗

复治是指:①初治失败的患者。②规则用药满疗程后痰菌又复阳的患者。③不规律化疗超过 1 个月的患者。④慢性排菌患者。

复治方案:强化期 3 个月/巩固期 5 个月。常用方案:2HRSZE/1HRZE/5HRE;2HRSZE/1HRZE/5H$_3$R$_3$E$_3$;2H$_3$R$_3$S3Z$_3$E$_3$/1H$_3$R$_3$Z$_3$E$_3$/5H$_3$R$_3$E$_3$。

复治患者应做药敏试验,对于上述方案化疗无效的复治排菌病例可参考耐多药肺结核化疗方案并根据药敏试验加以调整,慢性排菌者一般认为用上述方案疗效不理想,具备手术条件者可行手术治疗,对久治不愈的排菌者要警惕非结核分枝杆菌感染的可能性。

(三)耐多药肺结核的治疗

对至少包括 INH 和 RFP 两种或两种以上药物产生耐药的结核病为 MDR-TB,所以耐多药肺结核必须要有痰结核菌药敏试验结果才能确诊。

耐多药肺结核化疗方案:主张采用每日用药,疗程要延长至 21 个月为宜,WHO 推荐一线和二线抗结核药物可混合用于治疗 MDR-TB,一线药物中除 INH 和 RFP 已耐药外,仍可根据敏感情况选用:

(1)SM:因 SM 应用减少,耐 SM 的病例可能减少。

(2)PZA:多在标准短程化疗方案强化期中应用,故对该药可能耐药频率低,虽然药敏试验难以证实结核菌对 PZA 的药敏敏感性(因无公认可靠的敏感性检测方法),但目前国际上治疗 MDR-TB 化疗方案中常用此药。

(3)EMB:抗菌作用与 SM 相近,结核菌对其耐药频率低。

二线抗结核药物是耐多药肺结核治疗的主药,包括:

(1)氨基糖苷类:阿米卡星(AMK)和多肽类(卷曲霉素)等。

(2)硫氨类:乙硫异烟胺(1314TH)、丙硫异烟胺。

(3)氟喹诺酮类:氧氟沙星(OFXL)和左氧氟沙星(LVFX),与 PZA 联用对杀灭巨噬细胞内结核菌有协同作用,长期应用安全性和肝耐受性也较好。

(4)环丝氨酸:对神经系统毒性大,应用范围受到限制。

(5)对氨基水杨酸钠:为抑菌药,用于预防其他药物产生耐药性。

(6)利福布丁(RBT):耐 RFP 菌株中部分对它仍敏感。

(7)异烟肼对氨基水杨酸盐(帕星肼 PSNZ):是老药,但耐 INH 菌株中部分对它敏感,国内常用于治疗 MDR-TB。

未获得或缺乏药敏试验结果但临床考虑 MDR-TB 时,可使用的化疗方案为强化期使用 AMK(或 CPM)+TH$^+$PZA+OFXL 联合,巩固期至少 18 个月,总疗程 21 个月以上。若化疗前或化疗中已获得了药敏试验结果,可在上述药物的基础上调整,保证敏感药物在 3 种以上。

【并发症及处理】

(一)咯血

绝大多数情况表明病情活动、进展,但少数也可在肺结核已好转或稳定时发生。肺结核咯血原因多为渗出或空洞病变存在或支气管结核及局部结核病变引起支气管变形、扭曲和扩张。咯血也可引起窒息、失血性休克、肺不张、结核支气管播散和吸入性肺炎等严重并发症。

咯血者应进行抗结核治疗,中、大量咯血应积极止血,保持气道通畅,注意防止窒息和出血性休克发生。

(二)自发性气胸

肺结核为气胸常见病因。多种肺结核病变可引起气胸:胸膜下病灶或空洞破入胸腔;结核病灶纤维化或瘢痕化导致肺气肿或肺大疱破裂;粟粒型肺结核的病变在肺间质也可引起间质性肺气肿性肺大疱破裂。病灶或空洞破入胸腔,胸腔常见渗出液体多,可形成液气胸、脓气胸。

(三)肺部继发感染

肺结核空洞(尤其纤维空洞)、胸膜肥厚、结核纤维病变引起支气管扩张、肺不张及支气管结核所致气道阻塞,是造成肺结核继发其他细菌感染的病理基础。继发真菌感染时常见在空洞、支气管扩张囊腔中有曲菌球寄生,胸部 X 线表现为空洞中的菌球上方气腔呈"新月形"改变,周围有气带且随体位移动,临床表现可有反复大咯血,内科治疗效果不佳。

【预防】

预防结核病的发生(新发)、防止结核病的流行包括:控制传染源,切断传播途径和降低人群的易感性等几个方面。

(一)发现患者

及早发现患者,对已患病者进行有效的化学药物治疗和隔离管理,可以减少社会传染源,有效地切断传染途径,是预防结核病传播的最有效的方法。

(二)治愈患者

传染源经过治疗后其传染性迅速降低,2 周后排菌量减少 95%,细菌活力明显减低,咳嗽减轻使带菌飞沫减少等。因此,对确诊患者应及早予以化疗或在结核病防治机构接受督导化疗,定期随访,直至痊愈。治疗不合理或不彻底,可导致复发或耐药,危害社会。

(三)管理患者

对结核患者进行登记,掌握疫情,动态观察,加强管理。对排菌患者应隔离治疗或全程督导化疗。

(四)卡介苗接种

卡介苗是活的无毒力牛型结核菌疫苗。接种后可使人体产生对结核菌的获得性免疫力,接种对象是未受感染的新生儿,从而减少儿童结核性脑膜炎、粟粒型肺结核等重型结核病的发病,但不能预防感染或肺结核的发生。已感染过结核菌的人(结素试验阳性)不再接种,否则会产生某种程度的反应(Koch 反应)。

(五)化学药物预防

对可能发生的人服用一段时期的化学药物,可以起到预防发病的作用。如排菌患者密切接触的家庭成员中结素试验阳性者、结素试验新近由阴转阳的儿童、患非活动性结核病而正接受长期大剂量皮质激素或免疫抑制剂治疗者,目前主张联合应用异烟肼和利福平 3 个月,或利福平和吡嗪酰胺 2 个月,服药期间定期复查肝功能。

第四节　支气管哮喘

支气管哮喘(简称哮喘)是由多种细胞(如嗜酸性粒细胞、肥大细胞、T 淋巴细胞、嗜中性粒细胞、气道上皮细胞等)和细胞组分参与的气道慢性炎症性疾患。这种慢性炎症导致气道高反应性的增加,通常出现广泛多变的可逆性气流受限,并引起反复发作性的喘息、气急、胸闷或咳嗽等症状,常在夜间和(或)清晨发作、加剧,多数患者可自行缓解或经治疗缓解。

支气管哮喘是一种慢性气道炎症,这种慢性炎症导致气道高反应性和可逆性气流受限,从而引起临床症状。这种气道炎症是持续存在的,为此需要早期诊断,判断病情程度,制定治疗方案。应早期、足量、长期吸入糖皮质激素治疗,以抑制气道炎症。吸入治疗在控制临床症状的情况下,可将药物的副反应降到最低。加强哮喘患者的教育和管理在哮喘治疗中是非常重要的。

【诊断】

(一)诊断标准

(1)反复发作喘息、气急、胸闷或咳嗽,多与接触变应原、冷空气、物理、化学性刺激、病毒性上呼吸道感染、运动等有关。

(2)发作时在双肺可闻及散在或弥漫性、以呼气相为主的哮鸣音,呼气相延长。

(3)上述症状可经治疗缓解或自行缓解。

(4)除外其他疾病所引起的喘息、气急、胸闷和咳嗽。

(5)临床表现不典型者(如无明显喘息或体征)应至少具备以下一项试验阳性:①支气管激发试验或运动试验阳性;②支气管舒张试验阳性[1 秒钟用力呼气容积(FEV_1)增加 15% 以上,且 FEV_1 增加绝对值>200mL];③最大呼气流量(PEF)日内变异率或昼夜波动率≥20%。

符合(1)~(4)条或(4)、(5)条者,可以诊断为支气管哮喘。

(二)分期

根据临床表现支气管哮喘可分为急性发作期、慢性持续期和临床缓解期。慢性持续期是指在相当长的时间内,每周均不同频度和(或)不同程度地出现症状(喘息、气急、胸闷、咳嗽等);临床缓解期系指经过治疗或未经治疗症状、体征消失,肺功能恢复到急性发作前水平,并维持 4 周以上。

【治疗原则】

(一)脱离变应原

部分患者能找到引起哮喘发作的变应原或其他非特异刺激因素,应立即脱离变应原的接触。

(二)药物治疗

治疗哮喘的药物可以分为控制药物和缓解药物。①控制药物:是指需要长期每天使用的药物。这些药物主要通过抗炎作用使哮喘维持临床控制,其中包括吸入糖皮质激素(简称激素)、全身用激素、白三烯调节剂、长效 β_2 受体激动剂(LABA,须与吸入激素联合应用)、缓释茶碱、色甘酸钠、抗 IgE 抗体及其他有助于减少全身激素剂量的药物等;②缓解药物:是指按需使用的药物。这些药物通过迅速解除支气管痉挛从而缓解哮喘症状,其中包括速效吸入 β_2 受体激动剂、全身用激素、吸入性抗胆碱能药物、短效茶碱及短效口服 β_2 受体激动剂等。

1.激素　激素是最有效的控制气道炎症的药物。给药途径包括吸入、口服和静脉应用等。吸入为首选途径。

(1)吸入给药:由于吸烟可以降低激素的效果,故吸烟患者须戒烟并给予较高剂量的吸入激素。目前没有证据表明吸入激素可以增加肺部感染(包括肺结核)的发生率,因此伴有活动性肺结核的哮喘患者可以在抗结核治疗的同时给予吸入激素治疗。

吸入激素是长期治疗哮喘的首选药物。

(2)口服给药:适用于中度哮喘发作、慢性持续哮喘吸入大剂量吸入激素联合治疗无效的。一般使用半衰期较短的激素(如泼尼松、泼尼松龙或甲泼尼龙等)。

(3)静脉给药:严重急性哮喘发作时,应经静脉及时给予琥珀酸氢化可的松(400~1000mg/d)或甲泼尼龙(80~160mg/d)。无激素依赖倾向者,可在短期(3~5 天)内停药;有激素依赖倾向者应延长给药时间,控制哮喘症状后改为口服给药,并逐步减少激素用量。

2. β_2 受体激动剂　可分为短效(作用维持 4~6 小时)和长效(维持 12 小时) β_2 受体激动剂。后者又可分为速效(数 min 起效)和缓慢起效(30min 起效)2 种。

(1)短效 β_2 受体激动剂(简称 SABA):常用的药物如沙丁胺醇和特布他林等。

1)吸入给药:每次吸入 100~200μg 沙丁胺醇或 250~500μg 特布他林,必要时每 20min 重复 1 次。这类药物应按需间歇使用,不宜长期、单一使用,也不宜过量应用,否则可引起骨骼肌震颤、低血钾、心律失常等不良反应。

2)口服给药:如沙丁胺醇、特布他林、丙卡特罗片等,通常在服药后 15~30min 起效,疗效维持 4~6 小时。如沙丁胺醇 2~4mg,特布他林 1.25~2.5mg,每天 3 次;丙卡特罗 25~50μg,每天 2 次。使用虽较方便,但心悸、骨骼肌震颤等不良反应比吸入给药时明显。长期、单一应用 β_2 受体激动剂可造成细胞膜 β_2 受体的向下调节,表现为临床耐药现象,故应予避免。

3)贴剂给药:为透皮吸收剂型。现有产品有妥洛特罗,分为 0.5mg、1mg、2mg 3 种剂量。每天只需贴敷 1 次,效果可维持 24 小时。

(2)长效 β_2 受体激动剂(简称 LABA):舒张支气管平滑肌的作用可维持 12 小时以上。吸入型 LABA 有 2 种。沙美特罗:经气雾剂或碟剂装置给药,给药后 30min 起效,平喘作用维持 12 小时以上。推荐剂量 50μg,每天 2 次吸入。福莫特罗:经吸入装置给药,给药后 3~5min 起效,平喘作用维持 8~12 小时以上。近年来推荐联合吸入激素和 LABA 治疗哮喘。尤其适合于中至重度持续哮喘患者的长期治疗。

3.白三烯调节剂　可作为轻度哮喘的替代治疗药物和中重度哮喘的联合治疗用药。应用主要是半胱氨酰白三烯受体拮抗剂,作为联合治疗中的一种药物,尤适用于阿司匹林哮喘、运动性哮喘和伴有过敏性鼻炎哮喘患者的治疗。白三烯受体拮抗剂扎鲁司特 20mg,每日 2 次;孟鲁司特 10mg,每日 1 次;异丁司特 10mg,每日 2 次。

4.茶碱

(1)口服给药:包括氨茶碱和控(缓)释型茶碱。用于轻至中度哮喘发作和维持治疗。一般剂量为每日 6～10mg/kg。

(2)静脉给药:氨茶碱加入葡萄糖溶液中,缓慢静脉注射,注射速度不宜超过 0.25mg/(kg·min)或静脉滴注,适用于哮喘急性发作且近 24 小时内未用过茶碱类药物的患者。负荷剂量为 4～6mg/kg,维持剂量为 0.6～0.8mg/(kg·h)。由于茶碱的"治疗窗"窄,以及茶碱代谢存在较大的个体差异,可引起心律失常、血压下降,甚至死亡,在有条件的情况下应监测其血药浓度,及时调整浓度和滴速。茶碱有效、安全的血药浓度范围应在 6～15mg/L。

5.抗胆碱药物 吸入抗胆碱药物如溴化异丙托品、溴化氧托品和溴化泰乌托品等。吸入溴化异丙托品气雾剂,常用剂量为 20～40μg,每日 3～4 次;经雾化泵吸入溴化异丙托品溶液的常用剂量为 50～125μg,每日 3～4 次。

6.抗 IgE 治疗 抗 IgE 单克隆抗体,该药临床使用的时间尚短,其远期疗效与安全性有待进一步观察。

7.变应原特异性免疫疗法(SIT)

8.其他治疗哮喘药物

(1)抗组胺药物:口服第二代抗组胺药物(H_1 受体拮抗剂),如酮替芬、氯雷他定、阿司咪唑、氮革司丁、特非那定等具有抗变态反应作用,在哮喘治疗中的作用较弱。

(2)其他口服抗变态反应药物:如曲尼司特、瑞吡司特等可应用于轻至中度哮喘的治疗。其主要不良反应是嗜睡。

(3)可能减少口服糖皮质激素剂量的药物:包括口服免疫调节剂(甲氨蝶呤、环孢素、金制剂等)、某些大环内酯类抗生素和静脉应用免疫球蛋白等。其疗效尚待进一步研究。

(三)急性发作期的治疗

治疗的目的在于尽快缓解症状、解除气流受限和低氧血症,同时还需要制定长期治疗方案以预防再次急性发作。

高危患者包括:①曾经有过气管插管和机械通气的濒于致死性哮喘的病史;②在过去 1 年中因为哮喘而住院或看急诊;③正在使用或最近刚刚停用口服激素;④目前未使用吸入激素;⑤过分依赖速效 β_2 受体激动剂,特别是每月使用沙丁胺醇(或等效药物)超过 1 支的患者;⑥有心理疾病或社会心理问题,包括使用镇静剂;⑦有对哮喘治疗计划不依从的历史。

轻度和部分中度急性发作可以在家庭中或社区中治疗。

部分中度和所有重度急性发作均应到急诊室或医院治疗。

重度和危重哮喘急性发作经过上述药物治疗,临床症状和肺功能无改善甚至继续恶化,应及时给予机械通气治疗,其指征主要包括:意识改变、呼吸肌疲劳、$PaCO_2 \geqslant 45mmHg$(1mmHg=0.133kPa),等。可先采用经鼻(面)罩无创机械通气,若无效应及早行气管插管机械通气。

（四）慢性持续期的治疗

要为每个初诊患者制定哮喘防治计划，定期随访、监测，改善患者的依从性，并根据患者病情变化及时修订治疗方案。

【哮喘教育与管理】

哮喘教育必须成为医患之间所有互助关系中的组成部分。对医院、社区、专科医师、全科医师及其他医务人员进行继续教育，通过培训哮喘管理知识，提高与患者沟通技巧，做好患者及家属教育。患者教育的目标是增加理解、增强技能、增加满意度、增强自信心、增加依从性和自我管理能力，增进健康，减少卫生保健资源使用。哮喘教育是一个长期、持续过程，需要经常教育，反复强化，不断更新，持之以恒。

第二章　消化系统疾病

第一节　胃部疾病

【急性胃炎】

急性胃炎是由各种原因所致的胃黏膜急性炎性病变。急性胃炎分类方法众多,尚未统一,最新的分类法是 1990 年悉尼世界胃肠大会提出的悉尼分类方法,参照该分类法,急性胃炎按病因分为急性药物性胃炎、急性应激性胃炎、急性酒精性胃炎、急性腐蚀性胃炎、急性感染性胃炎、急性化脓性胃炎、急性食物中毒性胃炎、急性碱反流性胃炎、缺血性胃炎、放射性胃炎、机械创伤性胃炎等,以下几种最常见。

(一)急性药物性胃炎

1.概念　急性药物性胃炎是由各种药物引起的胃黏膜充血、水肿、糜烂。临床最为常见的是水杨酸盐类等非甾体类抗炎药,其他还有肿瘤化疗药、氯化钾、铁剂、碘剂、洋地黄、肾上腺皮质激素等。

2.诊断　因药物种类和剂量不同,起病急缓、症状轻重不一。

肿瘤化疗药引起者多于用药后数小时至 24 小时内发作,以剧烈恶心、呕吐为主要表现;阿司匹林引起者常于服药后一周左右出现症状,主要表现为上腹饱胀、隐痛、食欲减退、恶心等,严重者可有呕血、黑便。

体检可有上腹或脐周轻度压痛,肠鸣音亢进。多数停药后短期内可痊愈。X 线钡餐可见病变区胃黏膜粗糙,局部激惹。内镜检查可见胃黏膜充血、水肿、渗出、斑点状出血或糜烂等。根据用药史、典型临床表现,结合胃镜检查可诊断。主要并发症为上消化道出血、脱水、电解质紊乱、酸碱平衡失调。

3.鉴别诊断　本病应注意和早期急性阑尾炎、急性胆囊炎、急性胰腺炎及急性心肌梗死等鉴别。

4.治疗

(1)去除病因,休息,清淡流食,必要时禁食 1～2 餐。

(2)腹痛者可给解痉剂,呕吐剧烈者应注意纠正水、电解质酸碱平衡紊乱。

(3)可应用抑酸剂和胃黏膜保护剂。

(4)上消化道出血者对症止血,可口服肾上腺素冰盐水,病变局限者可内镜下止血。

(二)急性应激性胃炎

1.概念 急性应激性胃炎指各种应激状态下,胃和十二指肠黏膜发生的糜烂和溃疡性损害为特征的一组急性胃黏膜出血病变,为上消化道出血的常见原因之一。引起应激的因素有:严重感染、严重创伤、颅内病变、大手术、休克、心功能衰竭、呼吸衰竭、肾衰竭、肝功能衰竭、黄疸、大面积烧伤、代谢性酸中毒、大量应用肾上腺皮质激素等。本病典型损害为多发性糜烂和浅溃疡(若病变累及黏膜肌层以下则称为应激性溃疡),周围炎症轻,常有出血灶,以胃体为主,可累及全胃,甚至可延伸至食管或十二指肠。

2.诊断 有上述应激因素存在,常在应激后 24 小时出现黏膜糜烂,2~4 天出现呕血及黑便,也有 24 小时内或 2~3 周后发生者,出血量一般不大,常呈间歇性。可伴有上腹隐痛、烧灼痛、腹胀、恶心、呕吐。大量出血者占 1%~10%,可出现晕厥或休克。

X 线上消化道造影检查缺乏实际诊断价值,应于发病 24~48 小时内进行急诊内镜检查,镜下可见胃黏膜糜烂、出血或浅表溃疡可确诊,如结果阴性而出血不止应行血管造影检查,明确出血部位同时可栓塞止血。

根据各种严重疾病史、典型临床表现及急诊胃镜可诊断。主要并发症有失血性休克。

3.鉴别诊断 应与消化性溃疡、食管静脉曲张破裂、胃癌、弥散性血管内凝血(DIC)等引起上消化道出血的疾病相鉴别。

4.治疗

(1)积极治疗原发病,除去致病因素。

(2)禁食、卧床休息,严密监测生命体征。

(3)积极补充血容量,必要时输血,纠正休克。

(4)止血:静脉用抑酸剂维持胃内 pH 值大于 7.4;弥漫性胃黏膜出血可用 8mg% 去甲肾上腺素冰盐水溶液,分次口服;呕血停止后可予以胃黏膜保护剂;小动脉出血者可胃镜直视下采取止血夹、高频电凝或激光凝固止血,也可用 1:10000 肾上腺素盐水或硬化剂注射,如经上述治疗仍未能控制的大出血者,可考虑手术治疗。

(三)急性酒精性胃炎

1.概念 急性酒精性胃炎是由乙醇引起的胃黏膜损伤,乙醇能迅速被胃黏膜吸收,通过不同机制导致胃黏膜充血、水肿、糜烂、出血。

2.诊断 过量饮酒后出现剧烈烧心、反酸、恶心、呕吐,严重者可有呕血、黑便。体检可有上腹或脐周压痛。X 线钡餐可见病变区胃黏膜粗糙,局部激惹。内镜检查可见胃黏膜充血、水肿、渗出、斑点状出血或糜烂等。根据饮酒史、典型临床表现,结合胃镜检查可诊断。主要并发症为上消化道出血、脱水、电解质紊乱、酸碱平衡失调。

3.鉴别诊断 本病应注意和早期急性阑尾炎、急性胆囊炎、急性胰腺炎及急性心肌梗死等鉴别。

4.治疗

(1)休息、清淡流食,必要时禁食 1~2 餐,轻者可短期恢复。

(2)腹痛者可给解痉剂,反酸者可应用抑酸剂和胃黏膜保护剂。

(3)呕吐剧烈者注意纠正水、电解质酸碱平衡紊乱,呕血、黑便者对症止血。

(四)急性腐蚀性胃炎

1.概念　急性腐蚀性胃炎是指吞服强酸、强碱及其他腐蚀剂所引起的胃黏膜腐蚀性炎症。强酸(如浓盐酸、硫酸、硝酸)、强碱(氢氧化钾、氢氧化钠)或其他腐蚀剂(来苏儿即甲酚皂溶液、氯化汞、砷、磷)等均可引起腐蚀性胃炎。胃壁损伤程度与吞服的腐蚀剂的种类、剂量、浓度、胃内有无食物及与黏膜接触的时间长短有关。轻者引起胃黏膜充血、水肿、糜烂、出血、溃疡,重者可穿孔,后期可出现食管和胃瘢痕狭窄。

2.诊断　有吞服强酸、强碱等腐蚀剂史,症状与腐蚀剂种类有关。吞服后多立刻出现口腔、咽喉、胸骨后及上腹部剧烈疼痛,常伴有吞咽疼痛、咽下困难、恶心呕吐,呕吐物可呈血样,或含有脱落坏死的胃壁组织,严重者可出现食管或胃穿孔的症状,食管穿孔可导致食管气管瘘及纵隔炎,胃穿孔可引起休克、急性腹膜炎。

体检可发现唇、口腔、咽喉因接触各种腐蚀剂而产生颜色不同的灼痂,如硫酸致黑色痂、盐酸致灰棕色痂,硝酸致深黄色痂,强碱致透明性水肿等。上腹部明显压痛,胃穿孔者可出现腹膜炎体征。部分腐蚀剂吸收后可出现急性肾功能损伤,急性期常并发细菌感染。急性期过后,常出现幽门梗阻,食管或贲门狭窄等表现。食管或胃穿孔者腹部 X 线透视可见纵隔、皮下气肿或膈下游离气体。急性期胃镜检查属禁忌,上消化道钡餐检查对诊断帮助不大,后期可协助了解病情和并发症。根据吞服强酸、强碱等腐蚀剂病史,结合临床表现可作出诊断。

3.治疗

(1)禁食水,严禁洗胃及使用催吐剂。尽早饮用蛋清、牛乳或植物油,服强酸者可口服弱碱性液体中和,如镁乳 60mL,避免用易产气的小苏打,服强碱者可用弱酸溶液中和,如稀醋酸或适量果汁。

(2)置入胃管,可为以后食管狭窄扩张准备。

(3)镇痛,积极防治休克、感染,警惕穿孔。

(4)支持治疗,维持水电热量平衡。

(5)急性期过后,可酌情施行食管扩张术,必要手术治疗。

(五)急性感染性胃炎

1.概念　急性感染性胃炎多继发于全身系统性感染,或发生在器官移植、肿瘤晚期化疗、艾滋病等全身免疫功能低下的患者中。常见感染源有:

(1)细菌:由身体其他器官的感染灶通过血液循环或淋巴到达胃黏膜,引起急性炎症。常见的细菌有:肺炎球菌、链球菌,伤寒杆菌、白喉等其他一些细菌。吞服幽门螺杆菌也可表现一过性急性胃炎,但在临床上尚未见有关该菌引起急性胃炎的报道。

(2)病毒:在免疫力低下的患者胃内可发现巨细胞病毒和疱疹病毒。病理多表现为全胃弥漫性炎症,胃黏膜充血、水肿,甚至广泛出血、糜烂,镜下可见到菌体及大量的中性粒细胞浸润。由幽门螺杆菌引起的则表现为黏膜下大量的中性粒细胞和嗜伊红细胞浸润,并有小的脓肿形成。由巨细胞病毒感染引起者,在细胞内可见大量的包涵体,且胃黏膜皱襞增粗。

2.诊断　有免疫力低下的背景或系统性感染的证据,同时有上腹痛、腹胀、食欲减退、恶心、呕吐等症状,严重者可有消化道出血,可伴有发热等其他全身症状。查体体温可升高,有上腹压痛,其他系统感染有相应表现。由幽门螺杆菌引起的急性胃炎,多在 2～3 个月后转为慢性胃炎。血常规白细胞可升高或正常,中性粒细胞比例或淋巴细胞比例上升,合并系统性感染者血细菌培养可阳性。X 线检查可见胃黏膜增粗,局部激惹。内镜检查有全胃弥漫性炎症,胃黏膜充血、水肿,甚至广泛出血、糜烂。免疫力低下或系统性感染的患者,有上消化道症状和上腹压痛,结合内镜检查及病理表现,可诊断。并发症有消化道出血,穿孔少见。

3.鉴别诊断　其他急性胃炎、消化性溃疡、急性胆囊炎、急性胰腺炎、急性阑尾炎、急性肠梗阻、急性心肌梗死等。

4.治疗　积极治疗原发病,应用抗生素控制感染,急性期可进行胃肠外营养,减轻胃的负担,应用抑酸剂和黏膜保护剂,对症处理上腹部症状。

(六)急性化脓性胃炎

1.概念　急性化脓性胃炎是一种罕见的重症胃炎,又称蜂窝织炎性胃炎。本病多发生于免疫力低下,且有身体其他部位感染灶的患者。致病菌通过血液循环或淋巴扩散到胃,常见的致病菌为溶血性链球菌,但有时也可由肺炎球菌、葡萄球菌、绿脓杆菌、炭疽杆菌、产气荚膜梭状芽胞杆菌引起。炎症主要累及黏膜下层,但也可穿透肌层达浆膜层,发生穿孔时可致化脓性腹膜炎,于胃小静脉内可见血栓形成,由产气芽胞杆菌引起者,胃壁可增厚,内有气泡,胃腔扩张。

2.诊断　起病急骤,剧烈的上腹痛、恶心、呕吐,有时于呕吐物中可见坏死的胃黏膜组织,伴有寒战、高热,发生急腹症时则表现化脓性腹膜炎的症状和体征。血常规白细胞可升高,中性粒细胞比例上升,可见中毒颗粒。血培养有时可找到致病菌。腹平片见胃腔大量积气,伴有穿孔者,可见膈下游离气体。B 超及 CT 检查,可见胃壁增厚,由产气芽胞杆菌引起者,胃壁内可见由气泡形成的低密度改变。内镜检查有全胃弥漫性炎症,胃黏膜严重充血、水肿,甚至广泛出血、糜烂,皱襞粗大结节样,可有局部脓肿形成。免疫力低下,且有身体其他部位感染灶的患者,急性起病,剧烈上腹痛、恶心、呕吐,伴有全身中毒症状,腹平片示胃腔积气,超声或 CT 发现胃壁增厚。除外穿孔可行胃镜检查,如有上述炎症表现可诊断。并发症有穿孔、化脓性腹膜炎、感染性休克等。

3.鉴别诊断　需与其他急性胃炎、消化性溃疡穿孔、化脓性胆管炎、急性胰腺炎、急性阑尾炎穿孔、急性肠梗阻等鉴别。

4.治疗　本病一旦发生,病情危重,死亡率高,如能及时发现,并行全胃切除术,静脉滴注大剂量广谱抗生素,并予以全胃肠外营养、维持内环境稳定和抗休克治疗,能明显降低死亡率。

【慢性胃炎】

(一)概念

慢性胃炎指多种原因引起的胃黏膜的慢性炎症性病变,我国多数为以胃窦为主的全胃炎,后期以胃黏膜固有腺体萎缩和肠腺化生为主要病理特点。临床诊断标准不一致,分类标准缺乏权威性。2000 年江西井冈山会议将它分为慢性浅表性胃炎和慢性萎缩性胃炎。

慢性浅表性胃炎以胃小凹之间的固有膜内有炎性细胞浸润为特征,胃腺体完整;慢性萎缩性胃炎可见腺体萎缩,数目减少,胃黏膜变薄,黏膜肌层增厚,有些可见幽门腺化生和肠腺化生,亦可有不典型增生。但两者无严格的区分界限,有的患者可二者并存。慢性胃炎临床很常见,发病率随年龄增加。

（二）诊断

1.病因

（1）物理因素：机械、温度等因素长期损伤胃黏膜，如酒、浓茶、浓咖啡、过热、过冷、过于粗糙的食物等。

（2）化学因素：某些药物（非甾体类消炎药、洋地黄等）、长期吸烟、胆汁反流等均可破坏胃黏膜屏障。

（3）生物因素：细菌尤其是幽门螺杆菌感染。

（4）免疫因素：胃体萎缩为主的慢性胃炎患者的血清中能检出壁细胞抗体，伴有贫血者还能检出内因子抗体。

（5）其他：系统性疾病、其他脏器疾病、营养不良、年龄因素、遗传因素和胃黏膜营养因子缺乏（胃泌素、表皮生长因子等）均与慢性胃炎发生有关。

2.临床表现 症状无特异性，约半数患者有中上腹不适、隐痛、缺乏节律性，餐后可加重，另有食欲减退、嗳气、反酸、恶心等消化不良症状，伴出血者可有黑便或血便，萎缩性胃炎患者可有贫血、消瘦、舌炎、腹泻等。体检可有上腹压痛，少数患者有贫血貌。

3.实验室检查 部分患者有贫血，血清维生素 B_{12} 浓度减低。浅表性胃炎胃酸分泌正常或偏低，有时可增高；萎缩性胃炎则明显降低，甚至缺乏，胃液分泌亦减少。血清胃泌素中至重度升高，但胃窦黏膜严重萎缩时可正常或降低。血清壁细胞抗体（PCA）和内因子抗体（IFA）在胃体萎缩为主的患者，尤其伴有恶性贫血者中检出率很高。

4.特殊检查

（1）X 线钡餐检查：对慢性胃炎诊断帮助不大，但有助于鉴别诊断。

（2）内镜检查：浅表性胃炎：黏膜充血、水肿、色泽较红，充血区和水肿区相间（红白相间）或呈麻疹样表现，有灰白色、淡黄色分泌物附着，可有小片糜烂和出血点。萎缩性胃炎：黏膜多呈苍白色或灰白色，可有红白相间，但以白为主。皱襞变细而平坦，黏膜下血管透见，可为红色（小动脉和毛细血管）或蓝色（小静脉），可有上皮增生或肠化形成的细小颗粒或较大结节，散在糜烂灶，黏膜易出血，黏液量极少或无。内镜直视下可行胃黏膜多点活检，同时查幽门螺杆菌。

5.诊断 要点病史不典型，症状无特异，确诊要靠胃镜和活检组织学检查。合并恶性贫血者可有胃黏膜增生性息肉和内分泌细胞瘤。

（三）鉴别诊断

本病需与消化性溃疡、慢性胆道疾病、胃癌及非溃疡性消化不良鉴别。

（四）治疗

尚无特效治疗，无症状者无需治疗。幽门螺杆菌感染阳性者，需服用药物根除。有中度以上不典型增生者应定期胃镜随诊，警惕癌变。

1.一般治疗 去除致病因素，戒烟酒，避免使用对胃黏膜有损害的药物及控制口腔、咽部慢性感染。饮食规律、清淡、细嚼慢咽，避免暴饮暴食及刺激性食物。

2.对症治疗 反酸或胃糜烂、出血者，可给予抑酸剂和黏膜保护剂；腹胀、恶心呕吐者，可给胃动力药；胃痉挛者，可用解痉剂。恶性贫血者应给予维生素 B_{12} 和叶酸。

3.抗幽门螺杆菌治疗 可选用阿莫西林、克拉霉素、甲硝唑(或替硝唑)、四环素、呋喃唑酮等抗生素两种与铋剂和(或)质子泵抑制剂合用,疗程1~2周。

萎缩性胃炎伴重度不典型增生与早期胃癌难以鉴别,可考虑内镜下或外科手术治疗。

【消化性溃疡】

(一)概念

消化性溃疡指由于胃酸/胃蛋白酶的消化作用而发生在食管下段、胃、十二指肠、胃空肠吻合术后的肠侧及具有异位胃黏膜的 Meckel 憩室的溃疡。溃疡的黏膜缺损超过黏膜肌层,故不同于糜烂。引起消化性溃疡的因素包括幽门螺杆菌感染、非甾体类消炎药(NSAID)、胃酸分泌过多、遗传素质、应激和心理因素,并与黏膜的防卫能力下降有关。消化性溃疡可以单发,也可以多发,同时发生在胃和十二指肠球部则称为复合溃疡。

(二)诊断

(1)上腹慢性、节律性钝痛、灼痛。约10%患者表现为无痛性溃疡。

(2)发作期上腹局限性压痛。

(3)出现并发症的表现:①出血时有呕咖啡样物、黑便,甚至晕厥。②突发的剧烈腹痛,伴肌紧张要考虑急性穿孔;固定的上腹剧痛,放射至后背,可能有后壁的慢性穿孔。③幽门梗阻时呕吐宿夜食,上腹见胃型及蠕动波,有振水音。

(4)辅助检查:①内镜检查是确诊消化性溃疡的首选方法,内镜下溃疡分为:活动期(A1,A2)、缓解期(H1,H2)和瘢痕期(S1,S2)。同时应取黏膜活检做 Hp 快速尿素酶试验和(或)WS 染色切片找 Hp。胃溃疡(GU)周边多点活检与恶性溃疡鉴别,急性胃溃疡合并霉菌感染时常被疑诊为胃癌,因此在抗酸治疗2~4周后复查胃镜,在溃疡周边或瘢痕上取活检排除恶性病变。对于怀疑 Borrmann Ⅳ型胃癌和淋巴瘤者,应在同一点深取多块活检,提高诊断率。②上消化道气钡双对比造影可观察到龛影,胃良性溃疡直径多<2.5cm,突出于胃轮廓之外,边界清楚,皱襞放射状集中至溃疡边缘,切线位观可见"项圈征""狭颈征"和"Hampton线",对侧可见痉挛切迹。十二指肠球部溃疡(DU)表现为类圆形密度增高影,有球部激惹及球变形(山字形、三叶草形等)。③胃液分析,测定基础胃酸分泌量/h(BAO)、最大胃酸分泌量/h(MAO)和 MAO/BAO。胃泌素瘤患者 BAO>15mmol/h,BAO/MAO>0.6,胃大部切除不足者胃酸分泌不降低。

(三)鉴别诊断

上腹痛表现与慢性胃炎、功能性消化不良及肝胆疾病鉴别。GU 需与胃癌、恶性淋巴瘤鉴别,DU 需与胃泌素瘤鉴别。

(四)治疗

(1)Hp 阳性者质子泵抑制剂(PPI)+两种抗生素三联或再加铋剂四联1~2周治疗,此后继续用抑酸药保证溃疡愈合(GU6~8周,DU4周),停药1个月后复查胃镜或^{13}C 尿素呼气试验(^{13}C-UBT)核实 Hp 是否根除,不必用抗酸药维持治疗。

(2)Hp 阴性者寻找并去除溃疡诱因(如服用 NSAID 史),用 H_2 受体拮抗剂或 PPI 治疗(GU6~8周,DU4周)后,维持治疗3~6个月。

（3）胃溃疡可加用胃黏膜保护剂或促胃动力药。

（4）幽门梗阻时禁食、减压，静脉予抗酸药，若4周后幽门梗阻依然存在，应考虑外科手术。

（5）伴消化道出血者，应在24小时内行急诊内镜检查明确诊断，与静脉曲张、血管畸形、贲门黏膜撕裂、出血糜烂性胃炎及肿瘤等出血相鉴别，内镜下喷洒、电凝、微波、激光、注射硬化剂、钛夹等是止血治疗的重要部分。此外，必要时可行选择性血管造影加栓塞及外科手术治疗。

【胃癌】

（一）概念

胃癌是最常见的恶性肿瘤之一，占消化道肿瘤死亡的首位。男女发病之比2：1～3：1。任何年龄均可发生，以40～60岁患者多见。其组织学分型为：腺癌（高分化、中分化、低分化）、黏液腺癌、印戒细胞癌、硬癌、未分化癌和混合型癌。其病因还未阐明，目前认为与下列因素有关：①环境因素，主要为饮食因素，长期进食含高浓度硝酸盐的熏烤、腌制和霉变食品增加胃癌的危险性。②遗传因素。③癌前状态和癌前病变：前者指具有癌易发倾向的疾病，包括：a.慢性萎缩性胃炎；b.胃息肉，多发性息肉或腺瘤型息肉＞2cm者；c.残胃，术后＞10年者；d.胃溃疡，＞2.5cm者；e.恶性贫血胃体明显萎缩者。后者指易发生癌的病理组织学变化，包括肠上皮化生及不典型增生。④幽门螺杆菌（Hp）感染。

（二）诊断

1.临床表现　早期胃癌可无症状，或有消化不良的症状。随着病情的发展而逐渐出现下列症状：上腹痛，是最常见的症状，开始仅表现为上腹部饱胀不适，继之有隐痛，胃窦溃疡型可见类似溃疡病节律样疼痛，服抗酸剂症状可暂时缓减，后期疼痛明显且持续；食欲减退、体重下降、乏力、贫血；如发生幽门梗阻者恶心、呕吐症状明显，贲门部癌可有吞咽困难；呕血、黑便.出血量一般不大。早期胃癌常无体征，上腹部深压痛是唯一值得注意的体征。中晚期胃癌可出现上腹部肿块，呈结节状、质坚实、有压痛；消瘦甚至恶病质；有远处转移者，可发现左锁骨上淋巴结肿大（Virchow淋巴结）、肝肿大并能触及坚实结节、腹水、肛门指检在直肠前窝触到肿块等。

2.辅助检查

（1）实验室检查：血常规可发现贫血；大便隐血实验常呈持续阳性。

（2）胃镜检查：是目前最可靠的诊断方法。尤其对早期胃癌有很大诊断价值。

早期胃癌：胃癌限于黏膜及黏膜下层，不论其大小及有无淋巴结转移。特殊型早期胃癌有：平坦弥漫型、平坦局部型、微小胃癌（＜5.0mm）及小胃癌（6～10mm）、一点癌（胃黏膜活检时诊断为胃癌，但切除的胃标本为阴性）、早期多发癌（①同一胃有两个以上的病灶且肯定是恶性的；②各病灶间有正常的胃壁组织；③必须严格除外一个癌灶有从另一癌灶发展或转移而来的可能性）、残胃早期癌。

日本早期胃癌分型（山田，1962年）Ⅰ隆起型，＞0.5cm；Ⅱ平坦型，Ⅱa:隆起高度＜0.5cm；Ⅱb:平坦，仅有色泽改变；Ⅱc:凹陷病变＜0.3cm；Ⅲ凹陷型；复合型：如Ⅱc＋Ⅲ，Ⅱc＋Ⅱa。

早期胃癌有时不易辨认，用0.5％亚甲蓝染色，病变处将着色，可指导活检。

进展期胃癌:包括中期胃癌(癌浸润固有肌层但未穿透固有肌层)和晚期胃癌(癌浸润到浆膜层或浆膜外)。此型大多从镜下肉眼观察可做出诊断。中期胃癌:分早期胃癌类似型和Bormann型。

晚期胃癌:采用 Bormann 分型法(1929 年,Bormann):

Bormann Ⅰ型:息肉型,一般直径>3.0cm;Bormann Ⅱ型:溃疡型;Bormann Ⅲ型:溃疡浸润型癌;Bormann Ⅳ型:弥漫浸润型癌,也称皮革胃。

正确选择取材部位及多块活检(>7 块)是提高诊断率的关键。

超声内镜可明确肿瘤浸润深度和了解有无周围增殖或转移。

(3)X 线钡餐检查:是诊断胃癌的重要手段之一。气钡双对比造影对早期胃癌的检出有较大价值。进展期胃癌的 X 线诊断率可达 90%以上。其主要表现有:黏膜皱襞不规则、变形、中断、消失;凸出于胃腔的充盈缺损;胃轮廓内的龛影,直径常>2.5cm、边缘不整齐、外围可见半月征;胃壁僵硬、蠕动消失,皮革胃呈胃腔小、固定、无蠕动。

3.诊断要点　诊断主要依靠 X 线钡餐检查和胃镜加活检。早期诊断是根治胃癌的前提。为了早期诊断胃癌,应对下列情况及早或定期进行胃镜检查和 X 线检查:①40 岁以上,特别是男性,近期出现消化不良者,或贫血、消瘦、大便隐血试验持续阳性者;②有癌前状态和癌前病变者;③有胃癌家族史者。其并发症有出血、穿孔及梗阻。

(三)鉴别诊断

主要和良性胃溃疡鉴别,X 线钡餐检查和胃镜加活检是主要鉴别方法。

对胃溃疡直径大于 2.5cm,经 2 个月正规治疗无效,X 线检查溃疡不缩小者,应行胃镜复查。

(四)治疗

1.手术治疗　手术切除肿瘤和淋巴结是目前唯一有可能根治胃癌的手段。手术效果取决于胃癌的病期、癌浸润深度和扩散范围。可行根治性胃部分切除术,或扩大根治术;已有远处转移者,仅作姑息手术,以减轻症状、维持营养。

2.内镜下治疗　对早期胃癌可行内镜下黏膜切除术,成功关键取决于病变早期、能将病变完全切除且无淋巴结转移。但不如手术可靠。

3.化学治疗　抗癌药常用以辅助手术治疗,在术前、术中和术后使用,以抑制癌细胞的扩散和杀伤残存的癌细胞,从而提高手术效果。一般早期胃癌术后不予化疗,而中晚期癌能被手术切除者必须化疗,按情况单一给予 5-氟尿嘧啶(5-FU)、丝裂霉素(MMC)、替加氟(FT-207)或联合化疗,未做根治性手术或不能施行手术者,可试用联合化疗。常用的化疗剂有 5-FU、MMC、FT-207、阿霉素(ADM)、亚硝脲类(MeCCNU 等)、顺铂(DDP)、足叶乙苷(VP-16)等。常用的化疗方案有:FM、FAM、EAP、ELF 等。

4.其他治疗　静脉高营养疗法、免疫疗法、中药治疗等。

第二节 肠道疾病

【肠结核】

(一)概念

肠结核是结核杆菌侵犯肠道引起的慢性特异性炎症,绝大多数继发于肠外结核。结核杆菌侵犯肠道的途径有:胃肠道感染、血行播散、直接蔓延。结核杆菌侵入肠道不一定发病。只有入侵数量多、毒力大,并在人体免疫功能低下时才会发病。

(二)诊断

1.临床表现

(1)腹痛:为常见症状。多位于右下腹,也可在脐周或全腹部;疼痛性质为隐痛或钝痛,常因进餐而诱发。并发肠梗阻时呈绞痛。

(2)腹泻、便秘:常见腹泻及便秘交替,腹泻每日 2～4 次,呈稀水或糊状,不含黏液或脓血,直肠未受累时不伴里急后重。病变严重者大便次数增多,伴少许黏液或脓液,左半结肠受累时可有脓血便,有时可间有便秘。

(3)腹部肿块:主要见于增生型肠结核。常位于右下腹,相对固定、偏硬、压痛。

(4)呕吐:结核性小肠狭窄或肠系膜淋巴结核压迫十二指肠第二、三段,导致肠梗阻,可发生呕吐,有时为反射性呕吐。

(5)全身中毒症状:溃疡型肠结核结核毒血症较明显,表现为发热、盗汗、乏力、消瘦、食欲不振等。

(6)并发症:常有肠梗阻、肠穿孔、瘘管形成或便血。

2.辅助检查

(1)实验室检查:①血沉往往增快;②轻、中度贫血,白细胞计数一般正常;③粪便镜检有时可见少量红白细胞,大便结核杆菌培养阳性率不高。

(2)结核菌素皮肤试验:PPD 试验强阳性可作为诊断参考。

(3)X 线检查:X 线胃肠钡餐造影或钡剂灌肠对肠结核的诊断具有重要意义。但对于并发肠梗阻者,应慎重。肠结核 X 线表现主要为黏膜皱襞粗乱、增厚,溃疡形成。溃疡型肠结核病变肠段钡剂排空很快,充盈不佳,呈激惹征象,而病变上下肠段充盈,称 Stierlin 征。增生型肠结核表现为肠腔狭窄,肠壁僵硬,结肠袋消失,假息肉形成。

(4)结肠镜检查:病变多见于回盲部,内镜下见病变黏膜充血、水肿,溃疡为环形,边缘不规则,呈鼠咬状,周围有炎症反应,并可见肠壁增厚,伴有不同大小形态的炎性息肉,肠管环行狭窄,回盲瓣变形。活检如能找到干酪样坏死性肉芽肿或抗酸杆菌有确诊意义。

(5)腹腔镜检查:病变肠段浆膜面有灰白小结节,活检有典型的结核结节改变。

3.诊断　根据病理可分为溃疡型、增生型、混合型。符合以下任何一条标准,可确诊为肠结核:①肠壁或肠系膜淋巴找到干酪样坏死性肉芽肿;②病变组织病理切片找到结核菌;③从病变处取材做结核菌培养阳性;④从病变处取材做动物接种有结核改变。临床上根据临床症状体征及 X 线典型改变,找到肠外结核灶,抗结核治疗 6 周病情明显改善,便可做出临床诊断。

(三)鉴别诊断

1.克罗恩病 不伴肺结核或其他肠外结核表现;肠穿孔、瘘管形成、大出血等并发症较肠结核更为常见;X 线检查发现病变呈节段分布;内镜下可见纵行溃疡;抗结核治疗无效,手术切除标本找不到结核证据而有 Crohn 病的病理改变。

2.右侧结肠癌 一般无结核毒血症的症状,X 线钡灌肠和纤维结肠镜检查即可确诊。

3.肠恶性淋巴瘤 患者一般状况恶化迅速,可伴肝脾肿大、浅表淋巴结、肺门淋巴结肿大,如果病变在小肠,鉴别困难时,应及早手术探查。

(四)治疗

1.一般治疗 活动性肠结核患者应卧床休息,适当补充维生素和钙剂,积极改善营养,加强患者抵抗力,是治疗的基础。

2.抗结核化学药物治疗 治疗原则为早期、联用、适量、规律、全程使用敏感药物。因常有肠系膜淋巴结核,故疗程相对要长。目前有人采用短程化疗,疗程 6～9 个月,据称与长程标准化疗效果相同,但必须包括两种杀菌药:异烟肼加利福平。

3.手术治疗适应证 ①完全性肠梗阻或慢性肠梗阻经内科治疗无效;②急性肠穿孔;③肠道大出血经积极保守治疗无效者。

【Crohn 病】

(一)概念

克罗恩病(CD)是消化道慢性非特异性肉芽肿性炎性疾病,多发生在青壮年,可侵及从口腔到肛门消化道各个部分,但主要累及末端回肠和邻近结肠,呈节段性分布,同时可有胃肠道以外的病变。临床以下腹痛、腹泻、腹块、发热及肠瘘等为特点,常伴有关节炎、皮疹、虹膜炎等肠外表现。病因未完全明了,可能与感染、遗传、环境、免疫因素有关。

(二)诊断

1.临床表现

(1)腹痛:腹痛部位常与病变部位一致,常位于右下腹或脐周,为隐痛、钝痛、痉挛性阵痛伴肠鸣,餐后发生,排便后暂时缓解。持续性腹痛和明显压痛提示病变波及腹膜或腹腔内脓肿形成。

(2)腹泻:病程初期腹泻间歇性发作,后期为持续性。每日数次,多无脓血或黏液,病变侵及结肠下段或直肠可有黏液血便及里急后重。

(3)腹部包块:以右下腹与脐周多见,肿块边缘不清楚,大小不一,质地中等、固定、有压痛。

(4)全身症状:发热为常见全身表现之一,多为低热或中度发热,不伴畏寒和寒战,呈间歇性发生,当病情加重或出现并发症则可呈高热。此外,因慢性腹泻、食欲不振等导致营养障碍,表现为乏力、消瘦、贫血、低蛋白血症和维生素缺乏。

(5)肠外表现:关节炎、结节性红斑、口腔溃疡、慢性活动性肝炎、血管炎等。

(6)并发症:肠梗阻、瘘管形成、腹腔内脓肿、肛周脓肿、中毒性巨结肠、急性穿孔、大量便血等。

2.辅助检查

(1)实验室检查:①血液检查:贫血、血沉增快、白细胞增多,严重者血清白蛋白、钾、钠、钙降低,凝血酶原时间延长,C-反应蛋白水平明显升高。②粪便检查:隐血试验阳性,有时可见红、白细胞。

(2)X线检查:胃肠钡餐、钡灌肠、气钡双重造影等检查,X线特征有:①肠管狭窄,呈"线样征"。②节段性肠道病变,呈"跳跃"现象。③病变黏膜皱襞粗乱、有裂隙状溃疡、呈鹅卵石症。④瘘管或窦道形成。⑤假息肉与肠梗阻的X线征象。

(3)结肠镜检查:纤维结肠镜可见整个结肠至回肠末端,可见病变呈节段性分布,病变肠段之间黏膜外观正常。可见纵行裂隙状溃疡、鹅卵石样改变、肠腔狭窄、炎性息肉等,组织活检有非干酪性肉芽肿形成及大量淋巴细胞聚集。

(4) CT表现:肠壁增厚、肠管狭窄以及窦道、瘘管、腹腔脓肿形成。为诊断提供客观依据。

(5) MRI:有助于瘘管或窦道、脓肿形成、肛门直肠周周病变的诊断。

3.诊断要点

(1)临床诊断标准

①典型症状;②X线特征性改变,CT显示肠壁增厚的肠襻,盆腔或腹腔的脓肿;③内镜下的典型所见,或病理活检有非干酪样坏死性肉芽肿或大量淋巴细胞聚集。具备①为临床可疑。若同时具备①和②或③项之一,临床可拟诊为本病。

(2)病理诊断标准:①肠壁和肠系膜淋巴结无干酪样坏死;②镜下特点:a.节段性病变,全壁炎。b.裂隙样溃疡。c.黏膜下层高度增宽(水肿、淋巴管血管扩张、纤维组织淋巴组织增生等所致)。d.淋巴细胞聚集。e.结节样肉芽肿。具备①和②项中任何4点可确诊,基本具备病理诊断条件但无肠系膜淋巴结标本者为可疑。

(三)鉴别诊断

1.急性阑尾炎　发生在回肠的急性克罗恩病应排除急性阑尾炎。

2.溃疡性结肠炎　脓血黏液便多见,伴里急后重,较少发热,很少瘘管形成和肛周病变,X线钡灌肠或纤维结肠镜检查,病变主要累及直、乙状结肠,病变连续,溃疡浅,充血明显,无肉芽肿。

3.肠结核　常有肠外结核,病变多见于回盲部,瘘管及肛门直肠病变少见,结核菌素试验阳性。对鉴别有困难者,可先行抗结核治疗观察疗效。如手术探查见病变肠段与肠系膜淋巴结病病理检查有干酪性肉芽肿或结核杆菌可获确诊。

4.小肠恶性淋巴瘤　病程短,进展快,为进行性持续发作,X线检查病变范围广,呈不规则、较大的指压痕或充盈缺损。CT发现腹腔淋巴结肿大较支持小肠恶性淋巴瘤的诊断,必要时手术探查获病理诊断。

5.Behcet病　本病常因消化道溃疡而出现腹痛等症状,重者有肠出血、肠穿孔、瘘管形成等需鉴别。反复口腔溃疡为本病必备症状,反复外阴溃疡、眼炎、皮肤病变及内脏系统损害相继或同时出现,详细的病史和临床分析对诊断十分必要。

(四)治疗

根据病变部位、严重程度、并发症、对药物的反应及耐受性制订个性化治疗方案,目的是控制发作,维持缓解,防治并发症。

1.一般治疗 病变活动期卧床休息,给予高营养低渣食物,适当补充多种维生素及微量元素。严重营养不良可予胃肠外静脉内高营养。腹痛、腹泻可酌情使用抗胆碱药和止泻药,合并感染者应给予广谱抗生素。甲硝唑除有抗菌作用外,还有免疫调节作用,主要用于回结肠和结肠克罗恩病,10～15mg/(kg·d),对小肠病变疗效不定。

2.水杨酸偶氮磺胺吡啶(SASP)和5-氨基水杨酸(5-ASA) 仍是目前治疗 Crohn 病最常用药物,适用于轻、中度活动期患者,也可用于缓解期,减少和减轻发作,疗效较好。SASP 在肠内经细菌分解为 5-ASA 与磺胺吡啶,前者为有效成分。治疗剂量 SASP 每日 4～6g,分 4 次口服,症状改善后渐减为每日 1～2g,维持 1～2 年。对不能耐受 SASP 或过敏者,可改用5-ASA。目前国内已有 5-ASA 制剂如颇得斯安,每日 2～4g,分 4 次口服。对于直肠、乙状结肠、降结肠病变者,可用 SASP 或 5-ASA 每日 2～4g 灌肠,或用栓剂。

3.肾上腺皮质激素 适用于活动期患者,是控制病情活动最有效的药物。尤其以小肠病变为主伴有肠外表现者效果较好。剂量为泼尼松 40～60mg/d,10～14 天后以周为间隔逐渐减量至 5～15mg/d,维持 2～3 个月。病情严重者或不能耐受口服的,可静滴氢化可的松200～400mg/d,或地塞米松 10～20mg/d。症状缓解后,改口服泼尼松维持。直肠、左半结肠病变者,可用激素保留灌肠。

长期应用激素不良反应较多,不宜用作预防复发的维持用药。腹腔内脓肿或有瘘管形成者不宜使用。

4.免疫抑制剂 对肾上腺皮质激素治疗反应不佳或对激素长期依赖的慢性活动性患者,可加用这类药物,有短期增强激素疗效的作用,有助于减少激素用量。一般 2.5mg/(kg·d)硫唑嘌呤或 1.5mg/(kg·d),6-巯基嘌呤疗效较好,而且患者一般耐受较好,但需 3～6 个月才显效,维持用药 1～2 年。但应定期复查白细胞和血小板。对激素治疗无效者可考虑用环孢素治疗。

5.手术治疗 术后复发率较高。

手术治疗适应证:①肠穿孔和严重肠出血不能控制者;②完全性肠梗阻③合并瘘管、严重肛门周围疾患或腹腔内严重化脓性病灶者;④急性阑尾炎不能排除者。

【溃疡性结肠炎】

(一)概念

溃疡性结肠炎是一种原因不明的慢性结肠炎,病变限于结肠黏膜,多累及远段结肠,向近段扩展,临床上以腹泻、黏液脓血便、腹痛和里急后重为主要症状,病程长,反复发作,病情轻重不等。病因尚未完全阐明,主要认为与感染、免疫异常、遗传、精神因素有关。

(二)诊断要点

1.临床表现

(1)腹泻:为主要症状,腹泻轻重不一,轻者每日 2～3 次,重者每日可达 10～30 次,多为黏液血便,常有里急后重。

(2)腹痛:腹痛部位一般在左下腹或下腹部,亦可波及全腹,常为阵发性痉挛性疼痛,多发生于便前或餐后,有腹痛-便意-便后缓解规律。

（3）全身症状：急性发作期常有低热或中等发热，重症可有高热，但不伴畏寒或寒战。其他还有上腹不适、暖气、恶心、消瘦、贫血、水电解质平衡紊乱、低蛋白血症等。

（4）肠外表现：主要为关节炎，皮肤黏膜病变和眼部病变，其发生率较 Crohn 病为低，而且在结肠炎控制后可以恢复。

（5）并发症：病程较长，病情严重者常有局部和全身并发症，主要有大量便血，肠穿孔、肠狭窄、中毒性结肠扩张，少数患者可癌变。

（6）直肠指诊：常有触痛，指套染血。

2.辅助检查

（1）实验室检查：①血液检查：贫血常见，急性期有中性粒细胞增多，血小板数可明显升高，血纤维蛋白原增加。活动期血沉加速，C-反应蛋白增高。严重者血浆总蛋白及白蛋白降低，α_1 和 α_2 球蛋白明显升高，γ 球蛋白下降提示预后不良。电解质平衡紊乱常以低钾最为突出。②粪便检查：黏液脓血便，镜检见大量红、白细胞和脓细胞。急性发作期可见巨噬细胞。粪便病原学检查可排除感染性结肠炎。③免疫学检查：活动期 IgG、IgM 常增高。

（2）X 线检查：腹部 X 线平片可根据肠腔内径和肠壁厚度及结肠袋数目和宽度等辅助判断病变严重程度和范围。钡剂灌肠早期可见结肠黏膜紊乱，肠壁痉挛，多发线性溃疡引起肠管壁边缘毛糙，呈锯齿状。晚期可见结肠袋消失、肠壁变硬、肠管缩短，管腔狭窄以及炎性息肉引起的充盈缺损。

（3）结肠镜检查：对诊断有重要价值，但急性期重型患者宜慎重，防止穿孔。镜下可见肠黏膜有多发浅溃疡，覆有脓血性分泌物，黏膜呈细颗粒状，弥漫性充血、水肿，脆性增加易出血。晚期有肠壁增厚，肠腔狭窄，假性息肉形成。在病程较长的慢性病例中可见溃疡、糜烂、充血、水肿等急性期病变与炎性息肉、肠腔狭窄等增生性病变并存。

3.诊断

（1）临床表现：

持续性或反复发作性黏液血便、腹痛伴有不同程度的全身症状。不应忽视少数仅有便秘或不出现血便的患者。既往史及体检中要注意关节、口腔、眼、浆膜、皮肤、肝脾等肠道外的临床表现。

（2）纤维结肠镜检查：①黏膜有多发性浅表溃疡，伴有充血、水肿，病变多由直肠起始，且呈弥漫性分布；②黏膜粗糙呈细颗粒状，脆弱易于出血，或覆盖有脓血性分泌物；③可见假性息肉，结肠袋往往变钝或消失。

（3）黏膜活检：组织学检查呈现炎症性反应，同时常可见黏膜糜烂、溃疡、隐窝脓肿、腺体排列异常、杯状细胞减少及上皮变化。

（4）钡剂灌肠：①结肠黏膜粗乱及或有细颗粒样变化。②多发性浅龛影或小的充盈缺损。③结肠肠管缩短，结肠袋消失或呈管状外观。

（5）手术切除或病理解剖可见肉眼或组织学的溃疡性结肠炎特点。

在排除菌痢、阿米巴痢疾、血吸虫病、肠结核等特异性感染性结肠炎与肉芽肿结肠炎、缺血性结肠炎、放射性结肠炎的前提下，可按以下标准诊断：

根据临床表现和结肠镜检查之①、②、③之一项及（或）黏膜活检可以诊断为本病。

根据临床表现和钡剂灌肠有①、②、③之一项者可以诊断为本病。

临床表现不典型，但有典型的肠镜检查或钡剂灌肠典型改变者可以诊断为本病。

临床表现有典型症状或有典型既往史，而目前结肠镜或钡剂灌肠检查无典型变化者，应列为"疑诊"随访。

临床类型：慢性复发型、慢性持续型、急性暴发型、初发型。

病情程度：轻度：患者腹泻每日 3 次以下，便血轻或无，无发热、脉速或贫血，血沉正常；中度：介于轻度和重度之间；重度：腹泻每日 6 次以上，明显黏液血便，体温在 37.5℃ 以上，脉搏＞90 次/min，血红蛋白＜100g/L，血沉＞30mm/第 1 小时。

病变范围：直肠炎、直乙结肠炎、左半结肠炎、右半结肠炎、区域性结肠炎、全结肠炎。

病态分期：活动期、缓解期。

（三）鉴别诊断

1.慢性细菌性痢疾　常有急性细菌性痢疾史，粪便或内镜检查所取得黏液脓血培养，可分离出痢疾杆菌。

2.慢性阿米巴肠病　该病主要以近端结肠为主，溃疡边缘为潜行性，溃疡之间的黏膜多正常，粪便中可找到溶组织阿米巴滋养体或包囊，抗阿米巴治疗有效。

3.克罗恩病　病变主要侵犯回肠末端，腹痛常见于右下腹、为持续性，排便后不缓解，粪便常无鲜血，常可在右下腹触及肿块。内镜检查可见病变呈节段性分布，溃疡之间黏膜大致正常，多无渗出性或接触性出血。黏膜活检对诊断有帮助。

4.血吸虫病　有流行区疫水接触史，可有肝脾肿大、血嗜酸性粒细胞增多等临床表现，结肠镜检查并在直肠、乙状结肠交界处活检，找血吸虫卵可阳性。粪便检出血吸虫卵或孵化毛蚴阳性，抗血吸虫治疗好转。

（四）治疗

根据病变部位，病情轻重，并发症的有无以及病期的不同制订个体化的治疗方案。治疗目标是缓解症状及维持治疗。

1.一般治疗

(1)休息：注意休息对急性期患者非常重要，并减少精神体力负担，随病情好转逐渐增加体力活动。

(2)饮食：注意营养补充，宜少量多餐，摄入足够热量和多种维生素，进食少渣饮食，以减轻高纤维素对结肠黏膜机械性损伤。

(3)对症治疗：对腹痛患者可酌情用抗胆碱能药物，但不宜多用，以免促发急性结肠扩张。腹泻严重者可谨慎试用苯乙哌啶或洛哌丁胺。治疗贫血可给予输血、补充铁剂及叶酸。严重腹泻、脱水者注意维持水电解质平衡，纠正酸碱平衡紊乱。

(4)静脉营养：病情严重，或手术前后，合并肠瘘、肠梗阻、短肠综合征者可采用完全肠道外营养。

2.药物治疗

(1)柳氮磺胺吡啶(SASP)：适用于轻型患者，对于经皮质激素治疗已有缓解者，在激素减量时，用于巩固疗效，减少复发。SASP用法为发作期每日 3～4g，分 4 次口服，病情缓解后改为每日 2g,维持 1~2 年。近年来 5-ASA 制剂亦应用于临床。在病变限于直肠或乙状结肠者,可用 SASP 或 5-ASA 灌肠。也可使用栓剂。

(2)肾上腺皮质激素:皮质激素对急性发作期有较好疗效。口服是常用的给药方法,一般用泼尼松或泼尼松龙每日 30~40mg,重症可达 60mg。病情控制后逐渐减量至每日 10~15mg,维持半年左右停药。暴发型患者常用氢化可的松每日 200~300mg 静脉滴注,可起到较快的效果。皮质激素亦可用于局部灌肠,每日用琥珀酸氢化可的松 100mg 保留灌肠,每日 1~2 次,对远端直肠或左半结肠病变效果较好。

(3)免疫抑制剂:对水杨酸类和皮质激素治疗无效者可试用,或作为激素的辅助治疗,在巩固疗效期间加用,可减少激素的用量和副作用。如硫唑嘌呤,一般每日每千克体重 1.5mg,分次口服,用药过程中定期检查血象。对激素治疗无效患者可考虑用环孢素治疗。

3.外科治疗　手术指征为:①中毒性肠扩张;②肠穿孔;③反复大量便血;④结肠周围胀肿或瘘管形成;⑤肠狭窄并发肠梗阻;⑥癌变或多发性息肉;⑦长期内科治疗无效影响青少年发育。

【肠易激综合征(IBS)】

(一)概念

肠易激综合征是一种慢性肠道运动功能紊乱性疾病,主要表现为腹痛和排便异常,缺乏形态学、微生物学和生化学异常。本病临床上常见,确切病因尚不清楚,可能的诱因有:情绪紧张、环境改变、精神异常(抑郁、焦虑)、食物过敏、肠道感染后等。

(二)诊断

1.临床表现

(1)腹痛:为慢性腹痛,部位不确定,左下腹多见或弥漫而非局限。性质多样,可为隐痛、胀痛、绞痛等。轻重程度不等,从轻微的腹部不适到剧烈腹痛。常在进餐后发生,有排便后完全缓解的特点。IBS 的腹痛仅发生在清醒时,无夜间痛醒。

(2)排便异常:可以腹泻,便秘,或腹泻和便秘交替。腹泻时大便不成形或水样,可有黏液但无脓血,通常便前有腹痛,排便后腹痛缓解。便秘为主时大便干硬,数日一次,或有明显的排便不尽感。

(3)其他表现:多数患者伴有其他消化道症状,如腹胀、纳差、早饱、烧心、嗳气等。还可有其他系统表现如失眠、心慌、头晕、头痛、乏力等。部分患者有明显焦虑或抑郁表现。

2.辅助检查

(1)血常规正常。大便常规正常,隐血阴性,培养阴性。血沉正常。

(2)结肠镜正常或仅有黏膜轻度充血,部分患者检查过程中可发生肠痉挛,腹痛明显。

(3)消化道造影正常或可见肠管痉挛,运动增快。

3.诊断标准　IBS 的诊断是在除外器质性疾病的基础上做出的,因此应详细询问病史和体格检查,并进行必要的辅助检查,排除可能存在的器质性疾病。对 IBS 的诊断曾提出过很多标准,例如 Manning 标准、罗马标准等,我国也曾于 1986 年的全国慢性腹泻学术会议上制订了国内的诊断标准。目前国际上公认的诊断标准为罗马Ⅱ标准:

(1)首先排除器质性疾病。

(2)在过去12个月中,腹部不适和疼痛的时间不短于12周,症状可以是不连续存在的,且具备以下3项中的2项:

1)排便能使其缓解或减轻;

2)伴有排便频率的改变(>3次/d或<3次/周);

3)伴有排便性状(外观)的改变(干硬或稀便)。

(三)鉴别诊断

主要与各种引起腹痛和排便异常的器质性疾病鉴别,如肠结核、炎症性肠病、吸收不良综合征、各种消化道肿瘤、各种肠道寄生虫,以及部分肝、胆、胰疾病和全身疾病。

(四)治疗

对IBS的治疗应采取心理治疗、饮食调整和药物治疗相结合的综合治疗,不可单纯依靠药物,药物治疗以对症为主。另外,IBS初步确诊后即可开始治疗,在观察疗效的同时进行有关检查,进一步排除器质性疾病。

1.心理治疗 消除患者的精神顾虑,应帮助患者分析并找出可能的诱发因素,以便尽可能避免这些诱因。

2.饮食调整 除避免可能成为诱因的敏感食物外,IBS患者应避免进食过多产生肠气的食物。产生肠气多的食物有:牛奶及奶制品、豆类、洋葱、萝卜、芹菜、葡萄干、香蕉等;产生肠气中等的食物有:面食、茄子、土豆、柑橘类等;产生肠气少的食物有:肉类(鱼、禽)、黄瓜、西红柿、米类等。对于便秘或排便不畅者,可多进食富含纤维的食物。

3.药物治疗 以对症为主,根据症状选择。

(1)亲水胶体(可溶性纤维):能够吸收水分,增加粪便体积,使粪便松软,因此对腹泻和便秘患者均适用,尤其是对腹泻、便秘交替的IBS患者。我院目前此类药物暂缺,食品中的魔芋粉、果胶和燕麦麸可以替代。

(2)匹维溴铵(得舒特),为选择性作用于胃肠道的钙离子拮抗剂,主要用于腹痛明显者,用法为口服50mg/次,一日3次。

(3)促胃肠动力药,如吗丁啉、普瑞博斯等,用于腹胀、便秘者。

(4)止泻药如易蒙停、复方苯乙哌啶,用于腹泻严重者,应短期应用。

(5)微生态制剂如培菲康、乳酸菌素、整肠生等,用于调整肠道菌群,对部分患者可能有效。

(6)抗抑郁、抗焦虑药,如百忧解、赛乐特、黛力新等,用于精神神经症状明显者。

【肠梗阻】

(一)概念

肠梗阻是指肠内容物在肠道的通过障碍,是一种常见的急腹症。常见病因有:①肠壁外病变:手术、感染或放疗后的肠黏连,疝,肠扭转,肠外包块压迫等;②肠壁病变:各种肠道良、恶性肿瘤,炎症如肠结核、克罗恩病,先天畸形等;③肠腔内病变:粪便、异物、蛔虫等阻塞;④肠麻痹:腹部手术、外伤后,继发于其他腹腔炎症,肠系膜血栓造成肠缺血、坏死,以及严重全身感染、电解质紊乱、药物、毒物等因素。肠梗阻的分类较复杂,根据形成的原因可分为机械性、动力性和血运性;根据有无肠管血运障碍分为绞窄性和单纯性;根据病程和起病急缓分为急性和慢性肠梗阻;还可分为完全性和不完全性、高位和低位肠梗阻。

（二）诊断

1.临床表现

（1）腹痛：主要为阵发性绞痛。绞窄性肠梗阻时腹痛剧烈，表现为持续性腹痛伴阵发性加重。麻痹性肠梗阻时为持续性胀痛。

（2）腹胀：程度与梗阻部位有关，低位梗阻时腹胀明显，而高位梗阻时腹胀相对较轻。

（3）呕吐：亦与梗阻部位相关。梗阻部位越高，呕吐出现得越早，越频繁。低位梗阻时呕吐物可有粪臭味。呕吐可使腹痛、腹胀暂时缓解。

（4）停止排便排气：不完全性肠梗阻时可有少量排便排气，完全性肠梗阻则停止排便排气。应注意高位肠梗阻的早期，梗阻以下残留的粪便和气体仍可排出，不可据此排除肠梗阻的诊断。

（5）体征：腹部膨隆，可能为全腹对称性或局限不对称隆起，常可见肠型及蠕动波。肠鸣音亢进，可闻及金属音或气过水声；肠麻痹时则肠鸣音减弱或消失。由于扩张的肠管内大量气体和液体的存在，可叩到移动性浊音，应注意与腹水鉴别。单纯性肠梗阻时腹部压痛不明显，如出现腹膜刺激征，提示绞窄性肠梗阻，可能存在肠坏死或穿孔。肛诊如有指套血染，说明有肠道血运障碍或肿瘤。随病情加重，可出现不同程度脱水、发热，甚至休克等全身表现。

2.辅助检查

（1）实验室检查：血常规可有血液浓缩表现，电解质紊乱以低钾、低氯常见，可有血清酶的非特异性升高，包括乳酸脱氢酶、淀粉酶、转氨酶、肌酸磷酸激酶、碱性磷酸酶等。

（2）腹平片：立位片可见液平面，常为多个，呈阶梯状。卧位片可以显示肠道积气，并可显示肠管扩张程度。

（三）鉴别诊断

肠梗阻主要应与其他急腹症鉴别，如输尿管结石、卵巢囊肿扭转、急性胰腺炎、急性化脓性胆管炎、溃疡病穿孔等。

（四）治疗

1.禁食、胃肠减压

2.纠正水、电解质和酸碱平衡紊乱

3.抗生素　应早期应用，选择以抗革兰氏阴性菌为主的广谱抗生素。

4.解痉药、镇静药　可适当应用以减轻腹痛。忌用镇痛药，以免延误病情。

5.通便　在不全肠梗阻或单纯性肠梗阻时可以试用，但在绞窄性肠梗阻或有腹膜炎时禁用。可口服或经胃管灌入蓖麻油或其他植物油。中药治疗肠梗阻有一定疗效，主要方剂为大承气汤加减。

6.手术治疗　适应证：①病因需经手术解除，如肿瘤或先天畸形引起者；②绞窄性肠梗阻；③单纯性完全性肠梗阻保守治疗24小时无效者。术式根据梗阻的病因、部位，肠管状态，以及患者的全身状况而定。

【缺血性结肠炎】

（一）概念

缺血性结肠炎系由结肠某一部位供血不足所引起的病变。临床上常突然起病，以急性腹痛伴恶心、呕吐及腹泻,排出暗红色血便为主要表现。严重者可发生肠坏死,并发肠穿孔及腹膜炎。本病多见于中老年。主要好发于肠系膜上、下动脉交接的部位,如结肠脾曲和直肠乙状结肠交接部。与动脉粥样硬化、血栓形成导致血供不足有关。

(二)诊断

1.临床表现　多见于 60 岁以上老年人,常伴有动脉粥样硬化基础疾病如高血压、冠心病心肌梗死、糖尿病、结缔组织病、房颤、休克、骨折等。常表现为突发痉挛性腹痛,多于 24 小时内出现腹胀、腹泻、血便。病程多为自限性。由于侧支循环代偿,病情可在数日内恢复;亦可出现肠坏死、穿孔和腹膜炎。体检发现腹部压痛和腹膜刺激症。

2.辅助检查　粪隐血阳性,可有白细胞升高,血液浓缩,约半数患者血清淀粉酶轻度升高,肠坏死者可有血性腹水。钡灌肠检查:结肠袋轮廓改变、肠管狭窄、溃疡、指压痕征。结肠镜检查:急性期可见黏膜充血、水肿、红斑、糜烂或多发溃疡、出血点,病变与正常肠段黏膜分界清楚。活检:黏膜及黏膜下水肿、炎性细胞浸润、糜烂或溃疡形成;数天后复查病变有显著性变化。

(三)鉴别诊断

有时需与溃疡性结肠炎、结肠 Crohn 病相鉴别。

其要点为:轻型患者病情变化快,多为一过性,可逆性改变,几天内复查肠镜可见明显改善。

(四)治疗

一般采取保守治疗,全身支持治疗,包括休息、禁食,补液、维持水电解质平衡,合理使用抗生素,促进侧支循环建立。如出现腹痛加重并有明显腹膜刺激症时应剖腹探查,有肠狭窄或出血不止时,在原发病允许的情况下可手术治疗。

【嗜酸性粒细胞性胃肠炎】

(一)概念

嗜酸性粒细胞性胃肠炎是一种特殊类型胃肠炎,其特征为胃肠道嗜酸性粒细胞浸润。病因尚不清楚,可能与过敏反应有关。一般认为,由于正常胃肠道黏膜的完整性受到破坏,抗原物质进入组织,引起嗜酸性粒细胞浸润和脱颗粒。病变可累及胃肠道各段,以胃和小肠多见。

(二)诊断

1.临床表现　本病临床表现因病变发生部位及浸润范围的不同而异。病变主要局限于黏膜、黏膜下层时,主要症状为腹痛、恶心呕吐、腹泻和体重减轻,病变广泛时出现小肠吸收不良、蛋白丢失、贫血等全身表现。病变累及肌层时,胃肠壁增厚僵硬,可出现幽门梗阻和肠梗阻症状。病变侵及浆膜层时,出现腹膜炎、腹水,为含大量嗜酸性粒细胞的渗出性腹水。

2.辅助检查

(1)血液检查:外周血嗜酸性粒细胞增多。常可有缺铁性贫血、血浆白蛋白降低、血中 IgE 增高,血沉增快等。

(2)粪便检查:大便隐血阳性,部分患者有轻至中度脂肪泻。

(3)腹水检查:可见大量嗜酸性粒细胞。

(4)X 线检查:胃肠 X 线检查可见受累胃肠道黏膜水肿、皱襞增宽、结节样增生,胃肠壁增厚,腔狭窄及梗阻征象等。

（5）CT 检查：胃肠壁增厚、肠系膜淋巴结肿大或腹水。

（6）内镜检查：镜下可见黏膜皱襞粗大、充血、水肿、溃疡或结节；活检证实有大量嗜酸性粒细胞浸润。

（三）鉴别诊断

1.肠道寄生虫感染　外周血嗜酸性粒细胞绝对值明显升高；通过反复检查粪便虫卵以鉴别。

2.高嗜酸性粒细胞综合征（HES）　本病是一种原因不明的外周血嗜酸性粒细胞增多伴骨髓及多器官受累的疾病。

诊断标准为：①外周血中嗜酸性粒细胞计数$\geqslant 150 \times 10^9 /L$,持续半年以上；②缺乏明确病因；③伴有多器官受累的相应症状和体征：心、肺、中枢神经系统、皮肤/肌肉等。

3.嗜酸性肉芽肿　主要发生在胃窦、小肠,以幽门梗阻和肠梗阻为主要临床表现。外周血嗜酸性粒细胞一般不升高,病理学特点为黏膜下层的结节或息肉伴有不同程度的嗜酸性粒细胞浸润。

（四）治疗

1.饮食　对于确定或可疑的食物、药物,应停止服用。无过敏者,可排除某些特异性食物,如牛奶、蛋类、肉类、鱼虾等,多数患者症状可减轻。

2.药物治疗　糖皮质激素：对本病具有良好疗效。泼尼松每日 20～40mg,服药后症状控制后可减量维持,仅少数患者需长期激素治疗。抗过敏药物：息斯敏,10mg,每日 2 次。色甘酸二钠,能抑制肥大细胞脱颗粒,防止组胺的释放而有一定的疗效,用法 40～60mg,每日 3 次,疗程 6 周至数月不等,可适用于激素无效者。

【伪膜性肠炎】

（一）概念

伪膜性肠炎,本病由难辨梭状芽胞杆菌引起,常见诱因是长期应用广谱抗生素或免疫抑制剂,造成患者尤其是危重患者肠道菌群失调,难辨梭状芽胞杆菌异常繁殖,产生的细胞毒素及肠毒素,后者通过黏膜上皮细胞的 cAMP 系统,使水、盐分泌增加产生分泌性腹泻,甚而引起黏膜出血。因黏膜通透性增加,从而使细胞毒素直接作用于肠壁肌层的平滑肌致肠运动紊乱,出现临床一系列症状。多发生于结肠,个别累及回肠。病变主要在黏膜及黏膜下层,肉眼可见肠腔扩张,腔内液体增加,黏膜充血水肿,可有凝固性坏死,被以黄、棕或绿色斑状假膜,坏死一般限于黏膜层,若累及黏膜全层则导致穿孔。

（二）诊断

1.临床表现　多发生在体弱患者、抗生素治疗中或停药后 10 天内的患者,起病大多较急,病情进展迅速。主要表现为腹痛,腹泻,发热和外周血白细胞升高。

腹痛与腹泻是最为突出的表现。腹部疼痛有时很剧烈,可误诊为急腹症,轻型腹泻每日 2～3次,常在停抗生素后自愈。严重者大量水泻,甚至每日排便量高达 4000mL,部分患者可出现血便,便中排出斑块状假膜。常伴有恶心、呕吐与腹胀等症状。

毒血综合征：外毒素的吸收可产生毒血症,表现为心动过速、发热、全身软弱等,有的表现为高热、谵妄、定向障碍等。由于严重脱水,细菌毒素和坏死组织毒素以及代谢性酸中毒等因素致患者发生休克。此时常伴有少尿、肾功能不全表现。

2.辅助检查

(1)实验室检查:粪便常规检查可见白细胞,隐血试验可呈阳性。大便厌氧培养有难辨梭状芽胞杆菌生长即可确诊。也可用抗毒素中和试验,反向免疫电泳检测以及酶联免疫法确定粪便中难辨梭状芽胞杆菌毒素的存在为确诊依据。

(2)X线检查:腹部平片表现为结肠扩张、结肠袋肥大、肠腔积液和指压痕。钡灌肠双重对比显示结肠黏膜紊乱,边缘呈毛刷状,黏膜表面多处形成不规则结节阴影,指压痕及溃疡改变。但此项检查可能导致肠穿孔,故宜慎用。

(3)结肠镜检查为诊断本病的可靠方法。典型者肠腔扩张,并有大量棕色液体,黏膜呈暗紫色,表面覆有黄白或黄绿色假膜。病变早期,假膜斑有 2～10mm 大小,呈斑点状跳跃分布,进而病灶扩大隆起,周边红晕。假膜可融合成各种形态,假膜剥脱后可见黏膜凹陷、充血、出血。但轻症病程早期或治疗及时者,内镜无典型表现。

(三)治疗

1.立即停止有关抗生素 应选用对梭状芽胞杆菌敏感的抗菌药物,如万古霉素、甲硝唑、杆菌肽等。万古霉素:适用于中、重度患者。每日 125～500mg,连用 7～14 天;为了减少复发可减少剂量,酌情延长疗程 1～4 周。甲硝唑:口服,250～500mg,每日 1 次,连续 7～14 日;重者 500mg,每 6 小时静滴 1 次。杆菌肽:一般用 25000U,每日 4 次,7～14 天,用于上述药物无效或复发者。

2.扶植肠道正常菌群 微生态制剂可抑制难辨梭状芽胞杆菌,促进肠道正常菌群生长。目前临床应用的主要有地衣芽胞杆菌制剂整肠生 500mg,每克含 10 亿活菌,每日 3 次;双歧杆菌制剂丽珠肠乐每日 4～6g(每克含 1 亿活菌)。

3.抗体克与全身治疗 补充液体,纠正电解质紊乱和酸中毒,必要时使用肾上腺皮质激素,血管活性药物及输全血。

4.手术治疗 对并发急腹症者,如中毒性巨结肠、结肠穿孔需采取外科手术治疗。

【大肠癌】

(一)概念

结肠癌、直肠癌统称为大肠癌,为消化道常见的恶性肿瘤之一。在我国发病率次于胃癌和食管癌,居第三位,发病率有上升趋势。近年虽然诊断技术有很大的进展,但是由于早期症状多被忽视,多数患者确诊时已是晚期,影响预后。我国在世界上属于大肠癌低发地区,年死亡率 5/10 万以下,以浙江省和上海市发病率最高,年死亡率在 10/10 万以上。

大肠癌的病因迄今尚未明确,目前认为是环境因素与内在因素相互作用导致基因突变的结果。饮食环境及某些高危因素与大肠癌均有较密切的关系。据认为发病与以下因素有关:

(1)高脂低纤维饮食:这可能与高脂饮食可增加大肠内次级胆酸、胆固醇代谢产物,这些物质的结构与致癌的多环芳香烃类似;其次是高脂饮食增加大便中的厌氧菌,厌氧菌的酶是多环芳香烃形成的关键酶。

(2)环境因素:根据大肠癌地理学和移民流行病学资料,表明大肠癌具有明显的地区分布性。

（3）约有 10％的大肠癌与遗传有关，均为常染色体显性遗传。腺瘤状息肉、结肠血吸虫病、重症溃疡性结肠炎、大肠癌家庭成员，均为大肠癌高危因素。

大肠癌多为单发癌，但约有 5％为多发癌。大肠癌好发部位依次为直肠、乙状结肠、回盲部和升结肠。其组织学类型可分为腺癌（包括乳头状腺癌及管状腺癌）、黏液癌、印戒细胞癌、鳞状细胞癌、腺鳞癌、未分化癌及其他。其中腺癌最常见，约占 80％。

（二）诊断

1.临床表现　大肠癌生长缓慢，早期多无症状。当癌肿体积增大或有继发病变，才出现症状，其症状与癌肿发生部位有关。

（1）共同表现：腹部不适或腹痛、排便习惯改变（腹泻或便秘）、血便、腹内肿块及乏力、贫血、体重减轻等全身症状。

（2）右侧结肠癌可触及肿块，血便为血与粪便混合呈红褐色，较少发生肠梗阻；左侧结肠癌由于肠腔相对狭小，易出现腹痛和肠梗阻，血便常覆于粪便表面呈鲜红色；直肠癌表现粪便变细，次数增多伴里急后重，粪便常有鲜血和黏液。

2.实验室检查

（1）大便隐血试验：仍是目前筛选大肠癌的常用方法。近年来用人血红蛋白制备抗血清作免疫隐血试验，能提高诊断率。

（2）常规检查：除贫血外无其他特殊发现。

（3）肠癌胚抗原（CEA）：诊断价值不大。对监测大肠癌手术后复发有一定参考价值。

3.特殊检查

（1）直肠指诊：直肠内 7～8cm 的癌肿可被手指触及，统计资料显示 78％的直肠癌位于7cm 以下。

（2）直肠镜及结肠镜检查：是大肠癌最好的确诊方法，能直视病变以及同时做活组织检查。

（3）X 线气钡双重对比造影：可清晰显示肠黏膜的肿物、溃疡及狭窄病变。漏诊率视肠道准备满意与否以及操作者的技术水平影响不同。与结肠镜检查互补可提高诊断率。

（4）B 超及 CT：对确定有无肝、肺、肾、盆腔、骨转移有诊断价值。直肠超声内镜检查可清晰显示肿块的大小和周围组织的情况。

（三）鉴别诊断

1.内痔　便血是直肠癌多发症状。常误诊为痔。应做直肠指诊及直肠镜检确诊。

2.肠炎与菌痢　直肠、乙状结肠癌出现脓血便伴里急后重者，应从发病季节，便中血多于脓、抗炎疗效不佳而且便隐血试验持续阳性，以及有慢性血吸虫病、溃疡性结肠炎等病史加以鉴别。

3.阑尾炎、结肠 Crohn 病　右下腹痛、腹部包块时需与阑尾炎、阑尾脓肿、Crohn 病等鉴别；左半结肠及直肠癌需与阿米巴肉芽肿、血吸虫肉芽肿鉴别；女性患者结肠癌性肿块还应与卵巢肿瘤鉴别。

4.肠梗阻　大肠癌肿生长到一定体积时可发生肠梗阻，尤其好发于乙状结肠转弯处和回盲瓣等狭窄部位，常伴有鲜血便和排便习惯改变。确诊依据 X 线、肠镜检查加活检。

（四）治疗

1.手术治疗　手术切除病变是首选的治疗手段，其基本原则是进行肿瘤所在肠段及其相应的肠系膜和所属区域性淋巴结的切除。手术方式和范围的选择取决于肿瘤的部位和浸润范围。

2.非手术治疗

（1）经结肠镜治疗：结肠腺瘤、腺瘤癌变和黏膜内的早期癌可经结肠镜用高频电凝切除。若标本病理检查证实癌细胞累及腺瘤根部者，则需手术彻底根除癌组织。

（2）化学药物治疗：大肠癌对化学治疗一般不敏感，但对于已不能手术根治以及肿瘤术后复发或转移而又无法进一步手术切除的晚期患者，仍不失为主要的治疗手段。5-氟尿嘧啶目前应用最为广泛，有效率20%左右，多采用与丝裂霉素、阿霉素、甲环亚硝脲、四氢叶酸、甲氨蝶呤、长春新碱等药物选择几种联合应用，可提高疗效。

（3）放射治疗：结肠癌对放射治疗不敏感，多用于直肠癌有局部淋巴结转移，或肿瘤体积大，与盆腔器官黏连者，术前放疗可防止扩散，术后放疗与化疗合用减少复发，但有发生放射性直肠炎的可能。

第三节　胰腺疾病

【急性胰腺炎】

（一）概念

急性胰腺炎的病因较多，常见的病因有胆道疾病（特别是胆石症），酗酒、暴饮暴食，外伤和手术等，其他各种病因较少见。未能找到病因的称之为特发性胰腺炎。

（二）诊断

1.临床表现

（1）腹痛：95%的急性胰腺炎患者腹痛是首发症状。多数位于中上腹及左上腹部，也可位于右上腹部，并向腰背部放射，进食可加剧疼痛，不能为一般解痉剂缓解。水肿型者腹痛一般持续3～5天即缓解。出血坏死型腹痛剧烈，延续时间长，由于腹腔渗液扩散，可弥漫致全腹痛，很少数患者尤其是老年体弱者，可仅轻微腹痛或全无疼痛。极少数无腹痛而突然休克或昏迷者预后极差。

（2）恶心、呕吐：起病后80%～90%出现恶心、呕吐，吐出食物或胆汁。少数可吐出蛔虫。呕吐不能使疼痛缓解。

（3）发热：多数患者有中度以上发热，持续3～5天。发热不退，或逐渐升高，应怀疑有继发感染。如胰腺脓肿或伴有胆道感染。

（4）黄疸：轻型急性胰腺炎少数可出现轻度梗阻性黄疸。数日内黄疸即消失。若黄疸持续不退并加深，应考虑合并胆道结石。

（5）低血压或休克：少数急性胰腺炎患者，随着病情加重而出现血压下降乃至休克。多数为出血坏死性胰腺炎。有极少数休克可突然发生，甚至发生猝死。

2.体征　急性水肿性胰腺炎腹部体征较轻,多数有上腹压痛,伴肌紧张和反跳痛。可有腹胀和肠鸣音减少。一般无移动性浊音。出血坏死性胰腺炎出现急性腹膜炎体征,伴麻痹性肠梗阻而且有腹胀,肠鸣音弱至消失。可能叩出移动性浊音,腹水常为血性,淀粉酶明显增高。少数重型患者出现两侧肋腹部皮肤蓝-棕色斑(Grey-Turner 征)或脐周皮肤蓝-棕色斑(Cullen征)。起病后 2～4 周发生胰腺及周围脓肿或假囊肿时,上腹可能触及肿块。

3.实验室检查

(1)血白细胞计数:急性胰腺炎患者早期即有白细胞计数增高。水肿型一般在(10～20)×10^9/L (10000～20000/mm3),中性白细胞明显增多,重症者超过 $20×10^9$/L。

(2)血淀粉酶:发病 2～12 小时后即升高,＞350U 应考虑本病,＞500U 即可确诊。一般持续 3～5 天后即可恢复。但血淀粉酶高低并不与病情成正比,应予注意。另外,尚有诸多急腹症者血淀粉酶也可升高,但很少＞500U 者。

(3)尿淀粉酶:较血淀粉酶升高稍晚且下降也较慢,一般发病后 12～24 小时上升,可持续 1～2周始下降,尿淀粉酶＞500～1000U 者具诊断价值。淀粉酶清除率与肌酐清除率比值(Cam/Ccr):

$$Cam/Ccr\% = \frac{尿淀粉酶}{血淀粉酶} = \frac{血肌酐}{尿肌酐} × 100\%$$

正常值为 1.24％±0.13％,一般应小于 4％,在急性胰腺炎时显著增高,达 6.6％±0.3％,在 9～15 天逐渐下降至正常水平,症状加剧时又增高。测定 Cam/Ccr 有助于鉴别高淀粉酶血症的病因。

(4)腹水或胸腔积液淀粉酶:胰液或坏死组织液扩散至腹腔或胸腔时,腹水和胸腔积液淀粉酶值明显升高,常超过 1000U,有助诊断。

(5)其他酶蛋白测定:其中包括对急性胰腺炎较晚期有诊断价值的血清脂肪酶;对坏死性胰腺炎有诊断价值的正铁血红蛋白、C-反应蛋白等。

(6)血钙测定:急性胰腺炎时轻度下降,一般不需治疗,如显著下降多示预后险恶。

4.影像学检查

(1)B超:水肿型者可见胰腺均匀肿大,坏死型者除胰腺轮廓及周围边界模糊不清外,坏死区呈低回声并可显示坏死区范围与扩展方向,可证实有无腹腔积液、胰腺脓肿或囊肿等。此检查除有助于本病的诊断外,对两型的鉴别也有一定的帮助。

(2)CT:形态学上最引人注目的是增强 CT 的应用。注入造影剂后胰腺显影增强表明胰腺存活,若不显影表明组织坏死。Bradly 的研究中,大约早期增强 CT 未显影的患者 70％出现坏死胰腺或胰腺组织感染。而 30％的患者未合并感染。早期增强 CT 正常的患者,胰腺感染的危险仅为 8.5％。早期检查结果被分成 5 级:①正常;②仅胰周增大;③炎症局限于胰腺;④一个区域胰周积液;⑤两个或两个以上区域胰周积液。这种分类对晚期胰腺脓肿确有指导价值。在①或②组的患者,晚期合并感染的发生率为零,在③或④组的患者,分别是 11.8％和16.7％,而在⑤组则为 60.9％。

(3)X 线:胸片可发现肺及胸膜的并发症。腹部平片可显示有无肠麻痹和麻痹性肠梗阻。

(三)鉴别诊断

本病需与各种急腹症鉴别,如溃疡病穿孔、急性胆囊炎、胆石症、急性肠梗阻等,这些疾病除有各自的特征性临床表现外,影像学检查也可协助鉴别,如腹部游离气体,液平存在,B超胆囊肿大、胆结石等。此外,本病尚需与不典型心绞痛或心肌梗死鉴别。

(四)治疗

急性胰腺炎的治疗应根据病情的轻重及分型来选择正确治疗方法。

1.抑制胰液分泌,可采用以下方法

(1)禁食及胃肠减压:以减少胰液分泌。

(2)抑制胃酸分泌:可用 H_2-受体拮抗剂、质子泵抑制剂,通过减少胃酸、从而抑制胰液分泌。

(3)生长抑素及其类似物:为治疗坏死性胰腺炎效果较好的药物,用药24小时发热、腹痛减轻,并可缩短病程,减少并发症,降低病后24小时病死率。生长抑素14肽Stilamin(施他宁)首剂 $250\mu g$ 静注,随后每小时静滴 $250\mu g$,持续5~7天;生长抑素8肽Octreotide(奥曲肽、善得定)首剂 $100~200\mu g$ 静注,继以每小时静滴 $25\mu g$,持续5~7天,注意以上药物在持续静滴期间不可中断。一般水肿型胰腺炎预后良好,不需应用生长抑素及其类似物。

(4)胰酶抑制剂:抑酶肽每次10万U,一日2次,静滴5~8天;Foy100~200mg加入500mL葡萄糖盐水中静滴,每日1~2次;氟尿嘧啶200~500mg静滴,每日1次。

2.止痛与镇静 止痛可用哌替啶(度冷丁)肌内注射,忌用吗啡,也可用普鲁卡因溶于葡萄糖生理盐水500~1000mL静脉滴注,一日1次。镇静可用地西泮10mg肌内或静脉注射。

3.抗生素 本病虽属无菌性炎症,但因易并发感染或属胆源性胰腺炎,则需及时选用适当抗生素。常用者除青霉素、氨苄西林、头孢菌素外,尚可选用氧氟沙星、环丙沙星等,最好能合用甲硝唑,以杀灭厌氧菌。

4.纠正水、电解质平衡 一般需每日补液3000~4000mL,其中糖盐比约2:1。丢失电解质应予以及时补充,尤其是钾的补充。

5.抗休克 除早期应用抑制胰酶活性药物外主要是补充血容量,予以输血、血浆、白蛋白或血浆代用品等,必要时测量中心静脉压,根据压力变化来调整输液量,以保护心肺功能。

6.胃肠外营养(TPN) 对坏死型者应早期给予,以维持热量及营养供应。

7.内镜治疗 急性胆源性胰腺炎现多主张早期内镜下取石和胆管引流。

8.防治并发症 对出现的消化道出血、肾衰竭、ARDS及DIC等应予以及时而恰当的处理。

9.其他 急性坏死性胰腺炎经内科积极治疗病情无好转或恶化时,应及时手术治疗;并发腹腔内脓肿或胰腺脓肿者亦应外科手术。

【慢性胰腺炎】

(一)概念

慢性胰腺炎是由于各种不同因素造成的胰腺组织和功能持续性损害。胰腺可有不同程度的腺泡萎缩或胰管畸形,有部分或广泛的胰腺纤维化或钙化,有轻重不一的胰腺外分泌或内分泌功能障碍。慢性胰腺炎可由胆道疾病、酒精中毒、急性胰腺炎、遗传因素、代谢异常、高脂血症等因素造成。少数患者确无病因可寻,称特发性慢性胰腺炎。慢性胰腺炎的病理组织学改变主要是胰实质纤维化,伴胰腺细胞破坏,胰管及分支有不同程度的狭窄、扩张,若发生钙化或结石,则大部分沉着于胰管内,可使胰管阻塞、腺泡萎缩,最后导致整个胰实质破坏、纤维化及萎缩。

（二）诊断

1.腹痛 是慢性胰腺炎最突出的症状,疼痛多在中上腹或左上腹,也可在右上腹,为阵发性或反复发作,发作时患者常取特殊体位,如前倾坐位或弯腰或侧卧蜷腿,可缓解疼痛,但若平卧、进食后躺下时疼痛又可加剧,据此可和空腔脏器痉挛性腹痛鉴别。

2.腹泻 为胰腺外分泌不足所致。轻者改变不显,重者可致腹泻或腹胀,大便一日 3～4次。粪便特征为量多、色淡、表面光泽、脂肪量增多,尤具恶臭。患者消瘦、水肿,有维生素 A、D、E、K 缺乏的表现。

3.其他 当病变进展致胰岛严重破坏时,因胰岛素分泌减少可出现糖尿病表现;当胰腺形成假性囊肿时,可于左上腹或脐上部触及囊性肿块,有时可伴压痛;胰腺囊肿有裂隙,或炎症刺激腹膜时,可形成胰源性腹水;当胰腺囊肿压迫胆总管时可致黄疸。

4.实验室检查

(1)大便显微镜检查:可见粪便中含有未消化肌肉纤维和脂肪滴,用苏丹Ⅲ酒精液染色后,粪便中性脂肪被染色成红色、大小不等的圆形小球,根据小滴多少判断苏丹Ⅲ染色阳性程度。这是一种简单初筛的基本检查方法。苏丹Ⅲ染色阳性提示可能有消化或吸收不良,但不能鉴别是胰源性抑或肠源性吸收不良。

(2)血淀粉酶:慢性胰腺炎在急性发作时血淀粉酶可显著升高,而测定血清胰腺型淀粉酶(Pam)可辅助诊断慢性胰腺炎,Pam 在中重度胰腺外分泌功能不全时明显降低,敏感性 70%～90%。

(3)血糖及糖耐量试验:慢性胰腺炎合并糖尿病时空腹血糖可升高或糖耐量试验可异常。

(4)胰腺外分泌功能试验:

1)直接刺激试验:促胰泌素可刺激胰腺腺泡分泌胰液和碳酸氢钠,北京协和医院测定正常人胰液排量为 $3.2\pm1.1mL/kg$,最大碳酸氢盐浓度为 $99.0\pm12.7mmol/L$。慢性胰腺炎者胰液分泌量及碳酸氢钠浓度均下降。

2)间接刺激试验:本病者 lundh 试餐后十二指肠液中胰蛋白酶浓度$<60IU/L$(国外报道),国内资料报告,正常值为每小时 $37.0+14$ IU/kg,而胰腺疾病组明显降低,为每小时 11.2 ± 6.9 IU/kg。

3)尿 BT-PABA 试验:全称为苯甲酰-酪氨酰-对氨基苯甲酸试验。检查前 3 天禁用胰酶、磺胺类、维生素 B_2 等对试验有影响药物,检查当天禁食,口服 BT-PABA,同时饮水,收集此后6 小时全部尿液,测定尿中 PABA 含量。正常范围在 63%～74% 左右。临床上判断 BT-PABA 试验,6 小时尿 PABA 排出率在 60% 以上为正常,50%～60% 之间可疑异常,50% 以下为异常。

4)血 BT-PABA 试验:该试验不受肾功能影响。方法是口服 PABA1g,同时口服试餐(含脱脂奶粉 32.5g,糖 17.5g 和适量水),服药后 2 小时或 3 小时抽血分离血浆,测定其中 PABA含量。正常值:北京协和医院测定服药后 2 小时血浆 PABA 正常值平均为 $10.2\pm8.2\mu mol/L$,但测血 PABA 还不能完全排除小肠吸收不良对检查的影响,最好同时做 D-木糖吸收试验判断小肠吸收功能状况,以有利于临床诊断。

（5）胰腺内分泌功能测定

1）血清 CCK 测定：慢性胰腺炎者可较正常明显增高。

2）血浆胰多肽（PP）测定：慢性胰腺炎者血浆 PP 水平明显下降。

3）血浆胰岛素测定：慢性胰腺炎者空腹血浆胰岛素水平大多正常，口服葡萄糖或甲苯磺丁脲、静注胰岛素后不上升者，提示胰腺内胰岛素储备减少。

5.影像学检查

（1）腹部平片：可在胰腺部位发现钙化点。

（2）钡餐检查：并发较大的胰腺假性囊肿时可发现胃或十二指肠受压、变形等。

（3）逆行性胰胆管造影（ERCP）：可发现胰管有无变形、扭曲、狭窄或扩张、结石及囊肿等。

（4）B 超：可发现胰腺有无囊肿、钙化，胰管有无扩张。

（5）CT：可显示胰腺边缘不清、体积增大或缩小、密度降低、钙化影及假性囊肿等。

（6）核磁胰胆管显像（MRCP）：可显示胆管有无扩张，胰管不规则呈串珠状，有时胰管中断或扩张。

（7）超声内镜：可发现胰腺有无占位性病变、胰管有无扩张、中断、狭窄，周围淋巴结有无肿大。

6.组织病理学检查　可通过超声或 CT 引导或手术探查用细针穿刺吸取活组织、进行病理切片检查。

7.诊断依据　经检查具备下列条件之一者，即可诊断为慢性胰腺炎：①X 线腹部摄片在胰区有钙化、结石影；②ERCP 或 MRCP 显示胰管呈串珠样、结石及钙化影；③组织病理学有慢性胰腺炎改变。

（三）鉴别诊断

本病应与消化性溃疡、胃炎、胰腺癌、胆道感染、小肠吸收不良综合征等鉴别；特别需与胰腺癌鉴别，必要时在 B 超或 CT 下穿刺明确诊断。

（四）治疗

1.病因　治疗有胆道疾病者，应择期做相应处理。嗜酒者应戒酒。

2.止痛

可用药物止痛，也可行胰管括约肌切开取结石或胰管内置管以清除蛋白栓子。

3.并发症治疗　胰外分泌功能不全时，可摄取高蛋白、高糖、低脂肪饮食，胰酶制剂可选用胰酶片、得每通等。多种维生素的补充当属必要，若发生糖尿病时可选用胰岛素等。

4.外科治疗　凡经内科治疗效果不显时，宜行手术。手术适应证：①虽经内科治疗但腹痛顽固而严重者；②并发胰腺假性囊肿或脓肿者；③形成胰腺瘘管者；④因胰头肿大或囊肿压迫胆总管发生梗阻性黄疸者；⑤疑为胰腺癌者。

【胰腺癌】

（一）概念

胰腺癌是胰腺最常见的肿瘤，初发病时常无明显症状，临床确诊者大都属晚期，术后 5 年存活率在 1%～5%。病因至今未明，可能与下述因素有关：①吸烟：吸烟者的发病率比不吸烟者高 2～2.5 倍，且发病年龄提前 10～15 年。可能与长期大量吸烟摄入致癌物质有关。②饮食:高胆固醇饮食进入体内后,部分胆固醇在体内变成胆固醇环氧化物而致癌,或食物在加工烹调过程中的污染形成致癌物质,造成胰腺癌可能因素。③环境:长期接触某种可能对胰腺有致癌作用的化学物质,如 N-亚硝基甲胺、烃化物等,其胰腺癌发病率明显增加。④慢性胰腺炎、糖尿病和胰腺癌:慢性胰腺炎常和胰腺癌同时存在,但两者因果关系难以认定。胰腺癌者 5%～20%伴有糖尿病,且其中 60%是在同一年中先后发生糖尿病和胰腺癌,但两者之间的关系仅仅是偶合还是内在联系,对此尚无肯定意见。

胰腺癌以胰头部多见,占 60%～70%,胰体癌占 20%,胰尾癌占 5%,少数患者癌弥散于整个胰腺。胰腺癌多起源于导管上皮(81.6%),少数生于腺泡(13.4%),不能肯定来源(5%)。胰腺因被膜薄、淋巴和血运丰富易发生转移,除局部淋巴结转移外,胰头癌早期转移至肝,胰腺体尾癌易转移至腹膜。

(二)诊断

1.临床表现 胰腺癌的临床表现取决于肿瘤的部位、病程早晚、有无转移及邻近器官累及状态,但病程短、发展快、预后差是其特点。

(1)黄疸:是胰头癌的重要症状,且呈进行性。胰头癌若使胆总管下段梗阻而出现无痛性的胆囊肿大而表现为 Courvoisier 征时,对胰头癌具有重要诊断意义。

(2)腹痛:疼痛常在上腹部,开始为隐痛,多伴胀满不适,常牵涉至背部。

典型的胰腺疼痛是平卧时腹痛加重,尤以晚上更甚,取下蹲、前倾弯腰或侧卧屈足位则可缓解或减轻疼痛。

(3)体重减轻:患者可在数月内体重减轻 20～30kg,有时甚至先于其他症状发生之前出现,应予以重视。

(4)肿块:肿块多居于病变所在处,属晚期表现,胰头癌肿块多见于其他症状明显出现之后,而胰体、尾癌肿块出现可能稍早。

(5)其他:食欲不振、恶心、呕吐等消化道症状,不少因腹痛不减、睡眠缺少而致精神异常、焦虑和忧郁,少数在胰腺癌诊断前后出现糖尿病症状。

2.实验室检查

(1)血、尿、粪检查:可发现贫血、尿糖及粪便隐血阳性;

(2)血清总胆红素增高且以直接胆红素增高为主。ALT 轻度至中度增高;

(3)肿瘤标志物:胰腺癌患者 80%左右 CA19-9 增高,也可伴有 CA50、CA242 或 CEA 不同程度升高;

(4)血糖:30%以上空腹或餐后血糖升高,50%患者糖耐量试验异常。

3.影像学检查

(1)B超:可显示胰腺肿大、形态不规则,或胰腺内出现肿块,诊断率80010左右,但对 2cm 以下之肿瘤诊断不理想。

(2)超声内镜检查:胰腺癌在 5mm 以上可表现出低回声区或同时伴存近段胰管扩张,敏感性为 90%左右,对可疑的肿瘤可在超声内镜下进行穿刺以明确诊断,并能对手术切除可能性作出一定的判断。

(3)CT:可较清晰地显示胰腺周围脂肪消失、外形变异和局限性肿大等,对胰腺癌诊断率

75%-88%，但有时难与慢性胰腺炎区别。

（4）逆行胰胆管造影（ERCP）：除直接窥视十二指肠壁及壶腹有无癌肿浸润外，插管造影可显胰管有无狭窄、扭曲或中断，对胰腺癌的诊断率可达 90% 左右。同时可收集胰液或刷取胰管狭窄处脱落细胞，可提高诊断率。也可在胆管内置支架，减轻黄疸。

（5）核磁胰胆管造影（MRCP）：可显示胰腺癌特征性胆胰管同时扩张的双管征及低信号或混杂信号肿块影。其优点是无需造影剂、无创伤。

（三）鉴别诊断

1.慢性胰腺炎　病程长、反复发作且黄疸少见，病情非进行性，而 X 线腹部平片、B 超或 CT 等可见胰腺钙化点，细胞学检查未见瘤细胞。

2.Vater 壶腹癌和胆总管癌　Vater 壶腹癌通过 ERCP 下活检病理组织学检查可明确诊断。胆总管癌通过影像学检查一般可做出鉴别。

（四）治疗

以手术治疗为主，最好行根治手术；不能手术者，可行姑息内镜治疗。

1.手术治疗　可行胰、十二指肠切除术或扩大根治术，但由于确诊者已多属晚期胰腺癌，其手术切除率仅 10%～20%。对无法根治者，可行姑息手术以缓解症状。

2.内镜治疗　通过 ERCP 造影明确胆总管梗阻部位，根据狭窄长短选择支架，一般选择直径为 10mm(Fr10)的，以利于胆汁引流、减轻黄疸，况且免于支架在短时期内堵塞，以缓解症状。

3.介入治疗　有人主张对晚期胰腺癌采用插管的方法在胰腺供应的动脉内灌注间接可使症状改善、存活期延长。

4.放疗　有人报告术前放疗可以提高手术切除的彻底程度并减少术中操作引起的肿瘤扩散。对晚期肿瘤手术不能切除者，术中放疗可以减轻疼痛，平均生存期为 9 个月。

第三章 循环系统疾病

第一节 慢性心力衰竭

【概念】

心力衰竭是指在静脉回流正常的情况下,由于原发的心脏损害引起心输出量减少和心室充盈压升高,临床上以组织血液灌注不足以及肺循环和(或)体循环淤血为主要特征的一种综合征。心力衰竭(HF)不是一个独立的疾病,而是各种病因心脏病的严重阶段。心力衰竭 5 年存活率与恶性肿瘤相仿,4 年死亡率高达 50%,严重心力衰竭 1 年死亡率高达 50%。

【诊断】

(一)病因

心力衰竭常继发于心肌收缩和(或)舒张功能受损。高血压及冠心病是最常见的原因,其他原因包括瓣膜病、心肌病、浸润性疾病及感染、代谢和中毒引起的心肌损害。

(二)诱发因素

心肌缺血、高血压、心律失常、感染、贫血、甲状腺疾病、容量负荷过重、中毒、肺栓塞等。

(三)临床类型

1.按起病发展的速度分 急性心力衰竭、慢性心力衰竭。

2.根据心力衰竭发生部位分 左心力衰竭、右心力衰竭及全心力衰竭。

3.按临床症状的特点分 无症状性心力衰竭、充血性心力衰竭、难治性心力衰竭。

4.收缩性心力衰竭、舒张性心力衰竭

(四)心力衰竭的发生机制及病理生理

1.发生机制 目前认为慢性心力衰竭(CHF)时神经内分泌常有过度激活,从而加剧心室重塑和促进心力衰竭恶化。心室重塑是心力衰竭的特征,是心力衰竭患病率和死亡率的决定因素,且未必与病因有关。

因而,心力衰竭的任何治疗措施不应仅仅纠正血流动力学紊乱,还应有干预神经内分泌的作用,从而减轻心肌损害,延缓心力衰竭进展。

2.病理生理

(1)心肌重量、心室容量的增加。

(2)交感神经系统激活及血液中儿茶酚胺水平升高使外周血管阻力增加。

(3)激活肾素-血管紧张素-醛固酮(RAA)及血管升压素系统。

(五)心力衰竭临床表现

1.左心力衰竭

(1)左心力衰竭的临床症状:主要为呼吸困难-劳力性或夜间阵发性呼吸困难,端坐呼吸、咳嗽、咯粉红色泡沫痰及疲倦无力、少尿、心率增快等。

(2)左心力衰竭的临床体征:心脏扩大、心率增快、奔马律、收缩期杂音、两肺下部有湿性啰音等。

2.右心力衰竭

(1)右心力衰竭的临床症状:食欲不振、恶心、腹胀。

(2)右心力衰竭的临床体征:肝大、颈静脉怒张、肝颈静脉回流征阳性、下垂部位水肿、浆膜腔积液等。

(六)心力衰竭的辅助检查及实验室检查

1.辅助检查

(1)超声心动图;

(2)核素心室造影及核素心肌灌注;

(3)X线胸片;

(4)心电图;

(5)冠脉及左室造影。

2.实验室检查　血、尿常规,电解质(包括钙和镁),血脂,血糖(糖化血红蛋白),肝、肾功能,甲状腺功能(T3、T4、TSH)(怀疑甲亢或甲低),血清铁(怀疑血色素沉着症),B型钠尿肽,去甲肾上腺素(怀疑嗜铬细胞瘤时)、醛固酮(怀疑原发性醛固酮增多症)。

(七)心力衰竭的心功能分级

1.纽约心脏病协会(NYHA)心功能分级(1928)

Ⅰ级:体力活动不受限制。日常活动不引起乏力、心悸、呼吸困难或心绞痛。

Ⅱ级:体力活动轻度限制。休息时无症状,日常活动可引起乏力、心悸、呼吸困难或心绞痛。

Ⅲ级:体力活动明显受限。休息时无症状,低于日常的活动即可引起上述症状。

Ⅳ级:不能从事任何体力活动,休息时即有症状,体力活动后加重。

2.美国心脏病协会(AHA)新增的客观评定标准(1994)

根据心电图、运动试验、X线和心脏超声等客观检查做出分级如下:

A级:无心血管疾病的客观证据;

B级:轻度心血管疾病的客观证据;

C级:中度心血管疾病的客观证据;

D级:重度心血管疾病的客观证据;

3.ACC/AHA 2002 年心力衰竭分期

A期:为有发展为心力衰竭可能的高度危险的患者,但没有心脏结构性病变的患者;

B期:为有心脏结构性病变,但从来没有出现心力衰竭症状的患者;

C期:为过去或目前有心力衰竭症状并有心脏结构病变的患者;

D期:为终末期患者需要特殊治疗,例如机械循环装置、持续静脉使用正性肌力药物、心脏移植或临终关怀。

【鉴别诊断】

左心力衰竭应与肺部疾病所引起的呼吸困难相鉴别。

右心力衰竭应与肾性、肝性及心包疾病引起的水肿相鉴别。治疗

(一)心力衰竭处理要点

(1)明确心力衰竭的诊断及病因:

(2)确定临床特征:肺水肿、劳力性呼吸困难和(或)疲乏、外周水肿;

(3)识别与心力衰竭表现及其治疗相关的并发症:

(4)评价症状的严重性及评估预后。

(二)去除或限制病因

(1)预防心力衰竭是治疗心力衰竭最重要的内容,应积极治疗原发病以减轻心肌损伤。

(2)心力衰竭一旦出现,首要措施是纠正导致心功能异常的原因,如感染、缺血、药物、甲状腺疾病、毒性物质(乙醇)等。

(三)非药物治疗——一般性措施

控制饮食(控制体重、盐、液体摄入),戒烟,限酒,适度运动,休息(仅适用于急性心力衰竭和慢性心力衰竭恶化期)。

(四)药物治疗

1.利尿剂

(1)使用原则

1)有充血症状者均应使用,即使无水肿。一般无明显使用期限。

2)NYHA Ⅰ级无症状者不必使用。

(2)利尿剂使用方法

1)用能缓解症状的最小剂量;

2)测量体重是调整剂量的主要依据,每日体重应降低 0.5～1kg;

3)轻度心力衰竭可用噻嗪类,中度以上均需用袢利尿剂;eGFR≤30mL/min 时,不能用噻嗪类,应使用袢利尿剂。

(3)使用利尿剂的注意事项

1)勿致低血压、氮质血症和电解质紊乱;

2)使用不足-体液潴留-降低 ACEI 疗效,增加 β-受体阻滞剂应用的风险;

3)使用过量-容量不足-增加 ACEI 及血管扩张剂的低血压反应:

4)出现低血钾时可静滴氯化钾,同时给予 25％硫酸镁 10～20mL 静滴;K^+ 4.0～5.0mmol/L。症状减轻病情稳定者可间断给药,如每周 2～4 次或隔日。

2.肾素-血管紧张素-转换酶抑制剂(ACEI)

(1) ACEI 使用原则

1)所有心力衰竭,包括 NYHA Ⅰ级无症状心力衰竭[射血分数(EF)≤45％]均须使用,除非有禁忌证或不能耐受;

2)无限期终身使用；

3)小剂量开始,每3～5天剂量加倍,逐步增至最大耐受量或靶剂量,不因症状改善而调整剂量;推荐使用较大剂量。卡托普利75～150mg/d;雷米普利5～10mg/d;西拉普利2.5～5mg/d;福辛普利20～40mg/d;依那普利20～40mg/d;苯那普利10～20mg/d。

(2)ACEI禁忌证:曾有致命性不良反应的患者,如:血管神经性水肿(<1%);无尿性肾衰;妊娠妇女。

(3)ACEI慎用

1)双侧肾动脉狭窄;

2)血肌酐＞225.2μmol/L(3mg/dL);

3)血钾＞5.5mmol/L;

4)低血压(收缩压＜90mmHg)。

对无症状左室功能不全患者,当其血压正常时,ACEI仅使收缩压(SBP)和舒张压(DBP)分别降低5和4mmHg,血Cr浓度上升3.5μmol/L。因此,Cr≤3mg/dL(265μmol/L)的肾功能不全和相对较低的血压(≥90mmHg)并非ACEI治疗的禁忌。

CONSENSUS试验显示,对于非常严重的心力衰竭患者,无论其Cr基础值如何,使用ACEI后早期Cr水平平均上升10%～15%,在继续治疗过程中,大多数患者Cr水平与治疗前相比均保持稳定或略有下降。需强调指出,Cr水平升高的患者死亡率较高,也正是这些患者可以从ACEI治疗中获得更大的益处。

(4)ACEI使用时的注意事项

1)疗效一般在数周或数月后才显现;

2)不良反应可能在早期发生,但不妨碍长期使用;

3)低血压是最主要的副作用,尤其是合用利尿剂时,可将利尿剂改为维持量,无体位性低血压再加量;

4)在剂量调整过程中,应每3～5天监测肾功能和电解质,稳定后3～6个月监测上述指标,出现肾功能恶化则应停止治疗;

5)治疗初期应避免使用保钾利尿药;

6)干咳使15%～20%的患者停药,但停药前应排除咳嗽是由肺淤血所致的可能。

3.β-受体阻滞剂　使衰竭心肌β-受体密度上调,恢复儿茶酚胺敏感性,纠正交感支配不均引起室壁运动不协调,改善心肌弛缓、充盈与顺应性,抑制交感介导的血管收缩、RAA释放和激发效应降低血儿茶酚胺,改善儿茶酚胺长期增高所致代谢和心血管损害,降低心肌耗氧、乳酸释放及心脏做功,纠正衰竭心肌中异常细胞内钙的作用。

(1)适应证:所有NYHA心功能Ⅱ、Ⅲ级病情稳定,左室射血分数(LVEF)<40%者均需使用,除非有禁忌或不能耐受。

(2)禁忌证:支气管痉挛性疾病;心动过缓(心率<60次/min);Ⅱ度及以上房室传导阻滞(除非已安装起搏器);有明显液体潴留,需大量利尿,暂时不能用。

(3)注意事项

1)症状改善常在治疗2～3个月后才出现,即使症状无改善,亦能防止心力衰竭进展;

2)不良反应常发生在治疗早期,多无碍长期治疗;

3) NYHA 心功能Ⅳ级者,须待病情稳定(4 天内未静脉用药;已无液体潴留且体重恒定)后密切观察应用;

4)一般应在 ACEI 和利尿剂基础上加用,但病情稳定的心力衰竭患者也可先用 β—受体阻滞剂,或与 ACEI 同时开始使用,先用 β-受体阻滞剂者与先用 ACEI 者比较,心力衰竭早期恶化较多,但发生猝死较少,总的疗效相同(CIBISⅢ);糖尿病患者使用 β-受体阻滞剂虽可掩盖低血糖症状,但患者获益更多,所以心力衰竭伴糖尿病仍可使用。

(4)β-受体阻滞剂使用方法

1)需从极低剂量开始(琥珀酸美托洛尔 12.5mg/d,卡维地洛 3.125mg/d,一日 2 次,比索洛尔 1.25mg/d);每 2～4 周剂量加倍。目标剂量:美托洛尔缓释片每日 190mg;卡维地洛 25mg,每日 2 次;比索洛尔 5mg,每日 2 次。85%～90%可耐受此剂量。国内也可用美托洛尔平片(酒石酸美托洛尔,起始剂量 6.25mg,每日 2 次,目标剂量 50～75mg,每日 2 次)。

2)起始治疗前患者应无明显液体潴留,体重恒定,利尿剂已维持在最合适剂量;达到最大耐受量或目标剂量后长期维持,避免突然撤药。

(5)β-受体阻滞剂使用时的监测

1)低血压:一般在首剂或加量的 24～48 小时内发生。可将 ACEI 或血管扩张剂减量,或与 β-受体阻滞剂在每日不同时间应用,利尿剂一般不减量。

2)液体潴留和心力衰竭恶化:体重常在开始治疗的 3～5 天加重,1～2 周常致心力衰竭恶化,应每日称重,如体重增加则加大利尿剂用量至体重恢复治疗前水平。

3)心动过缓和房室传导阻滞:与剂量相关,如心率<55 次/min 或出现Ⅱ、Ⅲ度房室传导阻滞,应减量或停药。

4.洋地黄类药物　洋地黄类药物正性肌力作用虽弱,但不产生耐药,是正性肌力药物中唯一能保持 EF 持续升高的药物,同时可减轻症状、提高运动耐量。在标准治疗(ACEI＋利尿剂)基础上加用地高辛,对死亡影响是中性的,但可明显降低因心力衰竭恶化的住院率和死亡率。

(1)洋地黄制剂适应证:心功能Ⅲ、Ⅳ级收缩性心力衰竭;心房颤动伴快速室率的心力衰竭;对窦性心律的心力衰竭亦适用。

(2)洋地黄制剂不宜应用的情况:预激综合征合并心房颤动;Ⅱ度或高度房室传导阻滞;病态窦房结综合征(无起搏器保护),特别是老年人;单纯舒张性心力衰竭如 HCM,尤其伴流出道梗阻者。

(3)洋地黄制剂治疗终点

1)伴心房颤动的心力衰竭患者,心率宜控制在 60～70 次/min,轻度活动心率增加<10 次/min;

2)窦性心律患者,临床症状消失和血清地高辛浓度达 1.5～2.0ng/mL 后,即以维持量长期口服,原则上应长期使用。

(4)药物相互作用

1)与奎尼丁、心律平、维拉帕米、硝苯地平、地尔硫革、华法林、红霉素合用时地高辛血清浓度可升高 30%～100%;此时宜减量或短期使用。

2)制酸药、甲氧氯普胺、多潘立酮、镇静药和抗忧郁药可减弱地高辛作用。

(5)使洋地黄敏感性增高的因素

1)老年人(肾小球滤过率降低);

2)低钾、低镁血症(诱发心律失常);

3)心肌缺血或有急性病变;

4)重度心力衰竭;

5)肾功能减退。

(6)洋地黄制剂剂量个体化原则:剂量个体化是安全使用洋地黄并取得满意疗效的关键。在治疗量范围内,剂量与疗效呈线性关系,但当血清地高辛浓度>1.5~2.0ng/mL时,其正性肌力作用不再增强。地高辛剂量范围0.125~0.25mg/d,约70%患者用0.25mg/d,少数房颤(Af)患者需0.375~0.50mg/d才能较好控制心率。

5.醛固酮拮抗剂　抑制RAAS的另一项措施就是阻断醛固酮(ALD)的效应。人体心肌有ALD受体,心力衰竭时心室ALD生成及活化增强,并与心力衰竭严重程度成正比。ALD除引起低钾、低镁外,可致自主神经功能失调;交感神经激活而副交感活性降低。而且,ALD对心脏结构和功能有独立的不良作用(促进心肌重塑)。对大鼠的研究表明,小剂量螺内酯即能防止ALD引起的心肌纤维化。

NYHAⅢ级以上心力衰竭患者或心肌梗死早期左室功能异常患者,可使用小剂量螺内酯(20mg/d),或依普利酮(起始剂量25mg/d,最大剂量50mg/d)。

6.AngⅡ(ARB)受体阻滞剂

(1)治疗心力衰竭有效,但未证实相当于或优于ACEI。

(2)未应用过ACEI或能耐受ACEI者不宜用ARB取代之。

(3)可用于不能耐受ACEI的患者。

(4)与ACEI相同,亦能引起低血压、高血钾和肾功能损害恶化。

(5)对β-受体阻滞剂有禁忌时,ARB与ACEI可联合使用。

7.钙拮抗剂(CCB)　缺乏证据,一般不宜用于心力衰竭治疗。

心力衰竭合并心绞痛或高血压者,如已使用了ACEI/ARB、β-受体阻滞剂、利尿剂等药物,仍不能控制心绞痛或高血压,可加用氨氯地平或非洛地平等长效的CCB,目前已有证据显示其长期用药对生存率无不利影响。

8.cAMP依赖正性肌力药静脉应用

(1)不主张对慢性心力衰竭患者长期、间歇静滴此类药物。

(2)对心脏移植前终末期心力衰竭、心脏手术后急性心力衰竭以及难治性心力衰竭可考虑短期支持3~5天。

(3)剂量:多巴酚丁胺2.5~10μg/(kg·min),米力农50μg/kg负荷量,继以0.375~0.750μg/(kg·min)。

9.心力衰竭伴心律失常治疗要点

(1)无症状性、非持续室性和室上性心律失常不主张抗心律失常药物治疗。

(2)持续性VT、VF、曾猝死复苏,或快速心率的室上速血流动力学不稳定者应治疗,原则同非 HF 者。

（3）Ⅰ类抗心律失常药不宜用于 HF,除非短期用于难治性、致死性心律失常。

（4）Ⅲ类抗心律失常药胺碘酮不增加 HF 死亡风险,推荐应用于 HF 伴心律失常的治疗。不推荐预防性应用胺碘酮,特别是已在应用 ACEI 和 β-受体阻滞剂的患者。

（5）任何 HF 合并的心律失常,均应寻找和去除原因,如 HF 未控制.缺血、低钾、低镁、药物。

10.抗凝、抗血小板治疗

（1）HF 时栓塞事件年发生率约 $1\% \sim 3\%$;

（2）有血栓栓塞病史或 EF 明显降低和心腔严重扩张伴有持续房颤的 CHF 患者应接受华法林治疗;

（3）对 EF 降低和心腔扩张无房颤的 CHF 患者的长期抗凝的证据尚不充分;

（4）抗血小板治疗常用于 HF 以预防冠脉事件,对 HF 本身的适应证未建立。

（五）心脏再同步化治疗（CRT）

其适应证包括:最佳药物治疗基础上心功能Ⅲ.Ⅳ级心力衰竭患者;QRS 波群的宽度≥120ms;LVEF≤35%。Ⅳ级在有症状的心力衰竭患者中使用心脏同步治疗是有意义的。

（六）其他治疗方法

1.全人工心脏

2.心脏移植

3.心室辅助装置

4.左心室减容术

5.背阔肌心肌成形术

6.细胞移植

第二节　急性心力衰竭

急性心力衰竭是指突然发生的心脏结构和功能异常,导致短期内心输量明显下降,器官灌注不足和静脉急性淤血,可表现为急性肺水肿和心源性休克。常见的原因包括急性广泛心肌梗死、急性瓣膜反流及高血压危象等。常见的诱因有感染、心律失常、贫血等。

【诊断要点】

（一）临床表现

症状主要表现为突发严重的呼吸困难、端坐呼吸伴有阵咳、咯粉红色样泡沫痰等。还伴有焦虑、出汗、皮肤发冷、苍白和发绀。主要体征有双肺满布湿性啰音和哮鸣音,心尖部可闻及舒张期奔马律、心率快、脉搏可呈交替脉。

（二）胸部 X 线

常有心影扩大、肺淤血、肺间质水肿或肺水肿征象。

（三）鉴别诊断

支气管哮喘：B型钠尿肽在急性心力衰竭时明显升高，常＞400ng/L，而支气管哮喘则无明显升高。

【治疗】

（1）患者取坐位或半卧位，双腿下垂，可使静脉回流减少。

（2）高流量吸氧（6～8L/min），面罩给氧较鼻导管给氧效果好。

（3）出入量管理：日摄入量宜在1500mL以内，不要超过2000mL。出入量负平衡约500mL/d，3～5天后逐渐过渡到出入量平衡。

（4）吗啡静脉推注，2～5mg/次，必要时可每15min重复5～10mg，共2～3次。伴CO_2潴留严重呼吸系统疾病、低血压者及老年人慎用。

（5）血管扩张剂：可以扩张外周血管，增加心排血量。可选用硝普钠和硝酸甘油静滴。硝普钠初始剂量10～20μg/min，每分钟增加5～10μg/mm，大多数患者在50～150μg/min之间显效，疗程不要超过72小时。

硝酸甘油初始剂量10～20μg/min，每隔5～10min增加5～10μg/min，直到获得预期血流动力效应和临床效应。如有低血压，宜与多巴酚丁胺合用。

（6）快速利尿剂：首选速尿20～40mg于2min内静脉推完，可视需要增加。

（7）强心苷：选用快速制剂。若一周内未用过地高辛可用西地兰0.4mg溶于20～40mL 10％葡萄糖缓慢静注，2～4小时后可追加0.2～0.4mg，若一周内用过地高辛，则酌情减量。

（8）氨茶碱：有明显支气管痉挛者可用氨茶碱。0.25g溶于20～40mL 10％葡萄糖缓慢静注，10min推完。后以0.25mg/（kg·h）维持。

（9）病因和诱因的治疗。

第三节　急性心肌梗死

急性心肌梗死根据心电图有无ST段抬高，可以分为ST段抬高型心肌梗死和非ST段抬高型心肌梗死两种类型。

【诊断】

（一）ST段抬高型心肌梗死

下列情况，出现两种或三种即可诊断：①缺血性胸痛；②心电图动态改变；③心肌标志物动态改变。

1.缺血性胸痛　呈持续性，一般超过30min，休息和含服硝酸甘油不能缓解。

2.心电图动态改变

（1）超急性期：出现高尖T波或原倒置的T波突然直立。这是血管闭塞后心外膜下心肌损伤的特征性改变，持续10余分钟至数小时。

（2）急性期：ST段抬高至ST段回到等电位线，是心肌损伤的表现，发病数小时至数日内出现，并可见异常Q波。

（3）演变期：从 ST 段回落到等电位线开始至倒置 T 波恢复正常或 T 波恒定不变，约在发病数日至数周出现。

（4）陈旧期：发病后数月至数年，倒置的 T 波恢复正常或持续不变，多数遗留有异常 Q 波或 QS 波。

（5）左束支传导阻滞，W-P-W 综合征，起搏心律或陈旧心肌梗死的患者出现 ST 段抬高性心肌梗死时，心电图无明显变化。但是新发生的左束支传导阻滞可视为心肌梗死的心电图变化。

（6）急性右心室梗死往往和下壁心肌梗死同时存在，心电图变化主要表现在 V3R～V5R 的 ST 段抬高。急性正后壁心肌梗死 V_1～V_5 导联呈高 R 波和 ST 段压低（镜像改变），此时应加做 V_7～V_9 导联心电图可以进一步明确。

3.血清心肌标志物

（1）肌钙蛋白 I（cTnI）或肌钙蛋白 T（cTnT）：起病 3～4 小时后升高，cTnI 在 11～24 小时达高峰，7～10 天恢复正常；cTnT 在 24～48 小时达高峰，10～14 天恢复正常。敏感性和特异性均很高，但持续时间长，对判断是否有新的梗死不利。

（2）肌红蛋白：起病后 2 小时升高，12 小时达高峰，24～48 小时恢复正常。出现早，敏感性高，有早期辅助诊断作用。

（3）CK-MB 和 CK：起病后 4 小时升高，16～24 小时达高峰，3～4 天恢复正常，有较高的特异性，对早期（＜4 小时）诊断有重要价值，其升高程度能较准确地反映梗死范围，其高峰时间是否提前有助于判断溶栓治疗是否成功。

（4）LDH：发病 6～12 小时升高，2～3 天达高峰，持续 1～2 周才恢复正常，对就诊较晚的患者有一定诊断价值，特异性也较低，如：肺栓塞、肝病、肾病、骨骼肌疾病等均升高。

（二）非 ST 段抬高型心肌梗死

非 ST 段抬高型心肌梗死与不稳定型心绞痛在发病机制方面很相似，治疗方面因而也很相似。所不同的是非 ST 段抬高型心肌梗死有局灶性或（和）心内膜下心肌梗死。

不稳定型心绞痛出现 cTnI 或 cTnT 和（或）CK-MB 阳性时，即可诊断为非 ST 段抬高型心肌梗死。

【鉴别诊断治疗】

（一）治疗策略

（1）心肌梗死患者，如果心电图连续 2 个或 2 个以上导联 ST 段抬高＞1mm，且无禁忌证者应进行再灌注治疗（溶栓治疗、急诊 PCI 或急诊旁路手术）。

（2）如果 ST 段压低和（或）T 波倒置，应考虑不稳定型心绞痛或非 ST 段抬高型心肌梗死，需进一步观察心电图动态改变，并行心脏标志物检查。溶栓对无 ST 段抬高的急性心肌梗死患者可能有害。

（二）基本治疗

除非有绝对禁忌，否则均应给予。

（三）ST 段抬高型心肌梗死再灌注治疗

ST 段抬高型心梗应早期接受血管再通术，包括溶栓、急诊介入治疗或外科搭桥治疗。

1.溶栓治疗

(1)适应证:①持续性胸痛≥半小时,含服硝酸甘油症状不缓解。②心电图 ST 段抬高至少在两个相邻的导联>0.2mV(胸导)或 0.1mV(肢导);或提示 AMI 病史伴左束支传导阻滞的。③自胸痛开始计时,发病时间<12 小时。④若患者来院时已是发病后 12~24 小时,心电图 ST 段抬高明显,伴有严重胸痛者并经过选择的患者仍可溶栓。⑤年龄<75 岁。

(2)禁忌证:①活动性内脏出血。②疑似主动脉夹层。③BP>180/110mmHg。④既往出血性脑卒中。⑤较长时间的心肺复苏。⑥近期头部外伤。⑦出血性视网膜病变。⑧妊娠。

(3)使用方法

1)链激酶:150 万 U 静脉滴注,60min 内滴完,对链激酶过敏和既往使用过的禁用。

2)尿激酶:150 万 U 静脉滴注,60min 内滴完。

3)rt-PA:100mg 在 90min 内静脉给予,先静脉注入 15mg,继而 30min 内静脉滴注 50mg,其后 60min 内再滴注 35mg。用 rt-PA 前先用肝素 5000U 静脉注射,用药后继续以肝素每小时 700~1000U 持续静脉滴注共 48 小时,以后改为皮下注射 7500U 每 12 小时一次,连用 3~5 天。肝素/低分子量肝素无论是否接受再灌注治疗,均至少使用肝素 48 小时治疗(APTT,1.5~2 倍)。

(4)溶栓后冠状动脉再通判定标准

1)临床判断:①胸痛 2 小时内基本消失;②心电图抬高的 ST 段于 2 小时内回降>50%;③2 小时内出现再灌注心律失常,前壁心梗出现加速性室性自主心律,下壁心梗出现心动过缓;④血清 CK-MB 酶峰值提前出现(14 小时内)。

以上具备 2 条以上(①和③组合除外)才可以考虑溶栓成功。

2)冠状动脉造影判断:根据造影结果及闭塞远端血管前向血流灌注状态分为 4 级。

3)TIMI 分级:

0 级:闭塞远端血管无前向血流灌注。

1 级:病变远端血管有前向血流灌注,但不能充盈远端血管床。

2 级:经 3 个以上心动周期后病变远端血管才完全充盈。

3 级:在 3 个心动周期内造影剂完全充盈病变远端血管。

通常 2 和 3 级代表治疗成功。但现在一致认为只有 3 级才是真正治疗成功。

2.急诊介入治疗

(1)适应证

1)一般认为:医院需要具备的条件是 PCI 手术广泛开展,具备能在发病 90min 内完成球囊扩张;手术室需要具备的条件是每年行 200 例以上 PCI 手术,其中至少 36 例为治疗 STEMI 的急诊 PCI 手术;同时要求手术室具备心脏外科手术能力;术者需要具备的条件是个人每年行 75 例以上 PCI 手术。当以上医疗条件具备时,在症状出现 12 小时内,STEMI(包括真后壁心肌梗死)或心肌梗死合并新发(或可疑新发)左束支传导阻滞患者应该行直接 PCI 手术。

2)特别考虑:①直接 PCI 应尽快进行,要求从接诊患者(或患者进院)到完成球囊扩张时间控制在 90min 内。②设定 A 为预计的入院至球囊扩张时间,B 为入院至开始注射溶栓剂的时间;在症状出现 3 小时内的前提下,如果 A-B<1 小时,一般认为适合行 PCI 手术;如果 A-B

>1 小时，一般认为适合溶栓治疗（使用纤维蛋白特异性溶栓剂）。③症状出现 3 小时以上时，一般认为适合直接 PCI 手术，同时要求患者进院到完成球囊扩张时间尽量短，必须控制在 90min 内。④在心梗后发生 36 小时内发生休克，并且患者年龄小于 75 岁伴 ST 段抬高或左束支传导阻滞患者，此类患者在休克发生的 18 小时内需要血运重建。除非患者不愿意或有禁忌证不支持此项治疗。⑤严重慢性心力衰竭和（或）肺水肿（Killip 3 级）患者，在症状出现 12 小时内应该给予直接 PCI 手术治疗。要求从接触患者到完成球囊扩张的时间尽量短（目标 90min 内）。

（2）禁忌证

1）行直接 PCI 时，如果患者没有血流动力学障碍，对于非梗死血管不做 PCI。

2）STEMI 发病超过 12 小时的无症状患者，如果血流动力学和电生理状态稳定，则不应进行直接 PCI。

3.急诊冠状动脉搭桥术 当 PCI 失败合并持续缺血症状、血流动力学不稳定、药物治疗无效、合并机械性并发症（室间隔缺损、二尖瓣反流）时，为Ⅰ类适应证；有心源性休克，为Ⅱa 类适应证。所有的机械性并发症，均应立即手术。因为此类患者变化很快，初期稳定者也可能急转直下，所以紧急手术是必要的。此外，梗死后室壁瘤合并顽固性室性心律失常，无论是否合并心力衰竭，亦应手术。然而，这些合并症即使是紧急手术，死亡率仍然很高。

（四）非 ST 段抬高型心梗与不稳定型心绞痛

两者在发病机制、治疗等方面很相似。治疗目的：即刻缓解缺血；预防严重不良后果（即死亡或心肌梗死/再梗死）。

1.一般治疗 住院卧床休息，在严密监护下进行积极治疗。胸痛持续存在的和（或）血流动力学不稳定的患者，应在 CCU 至少观察 24 小时。

2.抗缺血治疗

（1）硝酸酯类：发作频繁的静脉用药，不频繁的可口服长效硝酸酯类药。

（2）硫酸吗啡：对用硝酸酯类药后，症状不能缓解的可考虑用静脉注射硫酸吗啡 1～5mg。

（3）β-受体阻滞剂：如无禁忌证，应尽早开始使用。

（4）钙离子拮抗剂：对于冠状动脉痉挛的患者可以使用。

3.抗血小板治疗 阿司匹林：160～300mg/d；氯吡格雷 300mg 负荷量后，改为 75mg,qd。血小板糖蛋白Ⅱb/Ⅲα受体拮抗剂可显著降低该类介入治疗的患者的死亡率和致死性心血管事件发生率。

4.抗凝治疗 肝素或低分子量肝素和抗血小板治疗联合运用是治疗不稳定型心绞痛/非 ST 段抬高型心梗的一项重要进展。但不建议对非 ST 段抬高心梗患者行溶栓治疗。

5.有创治疗 当患者持续出现或反复出现心肌缺血症状，无论是自发或继发性，有无心电图变化，或出现休克、严重肺充血、持续性低血压，都是早期做冠状动脉造影的Ⅰ类适应证。若解剖情况合适，可直接做介入治疗，和（或）置入主动脉气囊反搏（IABP），或选择外科手术治疗。

（五）并发症

1.心力衰竭 心肌大面积坏死，机械性损伤（如心脏破裂、乳头肌功能失调）或右室梗死均可导致。当心肌梗死面积占左心室的 20％时即可引起心力衰竭,超过 40％将导致心源性休克。心力衰竭是住院期间死亡的主要原因。临床上 Killip 分级与死亡率有关,对临床运用有指导意义。

面对这种患者应先放 Swan-Ganz 导管。一方面作为治疗参考,另一方面可监测血流动力学状况若经上述处理仍无法稳定生命体征,应考虑植入 IABP 及急诊冠状动脉造影以决定是否行 CABC 或 PCI。

2.心律失常　急性心肌梗死发生后 4 小时之内有心律失常者高达 93％,其中大约 20％是室速或室颤,是急性心肌梗死早期死亡的主要原因。

(1)室性心律失常

1)室性早搏:频发、多源或舒张早期室性早搏易引起室性心动过速或室颤,应积极治疗,常用药物:β 受体阻滞剂、胺碘酮、利多卡因。

2)室颤:非同步电复律(单相波 200～360J,双相波 100～200J)。

3)室性心动过速:血流动力学稳定的患者,胺碘酮 10～15min 内静脉推注 150mg,继之以 1.0mg/min 剂量持续静脉点滴。血流动力学不稳定的或药物治疗无效的,应尽早行同步电转复。

(2)室上性心律失常:心房扑动、心房颤动多见。如无心力衰竭可给 β 受体阻滞剂、维拉帕米、地尔硫草等,以控制过快的心室率。室上性心动过速持续超过 2 小时并且心室率超过 120 次/min,或引起心力衰竭、休克或缺血加重,应予同步电复律。

(3)缓慢性心律失常:窦性心动过缓、房室传导阻滞早期(≤6 小时),因副交感神经张力增加,可用阿托品治疗。晚期(≥6 小时):因 ATP 代谢物(即腺苷)增加造成,应给予氨茶碱。药物治疗无效的Ⅱ度Ⅱ型房室传导阻滞、Ⅲ度房室传导阻滞、双束支传导阻滞、心率低于 40 次/min,可植入临时起搏器。

3.梗死后心绞痛　处理与不稳定型心绞痛相同,若药物治疗效果不佳时,应考虑 IABP、PCI 或 CABG。

4.心包炎

(六)二级预防

应针对患者的危险因素进行二级预防。对高血压、血脂异常、糖尿病进行积极治疗,戒烟、控制体重等。

第四章 泌尿系统疾病

第一节 肾炎

一、急性肾小球肾炎

急性肾小球肾炎(简称急性肾炎),又称为急性感染后肾小球肾炎,溶血性链球菌感染为最常见病因,常于感染后 1~4 周发病,临床以血尿、蛋白尿、高血压、水肿及肾功能-过性减退为主要表现,病初血清补体 C_3 下降。病理表现为毛细血管内增生性肾小球肾炎。该病多能自发痊愈,但重症可出现心力衰竭、脑病、急性肾衰竭等并发症。

【诊断标准】

(1)常在溶血性链球菌引发的呼吸道感染(如咽炎或扁桃体炎)或皮肤感染(如脓疱疮)后 1~4 周(平均 10~14 天)发病,起病急。

(2)临床呈急性肾炎综合征表现,即尿化验出现血尿(为变性红细胞血尿,并可出现肉眼血尿)、蛋白尿(较少出现大量蛋白尿)、白细胞尿(为无菌性白细胞尿)及管型尿(常见颗粒管型及红细胞管型,也可出现白细胞管型),并出现水肿(眼睑及下肢水肿)及高血压(常为轻、中度增高)。患者肾功能正常,或出现一过性肾功能不全(血清肌酐及尿素氮轻度升高,利尿后迅速恢复正常),极少数患者还可呈现急进性肾炎综合征表现,发生急性肾衰竭。

(3)病初血清补体 C_3 下降,并于 8 周内恢复正常。

(4)B 超检查双肾大小正常,少数发生急性肾衰竭的病例可以双肾增大。

诊断困难时可进行肾穿刺活检,本病的病理类型为毛细血管内增生性肾小球肾炎。

【治疗原则】

本病以对症治疗及防治并发症为主。

1.一般治疗

(1)卧床休息:急性期应卧床休息,直至出现利尿、水肿消失及血压正常后再起床活动,一般需 1~2 周。

(2)饮食低盐(每日食盐<3g),出现肾功能不全时应限制蛋白质入量。

2.感染灶治疗 可选用对链球菌敏感的抗生素(如青霉素或大环内酯类抗生素)控制感

染,以消除致病抗原。抗菌治疗一般持续 2 周左右。

3.对症治疗

(1)利尿:轻者用噻嗪类利尿剂,重者用袢利尿剂。尿少时禁用保钾利尿剂,以防高钾血症。

(2)降压:常选用二氢吡啶钙通道阻滞剂,α 或 β-受体阻滞剂。尿少时禁用血管紧张素转换酶抑制剂及血管紧张素 AT1 受体阻滞剂,以防高钾血症产生。

4.透析治疗　重症患者出现少尿、急性肾衰竭、高钾血症时需及时给予透析治疗,一般多采用血液透析,伴严重心力衰竭时可采用连续性肾脏替代治疗。

二、急进性肾小球肾炎

急进性肾小球肾炎(简称急进性肾炎)是临床表现为急性肾炎综合征、肾功能急剧坏转、早期出现少尿或无尿的肾小球疾病,病理表现为新月体性肾小球肾炎。此病进展快速,若无有效治疗患者将于几周至几月(一般不超过半年)进入终末期肾衰竭。

【诊断标准】

(1)有前驱感染者常急骤起病,病情迅速进展;否则,患者也可隐袭起病,病初病情相对稳定,至一定时期后才急剧进展。

(2)临床呈现急进性肾炎综合征表现,即出现急性肾炎综合征,肾功能将急剧坏转,及早期(数周或数月内)出现少尿(每日尿量少于 400mL)或无尿(每日尿量少于 100mL)。患者常伴随出现中度贫血。

(3)部分患者(主要为Ⅱ型及Ⅲ型患者)尚能伴随出现肾病综合征。

(4)B超检查双肾常增大。

(5)此病确诊必须依靠肾穿刺病理检查,病理类型为新月体性肾小球肾炎(50%以上肾小球的肾小囊内出现大新月体)。

【疾病分型】

急进性肾炎依据免疫病理检查结果可以分成如下 3 型。

Ⅰ型为抗肾小球基底膜型,IgG 及 C_3 沿肾小球毛细血管壁呈线样沉积。此型好发于青、中年,患者血清抗肾小球基底膜(GBM)抗体阳性,临床呈现典型急进性肾炎综合征,而极少出现肾病综合征。

Ⅱ型为免疫复合物型,IgG 及 C_3 于系膜区及毛细血管壁呈颗粒样沉积。此型好发于中老年,部分患者血清免疫复合物增多,血清补体 C_3 下降。除急进性肾炎综合征外,临床尚常见肾病综合征。

Ⅲ型为寡免疫沉积物型,肾小球内无或仅见微量免疫沉积物。此型也好发于中老年,约80%患者血清抗中性白细胞胞质自身抗体(ANCA)阳性。除急进性肾炎综合征外,临床也常见肾病综合征。

【治疗原则】

本病为肾内科急重症疾病,应分秒必争,尽早开始正规治疗。

1.强化治疗

(1)甲泼尼龙冲击治疗每次 0.5～1g 静脉点滴,每次滴注时间需超过 1 小时,每日或隔日 1 次,3 次为一疗程,间歇 3～7 天后可行下一疗程,共 1～3 疗程。此治疗适用于 Ⅱ、Ⅲ 型急进性肾炎,对抗 GBM 抗体致病的 Ⅰ 型急进性肾炎效差。

(2)强化血浆置换治疗用离心或膜分离技术分离并弃去患者血浆,用正常人血浆或血浆制品(如白蛋白)置换患者血浆,每次 2～4L,每日或隔日 1 次,直至患者血清致病抗体(抗 GBM 抗体及 ANCA)消失,患者病情好转,一般需置换 10 次以上。适用于各型急进性肾炎,但是主要用于 Ⅰ 型以及 Ⅲ 型伴有咯血的患者。

(3)双重血浆置换治疗分离出的患者血浆不弃去,再用血浆成分分离器作进一步分离,将最终分离出的分子量较大的蛋白(包括抗体及免疫复合物)弃去,而将富含白蛋白的血浆与自体血球混合回输。

(4)免疫吸附治疗分离出的患者血浆不弃去,而用免疫层析吸附柱(如蛋白 A 吸附柱)将其中致病抗体及免疫复合物清除,再将血浆与自体血球混合回输。

双重血浆置换与免疫吸附治疗均能达到血浆置换的相同目的(清除致病抗体及免疫复合物),却避免了利用他人大量血浆的弊端。这两个疗法同样适用于各型急进性肾炎,但也主要用于 Ⅰ 型及 Ⅲ 型伴有咯血的患者。

在进行上述强化免疫抑制治疗时,尤应注意感染的防治,尚应注意患者病房消毒及口腔清洁卫生(如用复方氯己定漱口液及 5%碳酸氢钠漱口液交替漱口,预防细菌及霉菌感染)。

2.基础治疗 用常规剂量糖皮质激素(常用泼尼松或泼尼松龙)配伍细胞毒药物(常用环磷酰胺)作为急进性肾炎的基础治疗,任何强化治疗都应在此基础上进行。

3.对症治疗 降血压、利尿治疗可参考"急性肾小球肾炎",但是,利尿剂对重症病例疗效甚差,此时可用透析超滤来清除体内水分。

4.透析治疗 利用透析治疗清除体内蓄积的尿毒症毒素,纠正机体水、电解质及酸碱紊乱,以维持生命,赢得治疗时间。

三、慢性肾小球肾炎

慢性肾小球肾炎(简称慢性肾炎)是由多种病因引起、呈现多种病理类型的一组慢性进行性肾小球疾病。患者常呈现不同程度的水肿、高血压、蛋白尿及血尿,肾功能常逐渐坏转直至终末期肾衰竭。

【诊断标准】

1.多数患者起病缓慢,少数感染后发病者起病急(甚至可呈急性肾炎综合征),病情迁延,逐渐进展。

2.呈现不同程度的水肿、高血压、蛋白尿(尿蛋白定量常＞1g/d,但是＜3.5g/d)、血尿(为肾小球源血尿)及管型尿。

3.逐渐出现肾功能减退(最初肾小球滤过率下降,而后血清肌酐升高),直至进入终末期肾衰竭。随肾功能坏转,常伴随出现肾性贫血。

4.B超检查双肾大小正常或缩小。

有条件时可做肾穿刺活检以明确病理类型。慢性肾炎可呈现多种病理类型,如系膜增生性肾小球肾炎、膜增生性肾小球肾炎、局灶性节段性肾小球硬化及包括上述各个病理类型的IgA肾病等,另外,也包括少数膜性肾病。不同病理类型疾病的进展速度不同,但是后期均可进展为硬化性肾小球肾炎。

【治疗原则】

本病的治疗重点,应放在保护残存肾功能,延缓肾损害进展上。

1.一般治疗

(1)饮食低盐(每日食盐<3g);出现肾功能不全时应限制蛋白质入量。

(2)休息:肾功能正常的轻症患者可适当参加轻工作,重症及肾功能不全患者应休息。

2.对症治疗

(1)利尿:轻者并用噻嗪类利尿剂及保钾利尿剂,重者用袢利尿剂。

(2)降血压:应将血压严格控制至130/80mmHg,能耐受者还能更低,这对尿蛋白>1g/d者尤为重要。但是,对于老年患者或合并慢性脑卒中的患者,应该个体化地制定降压目标,常只宜降至140/90mmHg。

治疗慢性肾炎高血压,于治疗之初就常用降压药物联合治疗,往往选用血管紧张素转换酶抑制剂或血管紧张素AT1受体阻滞剂,与二氢吡啶钙通道阻滞剂或(和)利尿药联合治疗,无效时再联合其他降压药物。

血清肌酐>265μmol/L(3mg/dL)不是禁用血管紧张素转换酶抑制剂或血管紧张素AT1受体阻滞剂的指征,但是必须注意警惕高钾血症发生。

3.延缓肾损害进展措施 严格控制高血压就是延缓肾损害进展的重要措施,除此而外,还可采用如下治疗。

(1)血管紧张素转换酶抑制剂(ACEI)或血管紧张素AT1受体阻滞剂(ARB)无高血压时亦可服用,能减少尿蛋白及延缓肾损害进展,宜长期服药。

(2)调血脂药物以血浆胆固醇增高为主者,应服用羟甲基戊二酰辅酶A还原酶抑制剂(他汀类药);以血清甘油三酯增高为主者,应服用纤维酸类衍生物(贝特类药)治疗。

(3)抗血小板药物常口服双嘧达莫300mg/d,或服阿司匹林100mg/d。若无副作用此两类药可长期服用,但是肾功能不全血小板功能受损时要慎用。

(4)降低血尿酸药物:肾功能不全致肾小球滤过率<30mL/min时,增加尿酸排泄的药物已不宜使用,只能应用抑制尿酸合成药物(如别嘌呤醇及非布司他),并需根据肾功能情况酌情调节用药剂量。

除上述药物治疗外,避免一切可能加重肾损害的因素也极为重要,例如不用肾毒性药物(包括西药及中药),预防感染(一旦发生,应及时选用无肾毒性的抗感染药物治疗),避免劳累及妊娠等。

4.糖皮质激素及细胞毒药物 一般不用。至于尿蛋白较多、肾脏病理显示活动病变(如肾小球细胞增生,小细胞新月体形成,及肾间质炎症细胞浸润等)的患者,是否可以酌情考虑应用?需要个体化地慎重决定。

慢性肾炎如已进展至慢性肾功能不全,则应按慢性肾功能不全非透析疗法处理;如已进入终末期肾衰竭,则应进行肾脏替代治疗(透析或肾移植)。

四、系膜增生性肾小球肾炎

系膜增生性肾小球肾炎同样是原发性肾小球疾病的一个病理类型,其病理特点是:光学显微镜检查肾小球呈弥漫性病变,表现为系膜细胞增生伴或不伴系膜基质增加,系膜区及内皮侧有嗜复红蛋白沉积。根据系膜区增宽程度及对周围毛细血管腔的挤压程度,可将其分为轻度、中度及重度系膜增生性肾炎。免疫荧光显微镜检查可见 IgM 或(和)IgG 及补体 C_3 于系膜区呈颗粒样沉积。电子显微镜检查可见低密度电子致密物于系膜区沉积,足细胞节段性融合。

【临床表现】

1.本病好发于青少年。

2.有前驱上呼吸道感染者,起病急,可呈现为急性肾炎综合征(包括出现肉眼血尿);无前驱感染者,常隐袭起病。

3.临床可呈多样表现,包括无症状性血尿或(和)蛋白尿,慢性肾炎及肾病综合征。

4.肾功能不全及高血压的发生率随肾脏病理改变由轻至重而逐渐增加。明显肾功能不全患者可伴随出现肾性贫血。

5.本病呈肾病综合征者,糖皮质激素及免疫抑制剂的治疗疗效与病理改变轻重密切相关,轻者治疗效果好,重者治疗反应差,并能逐渐进展至终末期肾衰竭。

【治疗原则】

对本病所致肾病综合征的治疗,至今仍缺乏循证医学证据。下述治疗意见可做参考。

1.轻度系膜增生性肾炎所致肾病综合征 治疗目标及方案与微小病变肾病相同。本病对糖皮质激素治疗也十分敏感,治疗后肾病综合征常能完全缓解,但是缓解后也较易复发。

2.重度系膜增生性肾炎所致肾病综合征 治疗可以参考局灶节段性肾小球硬化的目标及方案进行,转归也与其十分相似。

五、膜增生性肾小球肾炎

膜增生性肾小球肾炎,又称为系膜毛细血管性肾小球肾炎,也是原发性肾小球疾病的一个病理类型。

其病理特点是:光学显微镜检查肾小球呈弥漫性病变,系膜细胞明显增生伴系膜基质增加,并广泛插入至内皮及基底膜间形成双轨或多轨征,肾小球毛细血管袢成分叶状、乃至结节状。此病可以分为如下两型:Ⅰ型系膜区及内皮下可见嗜复红蛋白呈颗粒样沉积;Ⅲ型除在系膜区及内皮下见嗜复红蛋白沉积外,上皮下也有沉积,并伴随基底膜钉突形成。免疫荧光显微镜检查可见 IgG 及补体 C_3 呈颗粒样沉积于系膜及毛细血管壁,成花瓣状。电子显微镜检查Ⅰ型于系膜区及内皮下可见电子致密物沉积;Ⅲ型于系膜区、内皮下及上皮下均可见电子致密物沉积。曾将致密物沉积病划作膜增生性肾小球肾炎Ⅱ型,现在此病已为独立疾病。

【临床表现】

1.本病好发于青中年。

2.有前驱上呼吸道感染者,起病急,可呈现为急性肾炎综合征;无前驱感染者,也能隐袭起病。

3.几乎全部患者具有镜下血尿(为变形红细胞血尿),20%～30%患者出现肉眼血尿。

4.约50%病例出现肾病综合征。

5.肾功能不全出现较早,进展较快,常伴随高血压及肾性贫血。

6.约50%～75%患者血清补体C_3持续下降。

7.糖皮质激素及免疫抑制剂治疗,疗效差。

近代,原发性肾小球疾病中,膜增生性肾小球肾炎的发病率已很低。因此病理诊断膜增生性肾小球肾炎后,一定要从临床小心除外系统性疾病(如系统性红斑狼疮、混合性冷球蛋白血症、乙型或丙型传染性肝炎)继发的膜增生性肾小球肾炎。

【治疗原则】

治疗措施仅适用于本病呈现肾病综合征或(和)肾功能进行性坏转者。目前并无循证医学证据基础上的有效治疗方案可被推荐,临床上可以试用糖皮质激素加环磷酰胺治疗,无效者可改用较小量糖皮质激素加吗替麦考酚酯治疗。

对激素及免疫抑制剂治疗无效的病例,仅能将减轻症状、减少尿蛋白排泄及延缓肾损害进展作为治疗重点。

六、狼疮性肾炎

狼疮肾炎(LN)是系统性红斑狼疮(SLE)最常见的脏器并发症,临床上可表现为血尿和(或)蛋白尿、肾病综合征、急性或慢性肾衰竭等,多数患者用糖皮质激素联合免疫抑制剂治疗疗效较好,但是部分患者长期预后不良。严重的LN是影响SLE患者预后的主要原因之一。

【诊断标准】

1.好发于青、中年女性。

2.符合SLE诊断标准。而血清补体C_3下降、抗核抗体(ANA)及抗双链脱氧核糖核酸抗体(抗 ds-DNA 抗体)滴度升高提示 SLE 病情活动。

3.肾脏损害可呈多种表现,包括无症状性蛋白尿或(和)血尿、急性肾炎综合征、急进性肾炎综合征、慢性肾炎综合征或肾病综合征等。少数患者还能引起血栓性微血管病。血尿、无菌性白细胞尿、肾功能进行性损害提示 LN 活动。

4.及时治疗能使多数患者病情缓解,但是易于复发,病情反复是 SLE 及 LN 的特点。

【疾病分型】

目前依据国际肾脏病学会(ISN)和肾脏病理学会(RPS)制订的狼疮性肾炎病理分型标准进行分型。

Ⅰ型:即轻微系膜性 LN。光镜下肾小球正常;免疫荧光检查显示系膜区免疫沉积物存在。

Ⅱ型：即系膜增生性 LN。光镜下可见不同程度的系膜细胞增生或伴系膜基质增宽，并可见系膜区免疫沉积物；免疫荧光和电镜检查可见系膜区免疫沉积物，或伴少量上皮下或（和）内皮下免疫沉积物。

Ⅲ型：即局灶性 LN。可见活动性（增生、坏死）或非活动性（硬化）病变。表现为局灶分布（受累肾小球少于全部肾小球的 50%）的、节段性或球性毛细血管内或毛细血管外肾小球肾炎，局灶性内皮下免疫沉积物，伴或不伴系膜病变（系膜增生及系膜区免疫沉积物）。Ⅲ型 LN 又能根据病变活动性进一步分为如下 3 个亚型：Ⅲ（A）活动型；Ⅲ（A/C）活动及慢性型；Ⅲ（C）慢性型。

Ⅳ型：即弥漫性 LN。可见活动性（增生、坏死）或非活动性（硬化）病变。表现为弥漫分布（受累肾小球超过全部肾小球的 50%）的、节段性或球性的肾小球毛细血管内或毛细血管外肾小球肾炎，弥漫性内皮下免疫沉积物，伴或不伴系膜病变（系膜增生及系膜区免疫沉积物）。Ⅳ型 LN 又能根据肾小球内病变的分布及活动性进一步分为如下 6 个亚型：Ⅳ-S（A）弥漫节段分布活动型；Ⅳ-S（A/C）弥漫节段分布活动及慢性型；Ⅳ-S（C）弥漫球性分布慢性型。

Ⅴ型：即膜性 LN。肾小球基底膜弥漫增厚，可见球性或节段性上皮下免疫沉积物，伴或不伴系膜病变（系膜增生及系膜区免疫沉积物）。Ⅴ型膜性 LN 可以合并Ⅲ型或Ⅳ型病变，此时则应作出复合性诊断，如Ⅲ＋Ⅴ，Ⅳ＋Ⅴ等。

Ⅵ型：即严重硬化型 LN。超过 90% 的肾小球呈现球性硬化，不再有活动性病变。

临床上出现肾病综合征者，病理类型主要是Ⅳ型及Ⅴ型，也包括少数Ⅲ型；肾功能急剧坏转者常为Ⅳ型；呈现慢性肾衰竭表现者为Ⅵ型。

【治疗原则】

1.糖皮质激素及免疫抑制剂治疗

（1）Ⅰ型及Ⅱ型 LN：Ⅰ型及Ⅱ型蛋白尿轻者，仅根据肾外 SLE 的活动性来决定是否应用糖皮质激素及免疫抑制剂治疗。

（2）Ⅲ型及Ⅳ型 LN：呈现活动性病变者均应积极治疗。

①诱导治疗：用糖皮质激素（常用泼尼松或泼尼松龙）联合免疫抑制剂进行治疗，后者可选用环磷酰胺、钙调神经磷酸酶抑制剂（环孢素 A 或他克莫司）或吗替麦考酚酯。

重症 SLE，包括肾功能急剧坏转的Ⅳ型 LN 患者，在上述药物治疗的基础上，还应予甲泼尼龙冲击治疗。

Ⅳ型 LN 肾间质炎症重患者，还可以采用大剂量环磷酰胺冲击治疗。

②维持治疗：可以选用泼尼松或泼尼松龙≤10mg/d，或硫唑嘌呤 2mg/（kg·d），或吗替麦考酚酯 1g/d 作维持治疗。在 LN 完全缓解情况下，此维持治疗要进行 1 年以上。

（3）Ⅴ型 LN 非大量蛋白尿的患者，可仅用血管紧张素转换酶抑制剂（ACEI）或血管紧张素 AT1 受体拮抗剂（ARB）进行抗蛋白尿治疗。并根据肾外 SLE 的活动性来决定是否应用糖皮质激素及免疫抑制剂治疗。

呈现大量蛋白尿的患者，应采用糖皮质激素（常用泼尼松或泼尼松龙）联合免疫抑制剂（环磷酰胺、吗替麦考酚酯或钙调神经磷酸酶抑制剂）进行治疗。

（4）Ⅵ型 LN 进入终末期肾衰竭时，即应进行肾脏替代治疗，包括血液透析、腹膜透析或肾移植。仅根据肾外 SLE 的活动性来决定是否应用糖皮质激素及免疫抑制剂治疗。

2.大剂量免疫球蛋白治疗　上述糖皮质激素联合免疫抑制剂治疗无效时，或存在感染不宜使用糖皮质激素及免疫抑制剂时，可考虑应用大剂量免疫球蛋白进行诱导缓解治疗，剂量 $400mg/(kg \cdot d)$ 静脉点滴，每日 1 次，5 次为一疗程，必要时可以重复应用。

3.透析治疗　Ⅳ型活动性 LN 导致急性肾衰竭时，应及时进行透析治疗，以维持生命，赢得时间进行诱导缓解治疗。Ⅵ型 LN 患者已进入慢性终末肾衰竭时，也应给予长期维持透析治疗，维持生命。

七、过敏性紫癜性肾炎

过敏性紫癜(HSP)是一种系统性小血管炎，临床以皮肤紫癜、关节痛、胃肠道症状和肾炎为主要表现。过敏性紫癜的肾损害被称为过敏性紫癜性肾炎，简称紫癜性肾炎。

【诊断标准】

(1)本病好发于青少年。

(2)皮肤紫癜：此皮损常出现于下肢远端，严重时可遍及下肢近端、上肢、臀部及腹部，为对称性分布的、高于皮表的出血性斑丘疹，有时融合成片，不痒或微痒。皮损常分批出现，消退后可遗留色素沉着。皮肤取材病理检查为白细胞破碎性血管炎，管壁上有 IgA 及补体 C_3 沉积。

(3)肾损害表现：常在皮肤紫癜后数天或数周出现。临床表现多样化，可表现为无症状性血尿(为变形红细胞血尿)及蛋白尿、慢性肾炎综合征、急进性肾炎综合征及肾病综合征。病理检查最常见为局灶增生性肾小球肾炎及系膜增生性肾小球肾炎，并常伴发节段性毛细血管袢纤维素样坏死和(或)小或大新月体形成；免疫荧光检查可见 IgA 或以 IgA 为主的免疫球蛋白伴随补体 C_3 在系膜区或系膜区及毛细血管壁呈粗颗粒样沉积。

(4)关节疼痛：呈现多发性、游走性关节肿痛，多发生在踝、膝、肘等大关节，偶发生在腕和手指关节。

(5)胃肠道症状：呈现腹痛，以脐周和下腹部为主，可伴恶心、呕吐及血便，儿童有时可并发肠套叠和肠穿孔。

必须具有典型的皮损才能诊断过敏性紫癜，而只有过敏性紫癜诊断成立紫癜性肾炎才能被诊断。关节疼痛及胃肠道症状只出现在部分过敏性紫癜患者，并非诊断本病的必备条件。另外，肾外器官系统表现的轻重程度与肾损害的轻重程度也并不平行。

【治疗原则】

迄今尚无统一治疗方案。

1.本病有如下特点

(1)激素与免疫抑制剂治疗对缓解过敏性紫癜的关节痛肿及胃肠道症状常有效，但是对紫癜性肾炎的疗效不肯定。

(2)临床表现为轻微镜下血尿及蛋白尿(尿蛋白<0.5g/d)的紫癜性肾炎患者，尤其患儿，疾病可能自发痊愈。

2.如下治疗方案可供参考

(1)呈现无症状性血尿及蛋白尿者:当尿蛋白量>0.5g/d时,可选用血管紧张素转换酶抑制剂(ACEI)或血管紧张素 AT1 受体阻滞剂(ARB)长期治疗。

(2)呈现慢性肾炎综合征:以期延缓患者肾损害进展。

(3)呈现肾病综合征者:可应用糖皮质激素及免疫抑制治疗,但是治疗疗效常较差。

(4)呈现急进性肾炎综合征者:对于≥50%肾小球具有大新月体的紫癜性肾炎,应在常规剂量糖皮质激素及环磷酰胺联合治疗的基础上,尽早给予甲泼尼龙冲击强化治疗。

除上述治疗外,过敏性紫癜患者在用激素及免疫抑制剂前,都应做过敏原检查,对发现的过敏原及可疑过敏原(如食物、药物或其他物质)均应尽量避免接触。

八、乙型肝炎病毒相关性肾炎

乙型肝炎病毒相关性肾炎(HBV-GN),是乙型肝炎病毒(HBV)感染人体后导致的肾小球疾病。其发病机制未完全明白,HBV 抗原诱发机体免疫反应,形成免疫复合物激活补体致病可能为主要机制;但是,HBV 直接侵袭肾组织致病的可能也不能排除。

【诊断标准】

1.HBV 感染史　有或曾有 HBV 感染,包括罹患 HBV 肝炎或者携带 HBV 病毒。

2.临床表现　常出现肾病综合征,也能出现肾炎综合征,而轻者仅出现不同程度蛋白尿,伴或不伴镜下血尿。疾病后期出现慢性肾功能不全。患者的临床表现与其病理类型相关。

3.实验室检查

(1) HBV 标志物:血清 HBsAg、HBeAg、HBsAb、HBeAb 及 HBcAb 中一项或数项阳性,可提示有或曾有 HBV 感染(曾注射乙型肝炎疫苗仅出现 HBsAb 者例外)。血清 HBeAg、DNA 聚合酶、HBV DNA 及高滴度 IgM 型 HBcAb 中一项或数项阳性提示 HBV 复制。

(2)肝功能:异常或正常。其中血清丙氨酸氨基转移酶增高能提示肝炎活动。

(3)其他:部分患者可出现低补体血症或(和)冷球蛋白血症。

4.病理检查　肾病病理类型以膜性肾病最常见,其次为膜增生性肾小球肾炎、系膜增生性肾小球肾炎及 IgA 肾病等。免疫荧光或免疫组化检查于肾小球内可发现 HBV 抗原(包括 HBsAg、HBeAg 及 HBcAg)沉积,免疫电镜检查于肾小球内可发现 HBV DNA。

HBV-GN 可参考如下标准诊断。

(1)血清 HBV 标志物阳性。

(2)肾小球肾炎,并可除外狼疮性肾炎等继发性肾小球疾病。

(3)通过免疫荧光或免疫组化检查证实肾小球中有 HBV 抗原沉积。

其中第(3)点为诊断 HBV-GN 的必备条件。(1)(2)(3)三项确定,或(2)(3)两项确定,均可诊断 HBV-GN。

【治疗原则】

1.抗病毒治疗　病毒复制指标阳性,尤其 HBV DNA≥2×10^4 IU/mL(相当于 10^5 拷贝/mL)时,即可实施抗病毒治疗。已有临床试验及荟萃分析资料显示,在有效的抗病毒治疗后,

HBV-GN 病情也随之好转。主要治疗药物如下。

（1）干扰素类药物：可应用干扰素 α（IFNa）或聚乙二醇干扰素 α 皮下或肌内注射治疗，聚乙二醇干扰素 θ 的生物活性比 IFNa 高，并能延长注射间隔时间。治疗总疗程不宜少于半年。

（2）核苷（酸）类药物：这类药包括拉米夫定（长期应用易发生病毒变异及耐药，若发生耐药则应及时换用其他核苷类药物），阿德福韦酯（具有一定的肾毒性，有引起范可尼综合征可能），恩替卡韦，替比夫定及替诺福韦酯。肾功能不全患者应用这类药物时，应据肾功能状态调节用药剂量或给药间隔时间。

抗病毒治疗必要时可在传染病医师指导下应用。

2.免疫抑制治疗　从理论上讲，HBV-GN 有免疫机制参与致病，进行免疫抑制治疗可能有益，但是免疫抑制治疗又可能促进 HBV 复制，而加重 HBV 感染，所以具有双重作用。而在实践中，虽已有应用糖皮质激素、或激素加免疫抑制剂治疗 HBV-GN 有效的临床试验及荟萃分析，但是仍缺乏高质量的循证医学证据。因此，HBV-GN 患者是否该应用免疫抑制治疗尚存争议。据目前资料，如果应用免疫抑制治疗，则下列原则可供参考。

（1）仅在 HBV 复制指标阴性及肝功能（包括丙氨酸氨基转移酶）正常的患者中应用。

（2）糖皮质激素宜选用泼尼松龙，并可减少用量（如始量每日 0.5mg/kg）；如果并用其他免疫抑制剂要选用无肝毒性药物。

（3）同时进行抗病毒药物治疗。

（4）密切监测 HBV 复制指标及肝功能（包括丙氨酸氨基转移酶）。

3.对症治疗　对肾病综合征患者应予利尿消肿药物、减少尿蛋白排泄药物。已出现慢性肾功能不全时，还应按慢性肾功能不全非透析疗法处理。

九、丙型肝炎病毒相关性肾炎

丙型肝炎病毒相关性肾炎（HCV-GN）是与丙型肝炎病毒（HCV）感染相关的肾小球疾病。常见的 HCV-GN 类型是混合型冷球蛋白血症性肾炎及膜增生性肾炎。

【诊断标准】

1.混合型冷球蛋白血症性肾炎

（1）肾病表现临床呈现血尿、蛋白尿、水肿、高血压及肾功能不全。约 1/4 患者呈现肾病综合征，约 1/4 患者呈现急性肾炎综合征。病理检查为膜增生性肾炎表现，但有如下特点与原发性膜增生性肾炎不同：肾小球内单核-巨噬细胞浸润明显，常见小动脉炎及微血栓，电镜检查内皮细胞下可见沉积物，沉积物呈现纤维状、管状或晶格状结构。免疫组化或免疫荧光染色于肾小球内可发现 HCV 抗原沉积或（和）免疫电镜检查于肾小球内可发现 HCV-RNA。

（2）全身症状可出现皮肤紫癜、关节痛、多发性单神经炎与雷诺征。

（3）实验室检查血清抗 HCV 抗体或（和）HCV RNA 阳性；血清冷球蛋白阳性；血清类风湿因子阳性；血清补体 C_4 及 C_1q 水平严重下降，C_3 水平正常或轻度降低。

2.膜增生性肾炎　临床与病理表现均与原发性膜增生性肾小球肾炎相似。但是，患者血清抗 HCV 抗体或（和）HCV RNA 阳性，于肾小球内可发现 HCV 抗原或（和）HCV RNA，而临床及实验室检查却无混合型冷球蛋白血症证据。

3.其他肾脏病 文献报道与 HCV 感染相关的肾损害还有:IgA 肾病、膜性肾病、局灶节段性肾小球硬化及血栓性微血管病肾损害等。

现尚无公认的 HCV-GN 诊断标准被制定及公布,故目前仅能参考上述表现进行诊断。

【治疗原则】

1.抗病毒治疗 抗病毒治疗是本病的主要治疗手段,以清除 HCV,促进肾病恢复。主要治疗药物如下。

(1)干扰素类药物:可以应用干扰素 α 或聚乙二醇干扰素 α 皮下或肌内注射治疗,持续用药 12 个月。

(2)利巴韦林类药物:可以单独应用利巴韦林治疗,但是现在更推荐与 IFNa 或 Peg IFNa 联合治疗,抗病毒疗效能显著提高。肾功能不全患者肾小球滤过率(GFR)<50mL/min 时应避免使用此药,否则利巴韦林在体内蓄积可导致溶血性贫血。

抗病毒治疗适于所有的 HCV-GN 患者,在肾小球滤过率>50mL/min 时推荐用利巴韦林与 Peg IFNa 进行联合治疗,而 GFR<50mL/min 时,仅用 Peg IFNa 治疗。

2.免疫抑制治疗 HCV 患者出现混合性冷球蛋白血症及大量蛋白尿时、或出现进行性肾损害时、或出现重症冷球蛋白血症时,均应在抗病毒治疗的同时,给予甲泼尼龙冲击治疗,并配合应用下文(2)、(3)、(4)项中的一项治疗。

(1)糖皮质激素常用甲泼尼龙冲击治疗(0.5～1.0g 静脉点滴,每日 1 次,连续 3 次)。不推荐使用小剂量激素长期维持治疗。

(2)环磷酰胺:环磷酰胺用量每日 2mg/kg,治疗 2～4 个月,但是它可能促进 HCV 复制,治疗过程中一定要密切检测 HCV RNA 浓度及肝功能(包括丙氨酸氨基转移酶)。

(3)利妥昔单克隆抗体:近年推荐应用,参考剂量为每周 $375mg/m^2$,共用 4 周,其疗效不亚于环磷酰胺,而初步观察并无明显的促 HCV 复制副作用。

(4)血浆置换治疗参考用法为每周置换 3 次,每次置换 2～3L,共 2～3 周。

3.对症治疗 对肾病综合征患者应予利尿消肿、减少尿蛋白排泄(应用血管紧张素转换酶抑制剂或血管紧张素 AT1 受体阻滞剂)及调节血脂药物治疗。已出现慢性肾功能不全时,还应按慢性肾功能不全非透析疗法处理。

十、急性间质性肾炎

急性间质性肾炎(AIN),又称急性肾小管间质性肾炎,是一组临床出现急性肾损害、病理以肾间质炎细胞浸润及水肿为主要表现的肾脏病。根据病因可分为药物相关性 AIN,感染相关性 AIN 及自身免疫性 AIN。下面仅着重讨论药物相关性 AIN。

【诊断标准】

1.用药史 能引起 AIN 的药物种类繁多,主要包括抗生素、磺胺、非甾体抗炎药(包括解热镇痛药)、利尿剂等。

2.临床表现

(1)药物过敏表现:主要表现为药物热、药疹、外周血嗜酸性粒细胞增高,少数病例还可出现轻微关节痛和淋巴结肿大。某些患者还能出现血液系统(如血小板减少)或(和)肝脏(如丙氨酸氨基转移酶升高)损害表现。而非甾类消炎药引起者有时却缺少上述过敏表现。

(2)尿检验异常:包括蛋白尿(常为轻度蛋白尿,定量在 1g/d 左右,但是非甾类抗炎药引起者可出现大量蛋白尿),血尿(可出现肉眼血尿),白细胞尿(常出现无菌性白细胞尿,AIN 早期还能发现嗜酸性粒细胞尿)及管型尿(包括颗粒管型、白细胞或红细胞管型)。

(3)急性肾功能损害:均可见不同程度的肾小球功能异常,常出现少尿或非少尿性急性肾衰竭,部分患者需要透析治疗。肾小管功能损害突出,常出现肾性糖尿、低渗透压尿及低比重尿,偶见范可尼综合征或(和)肾小管酸中毒。

3.病理表现

(1)光学显微镜检查:可见肾间质水肿,弥漫性淋巴细胞及单核细胞浸润,伴数量不等的嗜酸性粒细胞及中性粒细胞浸润,有时可见上皮样细胞肉芽肿及肾小管炎。肾小管上皮细胞呈退行性变,重者出现灶状坏死。肾小球及肾血管正常。

(2)免疫荧光检查:一般均为阴性,由新型青霉素 I 引起者有时可见 IgG 及 C_3 沿肾小球基底膜呈线样沉积。

(3)电子显微镜检查:能进一步证实光镜所见,可是由非甾体抗炎药引起者,有时可见肾小球微小病变病改变(脏层上皮细胞足突广泛融合)。

具有明确用药史及典型药物过敏表现、尿检异常和急性肾损害者,可以不做肾穿刺活检,从临床上作药物性 AIN 诊断并开始治疗。但是,对于临床表现不典型,尤其缺乏药物过敏表现者,则必须及时进行肾穿刺病理检查确诊。肾穿刺病理检查是诊断 AIN 的"金指标"。

【治疗原则】

1.停用致敏药物 要及时停用致敏药或可疑致敏药,并要避免再次使用同类药物。许多患者在停用相关致敏药后,病情即可显著改善至恢复,而无须进行免疫抑制治疗。

2.免疫抑制治疗

(1)糖皮质激素可给予泼尼松 30～40mg/d,若患者肾功能在用药 2～3 周内获得改善,则可逐渐减量。共服用 2～3 个月。应用激素常能加快疾病缓解。

(2)免疫抑制剂:大多数病例皆无须并用免疫抑制剂。不过如果开始治疗偏晚,且单用激素疗效欠佳时(糖皮质激素规则治疗 2 周未见肾功能好转),仍可考虑加环磷酰胺 2mg/(kg·d)口服,仅服用 4～6 周。

3.透析治疗 急性肾衰竭患者达到透析治疗指征时,应及时进行透析治疗,以维持生命,赢得治疗时间。

十一、急性肾盂肾炎

急性肾盂肾炎是各种病原微生物侵犯肾盂及肾实质引起的急性炎症。病原体常为革兰氏阴性杆菌,其中大肠埃希菌最常见。通常感染途径是上行感染,仅少部分是血液感染或直接感染。

【诊断标准】

1.易感者 好发于生育年龄妇女、老年人、糖尿病患者、免疫力低下者及尿路畸形者。

2.临床表现　患者常有尿频、尿急及尿痛等泌尿系刺激症,并出现寒战、高热(体温常超过38.5℃)及腰痛等全身症状。体格检查患侧脊肋角叩击痛阳性。反复寒战、高热的患者(尤其是老年女性、抵抗力低下的患者)要考虑继发败血症可能。

3.实验室检查

(1)血常规:外周血白细胞总数升高,分类核左移。

(2)尿常规:尿白细胞增多,常伴少量红细胞(均一红细胞血尿)及蛋白,并偶见小圆上皮细胞、白细胞管型及颗粒管型。

(3)尿培养:清晨清洁后中段尿细菌培养菌落数$\geqslant 10^5/mL$;或膀胱穿刺尿细菌培养有细菌生长(不管菌落多少)。

(4)血培养:当疑及败血症时,要及时进行血培养检验(尽可能在应用抗生素前抽血),败血症时血培养常呈阳性结果,且细菌与尿培养所获细菌一致。

(5)肾功能检查:一般均正常。

【治疗原则】

通过积极正确的抗感染治疗,本病可以痊愈,多数情况下不遗留后遗症。

(一)抗感染治疗

1.抗微生物药物选择　应该先留尿标本送培养,以便依据细菌培养的药物敏感试验结果指导用药。在获得尿培养药敏试验结果前,可先选用广谱并偏重于革兰氏阴性杆菌的抗微生物药物治疗。治疗3天后若病情明显好转,可以继续沿用原有药物治疗;治疗3天未见好转,即应参考尿培养药敏试验结果,改用高敏药物。

2.抗微生物药物给药途径　临床症状重时均采用静脉给药,体温正常3天后改为口服;而临床症状轻者可以一直口服抗微生物药治疗。

3.抗微生物药治疗疗程　应该至少用药2周。少数患者2周后尿培养仍阳性,则应根据药物敏感试验结果,再选用其他高敏药物继续治疗2~4周。

(1)常用静脉药物

①头孢类抗生素如头孢曲松及头孢噻肟等。

②青霉素类抗生素如氧哌嗪青霉素及他唑巴坦。

③喹诺酮类药物如环丙沙星及左氧氟沙星等。

④β-内酰胺类抗生素如美洛培南等。氨基糖苷类抗生素由于具有肾毒性要慎用。

(2)常用口服药物

①磺胺类:最常用复方磺胺甲基异噁唑。

②喹诺酮类药物如环丙沙星及左氧氟沙星等。

③青霉素类抗生素如复方阿莫西林克拉维酸。

④头孢类抗生素如头孢氨苄及头孢克肟等。近年来国内大肠埃希菌对磺胺类药及氟喹诺酮类药的耐药率很高,用药时需要注意。

(二)对症治疗

患者应该多饮水及休息;泌尿系刺激症明显时可服碳酸氢钠1g,每日3次,碱化尿液;高热患者可物理降温,必要时服用退热药。

急性肾盂肾炎的临床治愈标准是：症状消失，尿常规化验正常及尿细菌培养阴性。

附：再发性尿路感染的诊断与治疗

再发性尿路感染可以区分为复发及重新感染两种情况：①复发：仍由原先的致病菌引起感染，通常在停药后1月内发生；②重新感染：系由新的致病菌引起感染，常在停药1月后发生。

复发较少见（约占再发性尿路感染的20%），提示存在复杂性尿路感染可能，应进一步做相应检查。治疗应根据尿细菌培养药物敏感试验结果选用高敏药物，并延长用药时间至6周。

重新感染较多见（约占再发性尿路感染的80%），提示尿路防御感染的能力差。因此对于频繁（≥3次/年）重新感染者，在使用敏感抗感染药物将其临床治愈后，应续用敏感药物作低剂量长疗程抑菌治疗，例如复方磺胺甲基异噁唑半片或呋喃妥因50mg或氧氟沙星0.1g，于晚间睡觉前或性生活后排尿后服用1次，共服用0.5～1年或更长。

十二、慢性肾盂肾炎

慢性肾盂肾炎是病原微生物感染引起的肾盂、肾盏和肾间质的慢性炎症及纤维化，可导致肾功能损害，并最终进入终末期肾脏病。慢性肾盂肾炎一般只见于复杂尿路感染。

【诊断标准】

慢性肾盂肾炎尚缺乏统一诊断标准，曾经认为急性肾盂肾炎多次发作或持续不愈1年以上，即可诊断慢性肾盂肾炎。近年来认为慢性肾盂肾炎与发病时间并无直接关系，而取决于有无肾盏、肾盂及肾间质的纤维化及相应的肾功能变化。下列标准可供参考。

1.具备复杂尿路感染特点

(1)尿路解剖异常，如尿道狭窄、前列腺肥大、输尿管受压、尿路结石等病导致的尿路梗阻。

(2)尿路功能异常，如神经性膀胱、膀胱输尿管反流等病导致的排尿功能异常。

(3)尿路留置导管或支架，如留置导尿管，膀胱造瘘，输尿管支架，以及留置肾盂引流管等。

(4)全身易感因素，如糖尿病，免疫功能低下（艾滋病、应用免疫抑制治疗）等。现在认为，无上述复杂尿路感染因素的患者极少出现慢性肾盂肾炎。

2.具有慢性间质性肾炎表现 常见远端肾小管浓缩功能障碍（夜尿增多，尿比重及渗透压降低等），甚至出现肾小管酸中毒，后期血清肌酐增高。此病的肾小管功能损害比肾小球功能损害出现早，且相对重。伴随慢性肾功能不全常出现高血压及贫血。

3.影像学检查（如螺旋CT增强扫描） 可见肾皮质瘢痕及肾盏牵拉、扩张、变形等改变，对诊断意义大。

仅少数患者具有典型的急性肾盂肾炎病史，而多数患者表现不典型，或呈现间歇性无症状菌尿，或呈现间歇性尿频、尿急等下尿路感染症状，或仅呈现间歇性低热和（或）腰腹部不适。

【治疗原则】

1.病因治疗 应尽量去除导致复杂尿路感染的因素，如去除尿路解剖及功能异常、控制糖尿病、纠正免疫功能低下等。

2.抗感染治疗 有再发性尿路感染发生时，应及时进行抗感染治疗。

3.针对慢性间质性肾炎治疗　出现慢性肾功能不全时应给予非透析保守治疗,包括纠正贫血及高血压。进入终末期肾脏病时,应及时进行肾脏替代治疗,包括血液透析、腹膜透析及肾移植。

若出现肾小管酸中毒也应相应处理。

第二节　肾衰竭

一、急性肾衰竭

急性肾衰竭(ARF)是肾小球滤过率急剧下降、体内尿素氮和肌酐等氮质代谢产物积聚的综合征,由多种不同病因引起。ARF 可发生于非卧床患者,是内科、外科和妇产科较为常见的临床问题,称为急性肾损伤(AKI)。

急性肾衰竭的病因很多,临床上一般将其分为肾前性、肾性及肾后性三大类。ARF 发病机制十分复杂,不同的病因引起的 ARF 发病机制不同,可能是多种因素综合作用的结果。ATN 的主要发病机制是肾血管收缩和肾小管功能不全。

【主诉】

短时间内患者出现少尿、无尿、肾功能减退等症状。

【临床特点】

(一)临床症状

ARF 的临床表现随病因的不同而异,可有原发病的临床表现;另外,由于 ARF 尿毒症毒素的积聚而影响多系统脏器,引起多系统并发症和代谢异常,从而出现相应临床表现。急性肾小管坏死(ATN)临床病程分三阶段。

1.发展期(前驱期)　肾组织学损伤发生,此期长短取决于不同病因,直至临床开始出现水电酸碱平衡失调和尿毒症的症状和体征。此期急性肾衰竭是可以预防的。

2.维持期　平均为 10～4 日,也有长达数月之久。肾小管上皮细胞受损,肾小球滤过率保持在 5～10mL/min,血肌酐和尿素氮逐日升高,分别上升 88.4～176.8μmol/L 和 3.6～7.2μmol/L,少尿型急性肾衰竭患者在此时期出现尿少,也有些急性肾衰竭患者即使肾清除率很低,仍可无少尿症,称作非少尿急性肾衰竭。但不管尿量是否减少,随肾功能减退,肾清除代谢废物的功能受损,氮质血症逐渐加重,临床上可出现一系列尿毒症表现。

(1)急性肾衰竭的全身并发症:急性肾衰竭是一种非常严重的疾病,常常可以出现一系列并发症,包括感染、心律失常、心力衰竭、心包炎、高血压、抽搐、昏迷、呕血或便血,严重者出现血钾升高、血钠降低和严重的酸中毒,从而危及生命。部分患者即便度过了危险期,还可遗留下不同程度的肾功能损害,有些甚至需要长期依赖肾透析存活。

(2)中毒症状:各种尿毒症毒素在体内积聚可引起全身各个系统的中毒症状,其严重程度视原发病和病情发展的速度及是否存在高分解代谢而不同。

消化系统:食欲减退、恶心、呕吐、腹胀、腹泻等,严重者可出现消化道出血。

呼吸系统:除感染并发症外,因过度容量负荷,尚可出现呼吸困难、憋气、胸痛等。

循环系统:多因尿少未控制饮水,以致出现高血压、心力衰竭和肺水肿的表现。因毒素滞留、电解质紊乱、贫血及酸中毒引起各种心律失常和心肌病变。

神经系统:出现意识障碍、躁动、抽搐、昏迷等尿毒症脑病症状。

血液系统:可有出血倾向和轻度贫血。

感染:是急性肾衰竭较常见而严重的并发症。

(3)水、电解质紊乱和酸碱平衡失调。

水钠潴留。

代谢性酸中毒:肾排酸能力降低,同时又因急性肾衰竭常合并高分解代谢状态,使酸性产物明显增多。

高钾血症:除肾排泄钾减少外,酸中毒、组织分解过快也是主要原因。

低钠血症:多由水钠潴留过多引起。

低钙高磷血症。

3.恢复期

(1)少尿患者开始出现利尿,有多尿表现。

(2)肾小管细胞再生,肾小球滤过率逐渐恢复,血肌酐和尿素氮逐渐降至正常范围。

(3)此期通常持续1～3周。

(4)少数患者可遗留不同程度的结构和功能缺陷。

(二)误诊分析

ARF 应与以下疾病仔细鉴别,以免误诊。

1.肾后性肾衰竭 对所有拟诊为 ARF 的患者,首先应排除肾后性 ARF 或急性梗阻性肾病。梗阻解除后,肾功能可迅速恢复正常,急性尿路梗阻所致的 ARF 的病因或原发基础病以结石为最常见。此外,盆腔肿瘤及腹膜后纤维化亦可引起急性输尿管梗阻而发生 ARF。突然无尿或间歇性无尿(或少尿)和多尿交替出现为其特征。由于完全性尿路梗阻,梗阻上方多有输尿管、肾盂及肾盏积尿、扩张,有时可触到肿大的肾脏。怀疑急性尿路梗阻,首先做非创伤性检查,如核素肾图或 B 超。B 超显像可见到肾盏、肾盂或输尿管积液、肾脏增大。此外,尚可发现结石和肿块。由于 B 超诊断率高,故目前以此项检查为首选。必要时做排泄性尿路造影或逆行性肾盂造影,以及螺旋 CT 或 MRI 检查。必须指出,急性梗阻性肾衰竭在 24 小时之内滤过钠排泄分数(FENa)常不到 1%,而在 48 小时后则超过 1%。

2.肾前性氮质血症 肾脏低灌流可发生肾前性氮质血症。

3.肾实质性 ARF 主要有急性间质肾炎、急性肾小球病变、肾血管炎和慢性肾衰竭急性加重所致。

(1)急性间质肾炎:急性小管间质性肾炎所致 ARF 可由多种致病因素产生。在诊断时寻找下列致病因素:①葡萄球菌、肺炎球菌、各种革兰氏阴性杆菌、伤寒杆菌、白喉杆菌、布氏杆菌、真菌和病毒引起的感染性疾病;②青霉素、氨苄西林、头孢噻吩、磺胺嘧啶、利福平、萘普生、布洛芬、西咪替丁等所致的肾损害;③淋巴瘤、白血病和结节病等浸润性病变。

这类病变临床常有发热、皮疹、关节痛、淋巴结肿大和嗜酸性粒细胞增加，尿沉渣有嗜酸性粒细胞。这些特征有助于诊断，肾组织活检可以确定诊断。文献报道非甾体类抗炎镇痛药、氨苄西林、利福平、干扰素和苯妥英钠可有肾病综合征范围内蛋白尿。

(2)肾小球病变致 ARF：原发性肾小球病非增生性病变如微小病变、膜性肾病和局灶性肾小球硬化产生的肾病综合征，由于循环动力学改变或代谢并发症可致 ARF。如严重低蛋白血症，非甾体类抗炎镇痛药产生肾前性氮质血症；低血容量致肾缺血、肾小管坏死；利尿剂产生肾间质水肿和急性肾静脉血栓形成等。

(3)肾血管病变致 ARF：相对少见，肾动脉栓塞和血栓形成常伴有其他血管病变。肾动脉栓塞可发生于细菌性心内膜炎的基础，由左心房、左心室壁栓子脱落，栓塞也发生于外伤、主动脉和肾动脉外科手术后。肾栓塞伴有少尿或无尿。有时腰痛，突然发生高血压。静脉肾盂造影肾影缺如，放射性核素扫描无肾血流。肾血管造影可以确定诊断。

(4)慢性肾衰竭急骤加重：即急性肾衰竭发生于慢性肾功能不全的基础上。慢性肾功能不全常由于某些原因而忽略诊断，一直到急性发作时方确定诊断。诊断有赖于临床原有肾功能的状态。下列情况有助于慢性肾功能不全的判断：①病史中是否有夜尿、多尿、水肿和血尿；②瘙痒及尿毒性神经综合征；③是否有高血压和糖尿病基础病变。体格检查发现肾性骨病、结膜钙化和 K-F 环，双侧肾缩小。此外，低钙、高磷和贫血较少见于 ARF。

【辅助检查】

(一)首要检查

1.尿常规检查　尿液检查能提供非常有意义的诊断线索。

(1)尿量变化：少尿型 ARF 患者每日尿量<400mL，每小时<17mL。非少尿型的每日尿量>600mL(或 800mL)。完全无尿提示两侧完全性尿路梗阻、肾皮质坏死、严重肾小球肾炎及两侧肾动脉栓塞。无尿与突然尿量增多交替出现是尿路梗阻的有力依据。

(2)尿沉渣检查：可出现少量及中量的透明管型及颗粒管型，常伴有少量红细胞和白细胞。ATN 时混有棕色颗粒管型或上皮细胞管型。血红蛋白尿或肌红蛋白尿所致者，尿呈葡萄酒色，内有红细胞及血红蛋白管型。尿中存在大量白细胞、白细胞管型或有血块及坏死肾组织，常见于急性肾盂炎或急性肾乳头坏死。肾前性氮血症、ATN 及急性间质性肾炎时尿蛋白从微量至(+)，(++)以上时应考虑肾小球疾病。尿沉渣中出现较多嗜酸性粒细胞常提示药物诱发急性间质性肾炎。见到红细胞管型提示急性肾小球损害。

(3)尿密度测定：尿密度>1.025 多数为急性肾前性氮质血症，少尿而尿密度<1.015 多数为 ATN。但急性肾小球肾炎少尿时，尿密度有时也可达 1.025。

(4)尿肌酐及尿素氮测定：肾功能正常时每日尿肌酐 1g 以上，尿素氮 15g 以上；ARF 时排泄量明显减少，肌酐多在 1g 以下，尿素氮多在 10g 以下。

(5)尿钠：正常人每日排泄约 100mmol，肾前性氮血症时尿钠显著降低，常为 5mmol/d，而少尿型 ATN 时约在 25mmol/d。

2.血清化学检查

(1)血清钾、钠、钙、镁测定：对 ARF 的鉴别无意义，在 ARF 时血清钾及镁可逐渐增高，而血清钙及钠往往偏低。由于电解质改变对病情影响较大，故应每日测定。

(2)血清肌酐及尿酸尿素氮的测定：血清肌酐及血清尿素氮逐日增高是 ARF 的特点,血清尿素氮、肌酐及尿酸增高与代谢亢进、病情严重程度相平行。如果尿酸显著增高,而尿中尿酸/肌酐比值>1.0,提示尿酸生成过多,则应考虑急性高尿酸血症肾病、横纹肌溶解症及溶瘤综合征所致,若尿酸/肌酐比值<0.75,为肾衰竭的结果。

(3)血浆 pH 值<7.35,重碳酸盐<20mmol/L,常在 13.5mmol/L 以下,应每日测定。

3.影像学检查　对 ARF 的诊断及鉴别诊断有重要价值,如腹部 X 线平片、核素肾图、B 超、CT 或 MRI 等,对区别急性与慢性肾衰竭及排除急性梗阻性肾病具有特殊意义。如两肾体积缩小强烈提示慢性肾衰竭(CRF),见到肾盏肾盂扩张表明存在梗阻性肾病,多普勒超声、MRI 及螺旋 CT 不仅了解肾体积、皮质厚度、皮质和髓质密度、肾血流量,对判断肾内病变及肾血管有无阻塞都有很大帮助。

4.肾活组织检查　按病史及临床检查可确诊 ATN。已排除肾前性及肾后性 ARF,而肾实质性损害病因未明,应考虑肾活检,肾活检不仅对病因性肾疾病的诊断,而且对治疗方案及以预后判断均有帮助。

(二)次要检查

1.特异血清学免疫学检查　如类风湿因子(RF)、抗核抗体(ANA)、抗双链 DNA 抗体、抗 RNP 抗体、抗 Sm 抗体、抗中性粒细胞胞质抗体(ANCA)等,以排除系统性红斑狼疮、血管炎等结缔组织病。

2.血管内溶血指标

(1)游离血红蛋白:正常血浆中仅有微量的游离血红蛋白(10～40mg/L),血管内溶血时可以增加。

(2)血清结合珠蛋白:正常为 0.5～1.5g/L,血管内溶血时血清结合珠蛋白降低,急溶血停止 3～4 日后,血浆中结合珠蛋白才复原。

(3)血红蛋白尿:血红蛋白尿时尿常规示隐血阳性,尿蛋白阳性,红细胞阴性。

(4)含铁血黄素尿:指尿常规镜检时发现脱落上皮细胞内有含铁血黄素。主要见于慢性血管内溶血。多见于阵发性睡眠性血红蛋白尿、葡萄糖-6 磷酸酶缺乏、冷抗体型自体免疫性溶血性贫血,以及药物、理化、感染等因素所致的溶血性贫血。

3.氨基甲酰化血红蛋白　尿素氮是人体蛋白质的代谢终产物。血清中氨甲酰血红蛋白是尿素氮进入红细胞所形成,随血中尿素氮含量增高而增高,与患者较长时间平均血尿素氮水平相关。常用高效液象或气象层析法测定。氨甲酰血红蛋白可作为鉴别肾功能及慢性损害的指标,急性肾衰竭往往正常,慢性肾衰竭升高。

(三)检查注意事项

避免使用造影剂以免加重肾损害。

【治疗要点】

(一)治疗原则

纠正可逆病因;预防可逆损伤;维持体液平衡;纠正水、电解质紊乱和酸碱平衡失调;对症治疗。

（二）具体治疗方法

1.病因治疗

(1)首先要纠正可逆病因。

(2)对于严重外伤、心力衰竭、急性失血都应进行相应的治疗。

(3)应停用加重肾灌注或肾毒性药物。

2.全身支持及对症治疗

(1)饮食和营养：①急性肾衰竭患者每日所需能量应为 147kJ/kg；②主要由糖类和脂肪供应；③每日蛋白摄入量高分解代谢者应限制为 0.8g/kg；④尽可能减少钠、钾、氯的摄入量。

(2)维持体液平衡：①由于非显性失液量和内生水量估计有困难，每日大致进液量，可按前1日尿量加 500mL 计算；②发热患者只要体重不增加可增加液量。

(3)高钾血症：①钙剂稀释后缓慢静脉注射；②11.2%乳酸钠或 5%碳酸氢钠 100～200mL 静脉滴注，以纠正酸中毒并同时促进钾离子向细胞内流动；③50%葡萄糖液 50mL 加胰岛素 10U 缓慢静脉注射，可促进糖原合成，使钾离子向细胞内流动；④口服离子交换树脂(降钾树脂)，每次 15～30g，每日 3 次；⑤以上措施无效，或为高分解代谢型 ATN 高钾血症患者，透析是最有效的治疗。

(4)代谢性酸中毒：①如 HCO_3^- 低于 15mmol/L，应及时治疗，可选用 5%碳酸氢钠 100～250mL 静脉滴注；②对严重的酸中毒患者，应立即进行透析。

(5)感染：①应尽早使用抗生素；②根据细菌培养和药物敏感试验选择对肾无毒性或毒性低的药物，并由内生肌酐清除率调整用药剂量。

(6)透析疗法：下述指征可供选择透析时参考：①水钠潴留严重，如出现急性肺水肿和脑水肿等；②电解质紊乱，尤其是高钾血症(血清钾≥6.5mmol/L 或心电图提示高钾)；③高分解代谢型，每日尿素氮上升≥14.3mmol/L，肌酐上升≥177μmol/L；④如果是非高分解代谢型，有少尿或无尿 2 日以上，肌酐≥442μmol/L，尿素氮≥21.4mmol/L，肌酐清除率≤10mL/(min·1.73m^2)；⑤尿毒症症状严重，如嗜睡、昏迷、抽搐、癫痫发作等；⑥非同型输血者，游离血红蛋白≥800mg/L。

3.缩短 ARF 病程或加速肾功能恢复

(1)应用小剂量多巴胺可扩张肾小管，增加肾血浆流量以增加尿量。但由于小剂量多巴胺会增加心力衰竭、心脏缺血、肠缺血和支持垂体激素分泌的危险，故临床上不做常规使用。

(2)在容量控制治疗中应用襻利尿剂增加尿量，但多次实验证实它对已发生 ARF，需透析的患者生存率和肾功能恢复无效。

(3)使用钙离子拮抗剂预防细胞内钙积聚。

(4)使用细胞生长因子、生长激素促进肾小管上皮细胞修复和抑制蛋白分解代谢。

（三）治疗注意事项

治疗原发病，及时发现导致急性肾小管坏死的危险因子，加以去除。在老年人、糖尿病和原有慢性肾脏病(CKD)危重病患者，避免使用肾毒性药物、造影剂、肾血管收缩剂等。

二、慢性肾衰竭

慢性肾脏病(CKD)是指各种程度的慢性肾脏结构和功能障碍(肾损伤病史超过3个月),包括肾小球滤过率正常和不正常的病理损伤、血液或尿液成分异常,或影像学检查异常,或不明原因的肾小球滤过率下降(肾小球滤过率<60mL/min)超过3个月。慢性肾衰竭(CRF)是指各种原发性或继发性慢性肾脏病随着病情的进展,缓慢出现肾功能减退直至衰竭,而出现的一系列症状或代谢紊乱的临床综合征,是各种原发性和继发性肾脏疾病持续进展的共同转归。

【主诉】

患者主要以恶心、呕吐、乏力、贫血等为症状。

【临床特点】

(一)临床症状

1.水、电解质紊乱及酸碱平衡失调的表现

(1)失水或水过多:正常肾脏可以对水代谢进行较大范围的调节。肾衰竭时由于浓缩功能不良,夜尿、多尿,加上畏食、呕吐、腹泻,易引起失水。由于肾排水能力差,多饮水或补液不当,易发生水潴留,表现为水肿、高血压、心力衰竭,甚至发生肺水肿、脑水肿等严重后果。

(2)低钠与高钠血症:由于呕吐、腹泻,钠丢失过多,肾小管对钠重吸收减少,易发生低钠血症,表现为乏力、畏食,重者发生低血压甚至昏迷。如突然增加钠摄入时,易出现水、钠潴留,发生高血压、水肿和心力衰竭等。

(3)高钾与低钾血症:肾衰竭少尿、钾排泄减少、机体分解代谢增加、代谢性酸中毒、钾向细胞外转移,使用潴钾利尿剂或血管紧张素转换酶抑制剂等,可导致严重高钾血症。高钾表现为嗜睡、严重心律失常,甚至心脏停搏。如果进食少、钾摄入不足,恶心、呕吐、腹泻及长期应用排钾性利尿剂,易发生低钾血症。低钾表现为乏力、肌无力、腹胀、肢体瘫痪。重者发生严重心律失常和呼吸肌麻痹。

(4)低血钙和高血磷:肾衰竭时肾组织不能生成活性维生素 D_3,钙从肠道吸收减少,从而发生低钙血症。一般很少出现症状,只是在用碳酸氢钠纠正酸中毒时使游离钙降低而促发手足抽搐。肾单位减少磷排泄,出现高血磷。高磷血症可使血钙磷乘积升高,低血钙使甲状旁腺激素(PTH)分泌增加,易发生肾性骨病、转移性钙化等。

(5)高镁血症:肾衰竭时由于肾排镁减少,而肠道对镁的吸收仍正常,可致高镁血症,表现为乏力、皮肤潮红、灼热感等,严重高镁血症可能出现呼吸及心肌麻痹等严重症状。

(6)代谢性酸中毒:慢性肾衰竭时由于下述原因而引起代谢性酸中毒:①肾衰竭时代谢产物如磷酸、硫酸和乙酰乙酸等酸性物质由于肾排泄障碍而潴留;②肾小管分泌氢离子的功能受损,致氢、钠离子交换减少,因而使氢潴留而碳酸氢钠不能重吸收而从尿中丢失;③肾小管细胞制造氨的能力降低,尿酸化功能障碍,碱盐不能保留。轻度代谢性酸中毒一般无临床症状,严重酸中毒时血 pH 值明显下降,阴离子间隙明显高于正常,患者有疲乏、畏食、恶心、呕吐、腹痛、头痛、躁动不安,出现深而长的呼吸。严重者可昏迷、心力衰竭、血压下降和心脏停搏。

2.酸中毒 是慢性肾功能衰竭时常见的症状,当血肌酐清除率下降至正常人的 $1/5$ 时,就不能维持正常的平衡。临床上表现为疲乏、恶心、呕吐、烦躁、嗜睡、胸闷、深大呼吸,最后可死于呼吸麻痹和休克。

3.消化系统 由于尿素从肠道系统排出增加,肠道细菌将尿素酶分解为氨,引起消化功能的紊乱。胃肠道症状主要是由于尿素增加,由细菌分解成氨和碳酸铵刺激胃肠道黏膜所致,也与胃肠道多肽类激素水平增高和代谢障碍引起黏膜屏障机制降低有关。早期出现食欲缺乏,上腹饱胀,然后出现恶心、呕吐、呃逆及腹泻。

4.呼吸系统 代谢性酸中毒时常有气促,甚至发生 Kussmaul 呼吸。代谢产物潴留及免疫功能低下易合并呼吸系统感染,可表现为支气管炎、肺炎、胸膜炎合并胸腔积液。间质性肺炎较为常见,X 线检查典型者示肺门两侧蝴蝶状阴影,称为"尿毒症肺"。

5.循环系统 高血压很常见,程度可轻重不等,一般收缩压和舒张压均升高,重者发生高血压脑病。尿毒症症状严重时发生的心包炎,称为尿毒症性心包炎,起病时常有剧烈左胸痛,常有心包摩擦音,严重者可发生心脏压塞,确切病因未明,部分与尿毒症毒素有关。尿毒症性心肌病常在晚期患者中出现,其发生机制与贫血、高血压、容量负荷过度、缺氧、酸中毒、电解质代谢紊乱、能量代谢障碍、甲状旁腺激素及中分子物质等心肌毒素有关,临床表现多有心脏扩大、各种心律失常和充血性心力衰竭等。心力衰竭是尿毒症常见死亡原因之一,容量过度负荷是最常见因素,此外与高血压,心肌病、心律失常、严重贫血等有关。慢性肾衰竭患者由于脂代谢紊乱、动脉粥样硬化,缺血性心脏病发生率亦增高。

6.神经系统 慢性肾衰竭由于多种综合因素引起各种精神症状,如意识障碍、抽搐、扑翼震颤、肌阵挛;周围神经病,如"不安腿"、蚁行感;自主神经症状及尿毒症脑病,思维不集中,失眠或嗜睡,晚期有惊厥及癫痫发作。脑电图异常、脑脊液中蛋白增加。总之随着肾功能的恶化,体征出现越多。

7.造血系统 当血清肌酐大于 $309.4\mu mol/L$ 时,绝大多数患者出现贫血,一般为正细胞正色素性贫血。且随肾功能进一步减退而加剧。肾性贫血原因主要与肾分泌促红细胞生成素(EPO)减少、血中存在抑制红细胞生成的物质、红细胞寿命缩短、造血物质缺乏(铁和叶酸缺乏)、铝中毒、继发感染等有关。出血也极为常见,表现为皮下出血、鼻出血、月经过多及消化道出血等。出血倾向与出血时间延长、血小板破坏增多及功能异常,以及多种凝血因子功能异常有关。白细胞计数多正常,部分病例可有粒细胞或淋巴细胞减少。

8.骨骼系统 尿毒症肌病,以近端肌肉受累常见。肾性骨营养不良极常见,简称肾性骨病,包括肾性佝偻病、肾性骨软化症、纤维性骨炎、骨质疏松、骨硬化、转移性钙化等多种表现。骨病临床症状不多,少数表现为骨骼痛,行走不便。

9.皮肤表现 患者精神萎靡、轻度水肿,表现为尿毒症面容,如皮肤干燥、脱屑、无光泽、色素沉着。顽固性皮肤瘙痒常见,与尿素霜及钙盐沉着等有关。有时出现瘀斑,由于瘙痒及抵抗力降低,易致皮肤化脓性感染。

10.免疫功能低下 外周血淋巴细胞数减少,多种淋巴细胞亚群分布和功能异常。免疫球蛋白产生不足,机体免疫功能低下,易合并呼吸、泌尿系和皮肤感染,容易发展成败血症。

11.性腺功能障碍　慢性肾衰竭时内分泌功能可出现紊乱,肾素.血管紧张素、泌乳素及胃泌素分泌过多,促甲状腺素、睾酮、皮质醇较正常偏低,甲状腺、性腺功能低下,男性出现性欲缺乏和阳痿,女性肾衰竭晚期可出现闭经、不孕。胰岛素、胰高血糖素及甲状旁腺素等在肾衰竭时其作用可延长。

12.代谢异常　慢性肾衰竭常呈负氮平衡,必需氨基酸水平较低,空腹血糖正常或偏低,糖耐量常有减退,三酰甘油水平常有升高,极低密度脂蛋白及低密度脂蛋白也增多。必须在医生指导下服药,防止使用损害肾脏的药物。

(二)误诊分析

1.胃肠道疾病　慢性肾衰竭患者,首先出现胃肠道症状,因恶心,呕吐、腹泻就诊,这些症状常出现在高血压、贫血、水肿之前,临床医生考虑病情局限,往往把症状归于胃肠道疾病。

2.原发性高血压　慢性肾衰竭患者,有时以头晕、头痛为主诉检查时发现高血压,误诊为原发性高血压,给予常规降压药物治疗,忽视了进一步病因分析。

3.慢性失血性贫血或缺铁性贫血　慢性肾衰竭患者所致贫血,无明显其他症状容易误诊为慢性失血性贫血或缺铁性贫血,由于面黄肌瘦、乏力、心慌的临床表现突出,无水肿、尿少、血尿等肾脏表现,从而忽视了肾性贫血的可能。

以上这些误诊,往往发生于以往无肾炎等肾脏病史的患者,多因一些系统性疾病症状的出现而就诊。临床医师要全面系统掌握常见病和多发病的诊断及鉴别诊断,遇到不明原因的恶心、呕吐、贫血、高血压、乏力等症状,应首先考虑到慢性肾衰竭的可能,及早进行尿常规、肾功能等检查,避免误诊的发生。

【辅助检查】

1.首要检查

(1)尿常规检查:可出现蛋白尿、血尿、低密度尿、尿量减少、管型尿等。

(2)血液检查:红细胞及血红蛋白均下降,白细胞正常,血小板减少。血中钾、镁、磷增高,血钠正常或略降低,血钙降低,二氧化碳结合力亦降低。血尿素氮和肌酐升高。

(3)血气分析:可呈现代谢性酸中毒。

(4)早期 X 线静脉肾盂造影、B 超和肾活检:危险性较小,而且诊断意义较大。

2.次要检查

(1)双肾 CT:观察了解肾脏形态、大小。

(2)双肾动态现象、肾小球滤过率:了解肾功能。

3.检查注意事项　对于双肾明显缩小,长径<7cm 时,多不主张肾穿刺活检。

【治疗要点】

(一)治疗原则

早期、中期主要防治目的为延缓病程的进展,而晚期则主要依靠代替疗法,如维持性血液透析和肾移植。

(二)基本治疗

1.积极治疗原发病。

2.纠正可逆因素　积极找寻并纠正某些使肾衰竭加重的可逆因素,使肾功能获得改善。

①纠正水、电解质紊乱和酸碱平衡失调,特别是水、钠缺失;②及时控制感染,解除尿路梗阻;③治疗心力衰竭;④停止肾毒性药物的应用。

3.营养治疗

(1)必需氨基酸(EAA)或 α-酮酸氨基酸+低蛋白(LPD)疗法。

EAA疗法对蛋白质氨基酸代谢紊乱的纠正:尿素等氮代谢产物生成与蛋白质摄入量成正比。CRF患者体内EAA、组氨酸减少,补充肾衰竭患者所需EAA加组氨酸,使体内EAA与非必需氨基酸(NEAA)比例适当,可增加患者体内蛋白合成,而不增加氮代谢产物的生成。总之,应用EAA疗法可使蛋白质合成增多,氮代谢产物减少。

在EAA疗法基础上,近来又有酮酸疗法。由于α-酮酸氨基化后可转变为氨基酸,故在LPD基础上加用α-酮酸,可起到EAA疗法类似效果,由于酮酸本身不含氮,即使用量稍多也不会引起体内氮代谢产物增多,同时α-酮酸与NH$_3$生成EAA,有助于尿素的再利用。目前国外所用的α-酮酸制剂中,含有亮氨酸、异亮氨酸、缬氨酸、苯丙氨酸、甲硫氨酸等五种EAA相应的α-酮酸,其余尚无酮酸制剂。

EAA疗法对钙、磷代谢紊乱的纠正:EAA的应用使蛋白严格限制成为可能,因而磷的入量明显减少。同时由于蛋白合成增多,可使细胞外液磷进入细胞内液的量增多,使血磷水平也下降。磷水平下降,PTH分泌减少,因而PTH引起的一系列症状减轻,肾小管和肾间质内的钙磷沉积减少,损害减轻。

EAA疗法对肾小球滤过的作用:应用EAA或α-酮酸氨基酸时,可使低蛋白保持很低水平,如20g/d,因而有利于肾小球过度滤过减轻,肾损害进展减慢。

EAA或α-酮酸氨基酸疗法的适应证:①慢性肾衰竭早、中期,配合LPD;②维持性血液透析患者,EAA丢失较多,营养不良,作为辅助治疗;③急性肾衰竭,无严重高分解状态者。

(2)低磷饮食:低磷饮食可减轻症状,LPD+EAA或酮酸氨基酸治疗有助于限磷,同时饮食中应避免高磷食物,如果LPD后,仍不能纠正高血磷,应服用一个时期磷结合剂。食物用水煮有助于减少磷的摄入。

(三)对症治疗

1.控制全身性高血压 全身性高血压损伤肾小球,促使肾小球硬化,故必须予以积极控制。力争把血压控制在理想水平:尿蛋白≥1g/d,血压应控制在125/75mmHg以下;尿蛋白<1g/d,血压控制可放宽到130/80mmHg以下。目前首选ACEI类或ARB类(如氯沙坦)。ACEI类能扩张出球小动脉作用强于入球小动脉,故能直接地降低肾小球性高血压,从而能降低肾小球的高跨膜压,减少高滤过,因此能延缓肾功能减退。有学者报道,ATⅡ能刺激肾小球系膜细胞增生并生成细胞外基质,ACEI类阻断了ATⅡ的合成,故能阻止上述过程,从而能防止肾小球硬化。如选用依免普利,无全身性高血压的患者,可每日口服5~10mg。

2.纠正脂质代谢失调

(1)减少胆固醇的摄入:应限制动物内脏、蛋黄、鱼子等高胆固醇食品的摄入。使饮食中多不饱和脂肪酸与饱和脂肪酸比例为1∶1。减少吸烟及饮酒。对肥胖患者应采用低热量饮食,配合适当的体育锻炼,争取将体重控制在理想范围。

(2)降脂药物治疗:不饱和脂肪酸类药物有鱼油、月见草油等,首选用于轻中度高脂血症的慢性肾衰竭患者;常用降低胆固醇的药物包括胆汁酸结合树脂考来烯胺、HMG-辅酶 A 还原酶抑制剂(辛伐他汀)等。

3.纠正代谢性中毒及水、电解质紊乱

(1)代谢性酸中毒的处理:主要为口服碳酸氢钠($NaHCO_3^-$),轻者 $1.5\sim3.0g/d$ 即可,中、重度者 $3\sim15g/d$,必要时静脉滴注。对有明显心力衰竭的患者,滴注速度宜慢,并将纠正酸中毒所需的碳酸氢钠总量分 $2\sim4$ 次给予,在 $24\sim72$ 小时后基本纠正酸中毒;同时防止碳酸氢钠输入过多、过快,以免使心脏负荷加重,甚至心力衰竭加重。严重者可行血液透析。

(2)水钠潴留的防治:为防止出现水钠潴留,需适当限制钠摄入量,一般 NaCl 摄入量应不超过 $6\sim8g/d$。有明显水肿、高血压者,钠摄入量一般为 $2\sim3g/d$(NaCl 摄入量为 $5\sim7g/d$),个别严重病例可限制为 $1\sim2g/d$(NaCl2.5$\sim$5g)。也可根据需要应用襻利尿剂(呋塞米、布美他尼等),呋塞米每次 $20\sim200mg$,每日 $2\sim3$ 次,对严重肺水肿急性左心衰竭者,常需及时给予血液透析或持续性血液滤过(CAVH 或 CVVH),以免延误治疗时机。

(3)高钾血症:当肾小球滤过率 $<25mL/min$(SCr$>309.4\sim353.6\mu mol/L$)时,即应适当限制钾的摄入,钾摄入量一般不超过 $1500\sim2000mg/d$。当肾小球滤过率 $<10mL/min$ 或血清钾水平 $>6mmol/L$ 时,则应对钾摄入进行更严格的限制,一般应不超过 $1000mg/d$。

积极纠正酸中毒,除口服碳酸氢钠外,必要时(血钾 $>6mmol/L$)可静脉给予(静脉滴注或静脉注射)碳酸氢钠 $10\sim25g$,根据病情需要 $4\sim6$ 小时后还可重复给予。

给予襻利尿剂:最好静脉或肌内注射呋塞米 $40\sim80mg$(或布美他尼 $2\sim4mg$),必要时将剂量增至每次 $100\sim200mg$,静脉注射。

应用葡萄糖-胰岛素溶液:$4\sim6g$ 葡萄糖中加胰岛素 1U,静脉滴注。

口服降钾树脂:降钾树酯可在肠道吸附钾,增加粪钾排出。

降钾树酯(聚苯乙烯磺酸钙)有两类,其中以钙型树脂更为适用,因为离子交换过程中只释放离子钙,不释放钠,不致增加钠负荷。口服降钾树酯剂量一般每次 $5\sim20g$,每日 3 次;如有便秘,可适当服甘露醇或山梨醇少量。

对严重高钾血症(血钾 $>6.5mmol/L$),且伴有少尿、利尿效果欠佳者,应及时给予血液透析治疗或连续动静脉血液滤过。

(四)肾性贫血的评估与处理

1.血常规检查 每 $3\sim6$ 个月检查血常规和网织红细胞 1 次。

2.检查铁贮备 需要时给予补充铁剂。

3.EPO 治疗的目标值 女性血红蛋白为 $110g/L$,血细胞比容(HCT)为 33%;男性血红蛋白为 $120g/L$,HCT 为 36%。

4.贫血患者给予 EPO 治疗

(1)纠正贫血阶段剂量:每周 $80\sim150$ U/kg,分次或一次给药。

(2)纠正贫血阶段 EPO 剂量的调整:$1\sim4$ 周复查血常规 1 次,以血红蛋白每周升高 $2\sim5g/L$,HCT 升高 0.5%$\sim$1.5% 为宜;如果治疗 4 周后 HCT 升高小于 2%,则 EPO 剂量应该增加 50%;Hb/HCT 每个月升高超过($30g/L$)8%,则 EPO 剂量减少 25%。

(3)纠正贫血阶段维持剂量:Hb/HCT 升高快者(快反应者),可暂停 EPO $1\sim2$ 周,然后给予原剂量的 75%；Hb/HCT 升高慢者，直接将 EPO 剂量减少 25%，或减少给药频率，维持 Hb/HCT 在目标值范围。

（4）使用方法：可选用皮下注射、肌内注射、静脉注射，以皮下注射效果佳；要达到通用的效果，静脉注射 EPO 的需要的剂量比皮下注射多 20%～50%。

5.评估 EPO 治疗效果，寻找效果不佳的原因　①铁缺乏；②透析不充分；③慢性炎症、感染；④慢性失血；⑤透析骨病、纤维性骨炎、骨髓纤维化；⑥铝中毒；⑦甲状旁腺功能亢进；⑧多发性骨髓瘤；⑨叶酸缺乏、维生素 B_{12} 缺乏；⑩营养不良；⑪溶血；⑫其他血液病、药物血管紧张素转换酶抑制剂。

（五）肾性骨病的预防与处理

1.复查　每 3～6 个月检查血钙、血磷、血甲状旁腺激素、碱性磷酸酶、胸片、腰椎片等。

2.血磷、血钙正常值范围　DOQI 推荐血磷＜1.72mmol/L，钙磷乘积＜4.3mmol^2/L^2，血钙在正常范围。

3.观察临床表现　观察患者骨痛、骨折等临床表现。

4.给予低磷饮食　＜800mg/d。

5.含钙磷结合剂　①剂型：碳酸钙、结磷钙、乳酸钙、醋酸钙、葡萄糖酸钙等，元素钙每克可结合食物中 100～150g 的磷；②服用方法：必须餐中服用；③禁忌证：高钙血症（＞2.6mmol/L）、钙磷乘积＞5.75mmol^2/L^2；④剂量：根据患者的饮食和血磷水平确定；⑤不良反应：便秘（可使用大黄苏打片）、高钙血症。

6.氢氧化铝凝胶　①磷结合效果优于含钙磷结合剂；②适应证：高钙血症、高钙磷乘积患者，此时，不适宜使用含钙磷结合剂；③剂量：10～20mL，每日 3 次；④不良反应：可引起铝中毒，导致痴呆、低转运性骨病；⑤疗程：应短期使用（2～4 周），最长时间不宜超过 12 周。

7.活性维生素 D_3

（1）相对禁忌证：①高钙血症，血钙＞2.6mmol/L；②高钙磷乘积＞5.75mmol^2/L^2。

（2）初始剂量。

（3）剂量调整：①血清甲状旁腺激素（iPTH）＞300μg/mL，或超过正常值 3 倍，血钙、血磷正常，可增加活性维生素 D_3 剂量 25%～50%；②iPTH 在 200～300μg/mL，或在正常值的 2～3 倍，血钙磷正常，维持当前剂量，3 个月复查；③iPTH 在 150～200μg/mL，或在正常值的 1～2 倍，减少活性维生素 D_3 剂量 50%，2 个月复查；④iPTH＜150μg/mL，停止使用活性维生素 D_3，1 个月复查；⑤根据复查结果决定活性维生素 D_3 剂量的调整，维持 iPTH 在 150～300μg/mL 的水平，或在正常值的 2～3 倍。

8.活性维生素 D_3 冲击治疗　①适应证：iPTH 超过正常 5 倍，血钙正常，钙磷乘积＜70；②剂量：口服或静脉应用活性维生素 D_3 冲击治疗，每次 2～4g，每周 2～3 次。

9.其他疗法　可选用清除磷效果好的透析器：高通量透析器，如三醋酸纤维素膜、聚砜膜 F70 等。其他疗法包括血液透析滤过、血液滤过及甲状旁腺切除术或超声引导介入性治疗。

（六）替代治疗

1.血液透析　血液透析法又称人工肾，也称为肾透析或洗肾，是血液净化技术的一种。血液透析是根据膜平衡原理，将患者血液通过一种有许多小孔的薄膜（医学上称半透膜），这些小孔可以允许比它小的分子通过,而直径大于膜孔的分子则被阻止留下,而半透膜又与含有一定化学成分的透析液接触。透析时,患者血液流过半渗透膜组成的小间隙内,透析液在其外面流动,红细胞、白细胞和蛋白质等大的颗粒不能通过半渗透膜小孔;而水、电解质以及血液中代谢产物,如尿素、肌酐、胍类等中小物质可通过半透膜弥散到透析液中;而透析液中的物质如碳酸氢根和醋酸盐等也可以弥散到血液中,达到清除体内有害物质,补充体内所需物质的目的。

血液透析的指征:①肌酐清除率$<10mL/min$,②血肌酐$\geq707\mu mol/L$;③血尿素氮$\geq28.6mmol/L$;④高钾血症;⑤代谢性酸中毒;⑥明显水潴留症状;⑦尿毒症症状明显;⑧出现贫血、心包炎、消化道出血等严重并发症。

2.腹膜透析　腹膜透析的基本原理是利用腹膜作为透析膜,把灌入腹腔的透析液与血液分开,腹膜有半透膜性质,并且具有面积大、毛细血管丰富等特点,浸泡在透析液中的腹膜毛细血管腔内的血液与透析液进行广泛的物质交换,以达到清除体内代谢产物和毒物,纠正水、电解质、酸碱平衡失调的目的。在腹膜透析中,溶质进行物质交换的方式主要是弥散和对流,水分的清除主要靠提高渗透压进行超滤。

(七)治疗注意事项

1.根据肾小球滤过率决定蛋白摄入量。

2.根据肾小球滤过率决定 iPTH 的控制目标。

3.积极控制血压、血糖、血脂。

4.掌握慢性肾衰竭透析指征。

5.提倡终末期肾脏病的一体化治疗。

第三节　肾病综合征

肾病综合征(NS)是指由多种病因引起的,以大量蛋白尿($>3.5g$)、低蛋白血症($<30g/L$)、高脂血症、水肿为主要临床表现的一组综合征。它可由原发性肾小球疾病引起,也可继发于多种疾病。大量蛋白尿和低蛋白血症是临床诊断肾病综合征的主要依据。本病可发生于任何年龄。

按病因可分为原发性和继发性肾病综合征。原发性肾病综合征病因不明,研究结果提示免疫机制,尤其是细胞免疫变化可能和发病有关,此外脂代谢紊乱、凝血因子的变化及大量蛋白尿亦参与本病的发生。主诉患者出现泡沫尿、全身水肿。

【临床特点】

(一)主要症状

患者出现大量蛋白尿、低蛋白血症、高胆固醇血症和全身显著水肿。

1.大量蛋白尿　大量蛋白尿是肾病综合征的标志。尿蛋白定量$\geq3.5g/d$,使尿液表面张力升高而产生很多泡沫,形成泡沫尿。主要成分是清蛋白,也含有其他血浆蛋白成分。肾小球滤过率、血浆蛋白浓度和蛋白摄入量等直接影响蛋白尿的程度。肾小球滤过率降低时,蛋白尿会减少;严重低蛋白血症时,尿蛋白排出量可增加;高蛋白饮食会使尿蛋白排出增加。

2.低蛋白血症　血清白蛋白低于 30g/L。肾病综合征时肝脏对清蛋白的合成增加,当饮食中给予足够的蛋白质及热量时,患者的肝脏每日合成清蛋白约 22.6g,比正常人每日 15.6g 显著增多。当肝脏合成清蛋白的代偿作用不足以弥补尿蛋白的丢失量时,才会出现低蛋白血症。尿蛋白的主要成分是清蛋白、激素转运蛋白(如维生素 D 结合蛋白、甲状腺结合球蛋白)、转铁蛋白、凝血抑制因子等血浆蛋白。

3.高脂血症　本病总胆固醇、三酰甘油明显增加,低密度脂蛋白(LDH)、极低密度脂蛋白(VLDH)水平升高。高脂血症与低蛋白血症有关,高密度脂蛋白(HDL)正常或下降。LDL/HDL 比率升高,使发生动脉硬化性合并症的危险增大,高脂血症与血栓形成及进行性肾小球硬化有关。

4.水肿　初始晨起眼睑、面部、踝部可见水肿;随着病情发展,水肿波及全身,并出现胸腔积液、腹水、心包积液、纵隔积液、阴囊或阴唇水肿,也可出现肺水肿。若有皮肤损伤,则组织内液溢出且不易停止。水肿与体位关系明显,如出现与体位无关的水肿,应怀疑静脉血栓形成水肿,一方面是由大量蛋白尿引起血浆蛋白(尤其清蛋白)下降,血浆胶体渗透压减低,血管内水分向组织间隙移动所致;另一方面与原发性肾性水钠潴留有关。

(二)次要症状

1.蛋白质营养不良　常见于大量蛋白尿的患者。

2.急性肾衰竭　尤其是微小病变患者易出现急性肾衰竭,可能与血容量不足、过度利尿、间质水肿、肾小管阻塞及缺血性损害、非甾体类抗炎药物和血管紧张素转换酶抑制剂等有关。

3.血栓及栓塞　肾病综合征患者动脉和静脉血栓及栓塞的发病率高,尤其是深静脉和肾静脉血栓形成(RVT)。RVT 可以是单侧或双侧并可延伸至下腔静脉。RVT 常常起病隐匿,并且没有与肾脏有关的症状,选择性肾静脉造影是诊断肾静脉血栓形成的"金指标",电子计算机断层扫描(CT)和磁共振成像(MRI)也有诊断价值。

4.感染　肾病综合征患者感染易感性增加,特别在免疫抑制剂治疗时。感染不仅加重病情,还可造成免疫抑制剂治疗效果不佳甚至抵抗。感染也是缓解期患者病情复发的主要原因之一。

5.近端肾小管功能障碍　这往往是病情严重的表现,可引起葡萄糖尿、氨基酸尿、肾小管性酸中毒和维生素 D 缺乏。

(三)误诊分析

确诊原发性肾病综合征,首先必须与继发性肾病综合征相鉴别。需与本病鉴别的继发性肾病综合征主要有以下几种。

1.过敏性紫癜性肾炎　患者具有皮疹、紫癜、关节痛、腹痛及便血等特征表现,又有血尿、蛋白尿、水肿、高血压等肾炎的特点。本病早期往往伴血清 IgA 升高,肾活检示弥漫系膜增生,免疫病理是 IgA 及 C,为主要沉积物,故不难鉴别。

2.狼疮性肾炎　多见于 20～40 岁女性,患者多有发热、皮疹及关节痛,血清抗核抗体、抗 ds-DNA、抗 Sm 抗体阳性,补体 C,下降,肾活检光镜下除系膜增生外,病变有多样性特征,免疫病理呈"满堂亮"。

3.糖尿病肾病　多发于糖尿病史 10 年以上的患者,可表现为肾病综合征。眼底检查有微血管改变,肾活检示肾小球基底膜增厚和系膜基质增生,典型损害为 Kimmelstiel-Wilson 结节形成。肾活检可明确诊断。

4.乙肝病毒相关肾炎 可表现为肾病综合征,病毒血清检查证实有乙肝病毒,肾脏免疫病理检查发现乙肝病毒抗原成分。

5.Wegner 肉芽肿 鼻及鼻窦坏死性炎症、肺炎、坏死性肾小球为本病的三大特征。肾损害的临床特征为急进性肾小球肾炎或肾病综合征。血清 γ 球蛋白、IgG、IgA 增高。

6.淀粉样肾病 早期可仅有蛋白尿,一般经 3~5 年出现肾病综合征,血清 γ 球蛋白增高,心脏增大、肝脾大,皮肤有血清 γ 球蛋白苔藓样黏液样水肿,确诊依靠肾活检。

7.恶性肿瘤所致的肾病综合征 各种恶性肿瘤均可通过免疫机制引起肾病综合征,甚至以肾病综合征为早期临床表现。因此对肾病综合征患者应做全面检查,排除恶性肿瘤。

8.药物所致肾病综合征 有机金、汞、D-青霉胺、卡托普利、非甾体类抗炎药有引起肾病综合征(如膜性肾病)的报道。应注意用药史,及时停药可能使病情缓解。

9.混合性结缔组织病肾损害 患者同时具有系统性硬化症、系统性红斑狼疮和多发性肌炎或皮肌炎三种疾病的混合表现,但不能确诊其中一种疾病,血清多可检出高滴度的抗 RNP 抗体,抗 Sm 抗体阴性,血清补体几乎都正常。肾损害仅约 5%,主要表现为蛋白尿及血尿,也可发生肾病综合征,肾功能基本正常,肾活检病理改变多为系膜增生性肾小球肾炎或膜性肾病。对糖皮质激素反应好,预后较好。

10.冷球蛋白血症肾损害 临床上遇到紫癜、关节痛、雷诺现象、肝脾大、淋巴结肿大、视力障碍、血管性晕厥及脑血栓形成等,同时并发肾小球肾炎,应考虑本病,进一步证实血中冷球蛋白增高,即可确定诊断。冷球蛋白血症都可引起肾损害。在临床上 1/3 患者发生慢性肾小球疾病,主要表现为蛋白尿及镜下血尿,常可发生肾病综合征及高血压,预后较差。少数患者表现为急性肾炎综合征,部分可呈急进性肾炎综合征,直接发展至终末期衰竭。

11.脂蛋白肾小球病 多见于男性,多数呈散发性,少数为家族性发病。全部患者存在蛋白尿,有的逐渐进展为肾病范围的蛋白尿,脂蛋白不在肾外形成栓塞。其病理特征为高度膨胀的肾小球毛细血管襻腔中存在层状改变的"脂蛋白栓子",组织化学染色脂蛋白阳性,电子显微镜下证实"脂蛋白栓塞",并存在血脂质代谢异常,诊断不难确立。本病无确切有效的治疗方法。

【辅助检查】

(一)首要检查

1.尿常规 尿蛋白定性多为(＋＋＋～＋＋＋＋),24 小时定量超过 3.5g/d,还可见镜下或肉眼血尿。

2.血生化测定 表现为低蛋白血症(血清清蛋白<30g/L),清蛋白与球蛋白比例倒置,血清蛋白电泳显示球蛋白增高;血胆固醇显著增高,三酰甘油升高。

3.肾功能测定 少尿期可有暂时性轻度氮质血症,如果存在不同程度的肾功能不全,出现血肌酐和尿素氮的升高,则提示肾炎性肾病。

(二)次要检查

1.血清及尿蛋白电泳 通过检测尿中 IgG 成分反映尿蛋白的选择性,同时可鉴别假性大量蛋白尿和轻链蛋白尿,如果尿中 γ 球蛋白与清蛋白的比值小于 0.1,则为选择性蛋白尿,大于 0.5 为非选择性蛋白尿。

2.血清免疫学检查　检测抗核抗体、抗双链 DNA 抗体、抗 Sm 抗体、抗 RNP 抗体、抗组蛋白抗体、乙肝病毒标志物以及类风湿因子、循环免疫复合物等,以区别原发性与继发性肾病综合征。

3.凝血、纤溶有关蛋白的检测　如血纤维蛋白原及第 V、Ⅶ、Ⅷ 及 X 因子,抗凝血酶Ⅲ,尿纤维蛋白降解产物(FDP)等的检测可反映机体的凝血状态,为是否采取抗凝治疗提供依据。

4.尿酶测定　测定尿溶菌酶、N-乙酰-β-氨基葡萄糖苷酶(NAG)等有助于判断是否同时存在肾小管-间质损害。

5.B 超等影像学检查　排除肾脏的先天性畸形。

6.经皮肾穿刺活体组织检查　对诊断为肾炎型肾病或糖皮质激素治疗效果不好的患儿应及时行肾穿刺活检,进一步明确病理类型,以指导治疗方案的制订。

(三)检查注意事项

1.多数情况下,确诊需要肾活检。肾活检是诊断蛋白尿病因的重要手段。

2.儿童微小病变型肾病发病率高,通常在肾活检前采用糖皮质激素进行诊断性治疗。

3.一定的血清学实验可以高度提示特定性疾病,有助于明确病因,有时甚至不需要肾活检即可确诊。如血清或尿蛋白电泳可用于诊断多发性骨髓瘤;怀疑淀粉样变性病则应进一步行直肠活组织检查和血清或尿蛋白电泳检测副蛋白;抗肺炎球菌抗体的检测有助于链球菌感染后肾小球肾炎的诊断;冷球蛋白有助于混合性冷球蛋白血症的诊断。

【治疗要点】

(一)治疗原则

治疗的目的在于纠正肾病综合征、防治并发症和保护肾功能,而非单纯的利尿消肿和减少蛋白尿。保护肾功能,延缓肾功能恶化的进展是治疗的最终目的。

(二)一般治疗

1.休息与活动　肾病综合征发生时应以卧床休息为主,在一般情况好转,水肿基本消退后可适度活动,以防深静脉血栓形成。病情基本缓解后可逐步增加活动,病情缓解半年无复发者可考虑增加日常工作,尽量避免各种感染。

2.饮食　宜进清淡、易消化食物,水肿严重时每日摄取食盐 1～2g,少用味精及食碱;每日蛋白摄入量 0.8～1.0g/kg,能量供给每日以 125.6～146.5kJ/kg 为宜;严重肾病综合征时(血清蛋白＜20g/L),应短期内给予较高的优质蛋白;严重高脂血症患者应当限制脂类的摄入,采用少油低胆固醇饮食;同时注意补充铜、铁、锌等微量元素;在激素应用过程中,适当补充维生素及钙剂。

(三)利尿消肿治疗

1.噻嗪类利尿药　主要作用于髓襻升支厚壁段和远曲小管前段,通过抑制钠和氯的重吸收,增加钾的排泄而利尿。常用氢氯噻嗪 25mg,每日 3 次,口服,长期服用应防止低钾、低钠血症。

2.潴钾利尿药　主要作用于远曲小管后段,排钠、排氯、潴钾,适用于有低钾血症的患者。单独使用时利尿作用不显著,可与噻嗪类利尿药合用。常用氨苯蝶啶 50mg,每日 3 次,口服,或醛固酮拮抗药螺内酯20mg,每日3次,口服。长期服用须防止高钾血症,对肾功能不全患者应慎用。

3.襻利尿药　主要作用于髓襻升支,对钠、氯和钾的重吸收具有强大抑制作用。常用呋塞米(速尿)20～120mg/d,或布美他尼(丁尿胺)1～5mg/d(同等剂量时作用较呋塞米强40倍),分次口服或静脉注射。在渗透性利尿药物应用后随即给药效果更好。应用襻利尿药时须谨防低钠血症及低钾、低氯性碱中毒发生。

4.渗透性利尿药　通过一过性提高血浆胶体渗透压,可使组织中水分回吸收入血,同时造成肾小管内液的高渗状态,减少水、钠的重吸收而利尿。常用不含钠的右旋糖酐40(低分子右旋糖酐)或羟乙基淀粉(706代血浆)250～500mL,静脉滴注,隔日1次。随后加用襻利尿药可增强利尿效果。但对少尿(尿量<400mL/d)患者应慎用此类药物,因其易与肾小管分泌的Tamm-Horsfall蛋白和肾小球滤过的清蛋白一起形成管型,阻塞肾小管,并由于其高渗作用导致肾小管上皮细胞变性、坏死,诱发"渗透性肾病",导致急性肾衰竭。

5.其他　对严重顽固性水肿患者,上述治疗无效者可试用短期血液超滤治疗,实施本疗法能迅速脱水,严重腹水患者还可考虑在严格无菌操作条件下放腹水,体外浓缩后自身静脉回输。

(四)抑制免疫与炎症反应治疗

1.糖皮质激素(简称激素)　激素治疗可能是通过抑制炎症反应、免疫反应、抑制醛固酮和抗利尿激素分泌、影响肾小球基底膜通透性等综合作用而发挥其利尿、消除尿蛋白的疗效。使用原则:①起始足量;②缓慢减药;③长期维持。常用方案一般为泼尼松1mg/(kg·d),口服8周,必要时可延长至12周;足量治疗后每1～2周减少原用量的10%,当减至20mg/d时症状易反复,应更加缓慢减量;最后以最小剂量10mg/d作为维持量,再服半年至1年或更长。水肿严重、有肝功能损害或泼尼松疗效不佳时,可更换为泼尼松龙(等剂量),口服或静脉滴注。

长期应用激素的患者易出现感染、药物性糖尿、骨质疏松等不良反应,少数病例还可能发生股骨头无菌性缺血性坏死,须加强监测,及时处理。

2.细胞毒药物　这类药物可用于"激素依赖型"或"激素抵抗型"的患者,协同激素治疗。若无激素禁忌,一般不作为首选或单独治疗用药。

(1)环磷酰胺(CTX):是国内外最常用的细胞毒药物,在体内被肝细胞微粒体羟化,产生有烷化作用的代谢产物而具有较强的免疫抑制作用。环磷酰胺2mg/(kg·d),分1～2次口服;或200mg加入生理盐水20mL内,隔日静脉注射。累积量达6～8g后停药。主要不良反应为骨髓抑制及中毒性肝损害,并可出现性腺抑制(尤其男性)、脱发、胃肠道反应及出血性膀胱炎。

(2)氮芥:因有严重的胃肠道反应和较强的骨髓抑制作用,目前临床上应用较少。在其他细胞毒药物无效时,仍应推荐使用。每次5～10mg(0.1～0.2mg/kg),每周1～2次,静脉注射,一疗程总量30～60mg。

(3)其他:苯丁酸氮芥2mg,每日3次,服用3个月,毒性较氮芥小,疗效较差。此外,硫唑嘌呤、长春新碱及塞替派亦有报道使用,但疗效均较弱。

3.环孢素　能选择性抑制T辅助细胞及T细胞毒效应细胞,用于治疗激素及细胞毒药物无效的难治性肾病综合征。常用量为 5mg/(kg·d),分两次口服,服药期间须监测并维持其血浓度谷值为 100～200ng/mL。服药 2～3 个月后缓慢减量,服用半年左右。主要不良反应为肝肾毒性,并可致高血压、高尿酸血症、多毛症及牙龈增生等。该药价格昂贵,有较多不良反应及停药后易复发,使其应用受到限制。

4.霉酚酸酯(MMF)　药理作用与硫唑嘌呤相似,但有高度的选择性,因而骨髓抑制及肝细胞损伤等不良反应少,初起用于抗移植排异,效果良好。霉酚酸酯(MMF)诱导剂量为 1～2g/d,持续治疗 3～6 个月后减量,至 0.5g/d 后维持治疗 6～12 个月。

5.他克莫司(FK506,普乐可复)　FK506 是治疗作用与环孢素(CsA)相似,但肾毒性作用小于环孢素(CsA)的一种新型的免疫抑制药。成人起始治疗剂量为 0.1mg/(kg·d),血药浓度保持在 5～15 ng/mL,疗程为 12 周。如肾病综合征缓解,尿检蛋白转阴性,药量可减至 0.08mg/(kg·d),再持续治疗 12 周。6 个月后减至 0.05mg/(kg·d)维持治疗。

(五)非特异性降尿蛋白治疗

1.血管紧张素转换酶抑制剂(ACEI)或血管紧张素Ⅱ受体阻滞剂(ARB)　临床试验证实 ACEI 或 ARB 可通过血流动力学变化和非血流动力学机制减少慢性肾脏病患者的尿蛋白。常用药物有贝那普利(洛汀新)10～20mg/d,口服,福辛普利(蒙诺)10～20mg/d,口服,缬沙坦或氯沙坦等 ARB 药物也可选用。

2.降脂治疗　肾病综合征常合并高脂血症,使机体处于高凝状态,导致肾小球血流动力学的改变、脂代谢紊乱、肾内缩血管活性物质释放增加、肾小球内压升高、尿蛋白增加,因而降脂治疗可降低蛋白尿。

3.低分子肝素钠　一方面可以降低患者的血浆黏度和红细胞变性,改善高凝倾向和肾小球血流动力学异常;另一方面可增加肾脏 GBM 的负电荷屏障,减少尿蛋白的漏出。低分子肝素钠 0.4mL,每日 1～2 次,皮下注射,2～4 周为一个疗程,以后根据病情还可重复使用。

4.血浆置换及蛋白吸附疗法　血浆置换疗法首先用于治疗重症狼疮,其机制是通过血浆置换装置清除机体内的自身抗体、免疫复合物、补体及炎症介质等,使患者临床症状缓解。该疗法可去除血浆中的某些 GBM 毒性因子,因而使患者尿蛋白减少,临床肾病缓解或部分缓解。用免疫吸附疗法治疗 FSGS 和移植肾病复发,疗效优于单纯的血浆置换疗法。

(六)不同病理类型引起的肾病综合征

对不同病理类型引起的肾病综合征采取以下治疗方法。

1.微小病变型肾病及轻度系膜增生性肾小球肾炎　常对激素治疗敏感,初治者可单用激素治疗。因感染、劳累而短期复发者可再使用激素,疗效差或反复发作者应并用细胞毒药物。应力争达到完全缓解。

2.膜性肾病　尤其是特发性膜性肾病,是成人原发性肾小球疾病的常见病理类型之一,因其病情变化缓慢,预后差别较大,而药物治疗相对不敏感,存在肾功能逐渐恶化及自发缓解两种不同的倾向。在诸多危险因素中,大量尿蛋白及其持续时间是最主要的因素,尿蛋白量越大,持续时间越长,患者发展至终末期肾衰竭概率明显增加;同时,约 25% 的患者可自然缓解。大量循证医学研究提示单独使用糖皮质激素治疗无效,糖皮质激素联合细胞毒类药物可能有效。

(1)甲泼尼龙联合苯丁酸氮芥:如甲泼尼龙 1g/d,静脉滴注,3 日后改为 0.4mg/(kg·d),口服,1 个月后改为苯丁酸氮芥 0.2mg/(kg·d),共治疗 30 日,循环上述治疗 3 次,总疗程半年,结论认为该方案具有降低尿蛋白及保护肾功能的作用。

(2)甲泼尼龙联合环磷酰胺:甲泼尼龙 1g/d,静脉滴注,3 日后改为 0.4mg/(kg·d),口服,一个月后改为环磷酰胺 0.5mg/(kg·d),口服,共治疗 30 日,循环该治疗 3 次,总疗程半年,也可减少蛋白尿。

(3)霉酚酸酯(MMF):曾有治疗膜性肾病的报道。泼尼松 20～60mg/d 联合霉酚酸酯(MMF)1～2g/d,观察 6 个月,认为治疗是有效。膜性肾病易发生血栓、栓塞并发症,应予积极防治。

3.局灶硬化性肾小球肾炎 原发性局灶节段性肾小球硬化(FSGS)也是肾脏疾病的常见病理类型。近年来,大量回顾性研究结果显示,延长激素疗程可增加 FSGS 的缓解率。泼尼松初始剂量为 1mg/(kg·d),一般维持 2～3 个月后逐渐减量,获得完全缓解的平均时间为 3～4 个月,因此成人 FSGS 所导致的 NS 在经过 6 个月的泼尼松治疗[1mg/(kg·d)]仍未缓解者,才称为激素抵抗。对于老年人,大部分学者主张隔日泼尼松治疗[1.0～1.6mg/(kg·d)],持续治疗 3～5 个月对于激素依赖、抵抗和复发者泼尼松加间断环磷酰胺冲击治疗可增加缓解率,环磷酰胺总量不宜超过 150mg/kg。其他如 CSA、霉酚酸酯(MMF)、FK506、ACEI 和 ARB 等药物的使用以及采用血浆置换清蛋白吸附法治疗 FSGS。

4.其他 系膜毛细血管性肾小球肾炎、局灶节段性肾小球硬化和重度系膜增生性肾小球肾炎常较快地发展为肾衰竭,预后差。通常对已发生肾衰竭者,不再给予激素及细胞毒药物治疗,而按慢性肾衰竭处理。肾功能正常者,可参考应用下列治疗方案:先给足量激素及细胞毒药物(或可同时加用抗凝药及抗血小板药)积极治疗;疗程完成后无论疗效如何均及时减、撤药,以避免严重不良反应;随后保持维持量激素及抗血小板药长期服用。如此治疗后,少数病例可能缓解,多数患者肾病综合征虽未缓解,但仍有可能延缓肾功能减退。

(七)中医药治疗

单纯中医、中药治疗肾病综合征疗效出现较缓慢,一般主张与激素及细胞毒药物联合应用。

雷公藤总苷 20mg,每日 3 次,有降尿蛋白作用,可配合激素应用。国内研究显示该药具有抑制免疫、抑制肾小球系膜细胞增生的作用、并能改善肾小球滤过膜通透性。主要不良反应为性腺抑制、肝功能损害及外周血白细胞减少等,及时停药后方可恢复。

(八)治疗注意事项

1.如果患者无特别严重的水肿,可不必严格控制钠盐摄入,因患者多伴有胃肠道水肿及食欲减退,过分限盐会影响患者食欲而妨碍蛋白质及热量的摄入。

2.在使用利尿剂治疗时应判断患者是否存在有效血容量不足。噻嗪类利尿剂可缓解大部分轻微的水肿;当出现低钾血症时可应用保钾利尿剂;襻利尿剂适用于中度及重度水肿;噻嗪类利尿剂与襻利尿剂联用利尿及排钠作用持续时间长,具有协同作用。

3.血浆或人血清蛋白等静脉滴注均可提高血浆胶体渗透压,促进组织中水分回吸收并利尿,如接着立即静脉滴注呋塞米 60～120mg(加于葡萄糖溶液中缓慢静脉滴注 1 小时),能获得良好的利尿效果。但由于输入的血浆和其制品均将于 24～48 小时内由尿中排出,故血浆制品不可输注过多过频,否则因肾小球高滤过及肾小管高代谢,造成肾小球脏层及肾小管上皮细胞损伤。对伴有心脏病的患者应慎用此法利尿,以免因血容量急性扩张而诱发心力衰竭。

4.对肾病综合征患者利尿治疗的原则是不宜过快过猛,以免造成血容量不足、加重血液高黏倾向,诱发血栓、栓塞并发症。

【并发症】

1.感染　与蛋白质丢失、营养不良、免疫功能紊乱及应用糖皮质激素治疗有关,是肾病综合征的常见并发症。常见感染部位顺序为呼吸道、泌尿道、皮肤。由于应用糖皮质激素,其感染的临床征象常不明显,但若治疗不及时或不彻底,感染仍是导致肾病综合征复发和疗效不佳的主要原因,甚至导致患者死亡,应予以高度重视。

2.血栓、栓塞并发症　由于血液浓缩(有效血容量减少)及高脂血症造成血液黏稠度增加;此外,某些蛋白质丢失,以及肝代偿性合成蛋白增加,引起机体凝血、抗凝和纤溶系统平衡失调。由于肾病综合征时血小板功能亢进、应用利尿药和糖皮质激素等均可能加重血液高凝。因此,肾病综合征时容易发生血栓、栓塞并发症,其中以肾静脉血栓最为常见(发生率为10%~40%,其中 3/4 病例因慢性形成,临床并无症状);此外,肺血管血栓、栓塞,下肢静脉、下腔静脉、冠状血管血栓和脑血管血栓也不少见。血栓、栓塞并发症是直接影响肾病综合征治疗效果和预后的重要原因。

3.急性肾衰竭　少数病例可出现急性肾衰竭,也是原发性肾病综合征最严重的并发症。其机制可能是因肾间质高度水肿压迫肾小管,以及大量蛋白管型阻塞肾小管所致。由于肾小管腔内高压,间接引起肾小球滤过率骤然减少,导致急性肾实质性肾衰竭。常见于 50 岁以上患者(尤以微小病变型肾病者居多),发生多无明显诱因,表现为少尿或无尿,扩容利尿无效。肾活检病理检查显示肾小球病变轻微,肾间质弥漫重度水肿,肾小管可为正常或有少数细胞变性、坏死,肾小管腔内有大量蛋白管型。

4.蛋白质及脂肪代谢紊乱　长期低蛋白血症可导致营养不良、小儿生长发育迟缓;免疫球蛋白减少造成机体免疫力低下,易致感染;金属结合蛋白丢失可使微量元素(铁、铜、锌等)缺乏;内分泌素结合蛋白不足可诱发内分泌紊乱(如低 T3 综合征等);药物结合蛋白减少可能影响某些药物的药动学(使血浆游离药物浓度增加、排泄加速),影响药物疗效高脂血症中血液黏稠度增加,促进血栓、栓塞并发症的发生,还将增加心血管系统并发症,并可促进肾小球硬化和肾小管.间质病变的发生,促进肾脏病变的慢性进展。

【预后】

肾病综合征预后个体差异很大。决定预后的主要因素包括以下三个方面。

1.病理类型　一般说来,微小病变型肾病和轻度系膜增生性肾小球肾炎的预后较好。微小病变型肾病部分患者可自发缓解,治疗缓解率高,但缓解后易复发;早期膜性肾病仍有较高的治疗缓解率,晚期虽难以达到治疗缓解,但病情进展缓慢,发生肾衰竭较晚;系膜毛细血管性肾小球肾炎、局灶性节段性肾小球硬化及重度系膜增生性肾小球肾炎预后差,疗效不佳,病情进展较快易短时间内进入慢性肾衰竭。

2.临床因素　如大量蛋白尿、高血压和高血脂均可促进肾小球硬化,上述因素如长期得不到控制,则成为预后不良的重要因素。

3.并发症　存在反复感染、血栓栓塞并发症者常影响预后。

第五章　血液系统疾病

第一节　红细胞疾病

一、缺铁性贫血

【概述】

缺铁性贫血(IDA)是临床上最常见的贫血,在育龄妇女和婴幼儿中发病率最高。在大多数发展中国家里,约有 2/3 的儿童和育龄妇女缺铁,其中约 1/3 患缺铁性贫血。在发达国家中,亦有 20% 的育龄妇女及 40% 左右的妊娠妇女缺铁。

铁是人体必需的微量元素,存在于所有生存的细胞内。铁除参与血红蛋白的合成以外,还参加体内一些生化过程。如果铁缺乏,会造成机体多方面的功能紊乱。故缺铁性贫血除了贫血的症状外,还会有一些非贫血的症状。

缺铁性贫血是指体内贮存铁消耗殆尽,红细胞生成受到影响发生的小细胞低色素性贫血。根据实验室检查结果可将缺铁性贫血分为:

1.缺铁(或贮存铁缺乏)期;

2.缺铁性红细胞生成期;

3.缺铁性贫血期。

临床上缺铁性贫血应与慢性病贫血相鉴别。

缺铁性贫血的病因主要是慢性失血(如痔疮、胃十二指肠溃疡、胃肠道肿瘤、长期使用阿司匹林)。偏食习惯、膳食结构不合理、生长发育迅速而铁补充不足以及妊娠、月经过多,均可引起缺铁性贫血。

【临床表现】

1.贫血的症状　头晕、头痛、乏力、易倦、眼花、耳鸣,活动后有心悸、气短。

2.非贫血的症状　儿童生长发育迟缓,智力低下,行为异常,异食癖。

3.体征　皮肤苍白、毛发干枯、无光泽、易折。指甲扁平、易裂,严重者可呈现匙状(反甲),舌炎。

【诊断要点】

1.存在缺铁性贫血的病因、症状及体征。

2.实验室检查

(1)小细胞低色素性贫血:血红蛋白男性低于120g/L,女性低于110g/L,孕妇低于100g/L;红细胞平均体积(MCV)小于80fl,红细胞平均血红蛋白量(MCH)小于27pg,红细胞平均血红蛋白浓度(MCHC)小于310g/L;网织红细胞平均血红蛋白量(CHr)小于28pg/cell,红细胞中心淡染区扩大。

(2)血清铁蛋白(SF)低于12μg/L。

(3)血清铁(SI)<8.95)μmol/L(50μg/dL),总铁结合力(TIBC)>64.44μmol/L(360μg/dL),转铁蛋白饱和度(TS)低于15%。

(4)骨髓涂片铁染色显示骨髓小粒或块团中可染铁(细胞外铁)消失,铁粒幼红细胞少于15%。

根据实验室检查结果分期为:①缺铁期(贮存铁缺乏):仅有2或4项。②缺铁性红细胞生成期:具备2、3或4项。③缺铁性贫血期:具备1、2、3或4项。

需注意的是:①单有血清铁减低,不能诊断为缺铁,必须是铁蛋白减低或骨髓涂片铁染色显示细胞内、外可染铁减少,才能诊断为缺铁。②严格掌握缺铁性贫血的诊断标准,注意与慢性病贫血相鉴别。

【治疗方案及原则】

治疗原则:去除造成缺铁的病因,补充铁剂,恢复血红蛋白及铁贮存。

1.去除病因　应予营养知识教育和治疗基础疾病。

2.补充铁剂

(1)口服铁剂:宜选用二价铁盐,治疗剂量为元素铁100~150mg/d。常用的有:硫酸亚铁,琥珀酸亚铁,葡萄糖酸亚铁及富马酸亚铁。疗程一般应在血红蛋白恢复正常后再服用2~3个月。如有条件可测定血清铁蛋白,在血清铁蛋白>30μg/L(女性)或>50)μg/L(男性)后停药。

(2)注射铁剂:如患者不能口服和不能忍受口服铁剂的胃肠道反应,或持续失血一时不易控制时,可用肌内或静脉注射铁剂。用前应计算所需注射的总剂量。所需注射的总剂量(mg)=[150-患者血红蛋白(g/L)]×体重(kg)×0.3,分次使用。

3.输血　缺铁性贫血一般不需要输血,仅在患者出现严重贫血而又有不易控制的出血或组织明显缺氧时应用。

二、慢性病贫血

【概述】

早在19世纪初,就有学者发现某些传染性疾病(伤寒、天花)伴有小细胞性贫血。以后在临床上逐渐注意到一些慢性感染、炎症、肿瘤及外科创伤持续1~2个月后可伴发贫血。这类贫血的特征是血清铁低、总铁结合力亦低,而贮存铁是增加的,故早期也称为"铁再利用缺陷性贫血"、"缺铁性贫血伴网状内皮系统含铁血黄素沉着症"。20 世纪后期改称为慢性(疾)病贫血。此名称易与某些慢性系统性疾病(如肝病、肾病及内分泌疾患)继发的贫血相混淆。后者的贫血是由于系统疾病的多种症状所致,应称为"慢性系统疾病继发性贫血",其发病机制与慢性病贫血是不一样的。随着对慢性病贫血发病机制的进一步了解,应该对之有更为恰当的名称。

慢性病贫血(ACD)的发病机制还不是十分清楚。目前认为可能是:①红细胞寿命缩短;②骨髓对贫血的反应有障碍;③铁的释放及利用障碍。

慢性病贫血时骨髓对贫血缺乏应有的代偿能力,可能是慢性病贫血发病的主要原因。慢性炎症时巨噬细胞在激活中产生 IL-1、TNF、IL-6 及 IFN 等细胞因子增多,不但可抑制体内红细胞生成素(EPO)的产生,且使骨髓对 EPO 的反应迟钝,抑制红系祖细胞(CFU-E)的形成,使骨髓红细胞的生成受到影响。目前临床上用 EPO 治疗可使患者的贫血得到改善,也说明 EPO 分泌不足是慢性病贫血的主要病因。

慢性病贫血时铁释放及利用障碍的原因尚不十分清楚。一种解释是机体的"营养免疫形式"。由于细菌及肿瘤细胞均需要铁营养,低铁被认为是机体对细菌或肿瘤组织生长的反应。另一种解释为:当炎症或感染时,巨噬细胞被激活,巨噬细胞过度摄取铁,造成血清铁低而贮存铁增加,以及快速释放铁的通道被阻断。此外,炎症时增多的 IL-1 刺激中性粒细胞释放乳铁蛋白。乳铁蛋白较转铁蛋白容易与铁结合,造成血清铁浓度降低。与乳铁蛋白结合后的铁不能再被红细胞利用,而是进入巨噬细胞,造成巨噬细胞内的铁贮存增多。

慢性病贫血目前在临床上的发病率仅次于缺铁性贫血,在住院患者中是最多见的。

【临床表现】

1.轻度或中度贫血,贫血进展较慢。

2.基础疾病(慢性感染、炎症、肿瘤及外科创伤)的临床表现。

【诊断要点】

1.伴有基础疾病。

2.正常细胞正常色素性贫血,部分患者可表现为低色素或小细胞性贫血。

3.血清铁及总铁结合力均低于正常,转铁蛋白饱和度正常或稍低于正常,血清铁蛋白增高,红细胞游离原卟啉(FEP)亦增高。转铁蛋白受体减少。

4.骨髓中红系细胞可有轻度代偿增生,铁染色示铁粒幼细胞减少,而细胞外及巨噬细胞内贮存铁增多。

诊断时注意:

(1)诊断慢性病贫血需首先排除这些慢性疾病本身造成的继发性贫血(如失血性、肾衰竭性、药物导致的骨髓抑制,以及肿瘤侵犯骨髓或肿瘤晚期时的稀释性贫血等)。

(2)鉴别诊断:主要与缺铁性贫血相鉴别。慢性病贫血时虽然血清铁也低,总铁结合力常低于正常,故转铁蛋白饱和度正常或稍低。血清铁蛋白及骨髓铁正常或增多。FEP 在慢性病贫血和缺铁性贫血时都是增加的,缺铁性贫血时 FEP 增加得更高、更快。慢性病贫血时 FEP 增加常较缓慢,且不明显。

(3)"功能性缺铁"是指慢性病贫血时铁的利用障碍(用 TfR/logSF$<$1 或 CHr$<$28pg 表

示),不是真正的缺铁(此时体内贮存铁并不少),不需要补铁治疗。

【治疗方案及原则】

1.慢性病贫血的治疗主要是针对基础疾病。基础疾病纠正后,贫血可以得到改善。

2.一般不需要特殊治疗,输血只在严重贫血时考虑。

3.铁剂的补充无效,除非患者同时伴有缺铁性贫血。

4.补充 EPO 可使部分 EPO 相对减低的患者贫血改善。EPO 的用量为:$100\sim150U/kg$,皮下注射,每周 3 次。

三、再生障碍性贫血

【概述】

再生障碍性贫血是由多种原因(物理、化学、生物或不明原因)、多种发病机制引起骨髓造血干细胞和微环境严重损伤,导致骨髓造血功能衰竭的疾病。

再生障碍性贫血患者的骨髓极度增生不良,外周血全血细胞减少,主要表现为贫血、出血及感染。临床上分为重型再生障碍性贫血(SAA)和再生障碍性贫血(AA)两种类型,二者的发病机制、免疫功能、临床表现、实验室检查及治疗原则均有不同。

诊断再生障碍性贫血必须除外阵发性睡眠性血红蛋白尿(PNH)、急性造血停滞、低增生性白血病和低增生型骨髓增生异常综合征等全血细胞减少的疾病。

【临床表现】

1.贫血　头昏、眼花、乏力、面色苍白和心悸等。

2.出血　皮肤、黏膜出血,妇女常有月经过多。严重时可有内脏出血。

3.感染　常见口腔、呼吸道、胃肠道和皮肤软组织感染,严重时可有败血症。

4.肝、脾、淋巴结　一般不肿大。

【诊断要点】

1.临床表现　再生障碍性贫血主要表现为贫血。重型再生障碍性贫血主要表现为出血和感染。

2.实验室检查

(1)血象:全血细胞减少。网织红细胞绝对值减少。

(2)骨髓象:骨髓涂片检查示增生减低或重度减低,巨核细胞明显减少或缺如。骨髓小粒非造血细胞及脂肪细胞增多。骨髓活检见造血组织减少,脂肪组织、网状细胞、组织嗜碱细胞和浆细胞增多,骨髓间质水肿和出血。

3.必须除外可能引起全血细胞减少的其他疾病,如阵发性睡眠性血红蛋白尿、骨髓增生异常综合征、急性造血功能停滞、骨髓纤维化、低增生性白血病、恶性组织细胞病、巨幼细胞贫血和癌肿骨髓转移等。

4.分型诊断

(1)再生障碍性贫血:

1)发病慢,以贫血症状为主,感染及出血均相对较轻。

2)血象:全血细胞减少,网织红细胞减少。

3)骨髓象:骨髓三系细胞减少,巨核细胞明显减少或缺如,骨髓小粒中非造血细胞及脂肪细胞增加。

(2)重型再生障碍性贫血:

1)发病急,贫血进行性加重,常伴严重感染和出血。

2)血象:除血红蛋白下降较快外,网织红细胞少于 1%,绝对值少于 $15\times10^9/L$;中性粒细胞绝对值少于 $0.5\times10^9/L$;血小板少于 $20\times10^9/L$。

3)骨髓象:多部位增生减低,三系造血细胞明显减少,骨髓小粒中非造血细胞及脂肪细胞增加。

(3)重型再生障碍性贫血Ⅱ型:慢性再生障碍性贫血患者的病情恶化,血象符合重型再生障碍性贫血时,称为重型再生障碍性贫血Ⅱ型。

【治疗方案及原则】

1.一般支持治疗

(1)去除可能引起再生障碍性贫血的病因。

(2)控制感染和出血:

1)小剂量多次成分输血。

2)造血细胞因子:G-CSF $5\sim10\mu g/(kg\cdot d)$,皮下注射,每周 3 次,EPO $100\sim150U/(kg\cdot d)$,皮下注射,每周 3 次。

3)静滴大剂量免疫球蛋白:$0.4\sim1g/(kg\cdot d)$,用 $3\sim5$ 天。

2.再生障碍性贫血的治疗

(1)雄性激素:具有刺激造血作用,但需注意男性化与肝功能异常等不良反应。常用制剂为司坦唑醇(康力龙)2mg,每天 3 次(或与保肝药同时服用),疗程不应短于 6 个月。

(2)环孢素(与雄激素合用或单用):剂量 $3\sim5mg/(kg\cdot d)$,维持血清浓度在 $150\sim200ng/mL$。疗程至少 3 个月。

3.重型再生障碍性贫血的治疗 除积极控制感染、出血、成分输血外,首先考虑异基因骨髓移植或外周血干细胞移植。其他根据患者的情况采用。

(1)抗胸腺球蛋白或抗淋巴细胞球蛋白:$2.5\sim5mg/(kg\cdot d)$,用 5 天或 $10\sim15mg(kg\cdot d)$,用 5 天。

(2)环孢素:$3\sim5mg/(kg\cdot d)$,用 $3\sim5$ 个月。

附:纯红细胞再生障碍性贫血

【概述】

纯红细胞再生障碍性贫血(PRCA)是以骨髓单纯红系造血衰竭为特征的一组疾病。纯红细胞再生障碍性贫血分为遗传性(Diamond-Blackfan 综合征,先天性红细胞生成障碍)及获得性两大类,后者又分为原发性和继发性。

纯红细胞再生障碍性贫血的发病机制包括:免疫介导,药物相关或病毒诱发。

【临床表现】

1.贫血症状,一般无出血倾向及发热。

2.可能伴有基础疾病的症状,一般无肝、脾肿大。

【诊断要点】

1.临床表现

2.实验室检查

(1)血象:正常细胞正常色素性贫血,网织红细胞显著减少或缺如。白细胞及血小板正常。

(2)骨髓象:红系细胞显著减少或缺如,粒系和巨核系均在正常范围内。无病态造血。

【治疗方案及原则】

1.去除病因及治疗基础疾病。

2.免疫抑制剂:皮质类固醇、环孢素或抗胸腺/淋巴细胞球蛋白(ATG/ALG)均有一定疗效。

3.其他:血浆置换术、丙种球蛋白或基因重组人红细胞生成素(rhEPO),亦可根据患者的具体情况选用。

四、巨幼细胞贫血

【概述】

巨幼细胞贫血是指由于叶酸和(或)维生素 B_{12} 缺乏,细胞 DNA 合成障碍引起骨髓和外周血细胞异常的贫血。特点为细胞核浆发育不平衡及无效应造血,呈现形态与功能均不正常的典型巨幼改变。这种巨幼改变可涉及红细胞、粒细胞及巨核细胞三系。除造血细胞外,在更新较快的上皮细胞中也存在类似的改变。临床上巨幼细胞贫血表现为全血细胞减少、黄疸及胃肠道症状。维生素 B_{12} 缺乏时,除上述表现外还可出现神经系统的症状。

巨幼细胞贫血的病因除营养性外,还可能由于叶酸或维生素 B_{12} 吸收利用障碍、内因子缺乏及药物影响等所致。

临床上巨幼细胞贫血的特殊类型有:麦胶肠病,乳糜泻,热带口炎性腹泻,乳清酸尿症及恶性贫血。在我国巨幼细胞贫血以营养性叶酸缺乏为主,以山西、陕西及河南等地的农村较为多见。维生素 B_{12} 缺乏者较少,多见于老年人及萎缩性胃炎,由于内因子缺乏所致的恶性贫血在我国极为罕见。

【临床表现】

1.贫血症状。

2.腹胀、腹泻或便秘,以及黄疸、舌痛、舌质色红和表面光滑等体征。

3.维生素 B_{12} 缺乏的患者,可有脊髓后侧束变性、周围神经病变和精神症状。

【诊断要点】

1.有叶酸或维生素 B_{12} 缺乏的病因及临床表现。

2.实验室检查

(1)血常规:大细胞性贫血,MCV 大于 100fl,血涂片中多数呈大卵圆形红细胞,白细胞和血小板常减少,中性粒细胞分叶过多,5 叶者超过 5%,6 叶者超过 1%。

(2)骨髓象:呈典型的巨幼改变,以红细胞系统为主,粒细胞及巨核细胞系统亦可见。

（3）血清叶酸、维生素 B_{12} 测定：血清叶酸低于 6.8mmol/L（3ng/mL），红细胞叶酸测定低于 226.6mmol/L，（100ng/mL）；血清维生素 B_{12} 低于 74.0～103.6pmol/L（100～140μg/mL）。

（4）如有条件做血清或胃液内因子检查（正常人应为阴性）或维生素 B_{12} 吸收试验（Schilling test，24 小时尿中 ^{57}Co 维生素 B_{12} 的含量，正常人应＞8％，巨幼细胞贫血患者及维生素 B_{12} 吸收不良者＜7％，恶性贫血患者＜5％），可帮助诊断恶性贫血。

【治疗方案及原则】

1.治疗基础疾病，去除病因。

2.增加营养，纠正偏食及不良的过度烹调习惯。

3.补充叶酸或维生素 B_{12}：叶酸缺乏可口服叶酸，每次 5～10mg，每日 3 次，至血红蛋白恢复正常。一般不需维持治疗。维生素 B_{12} 缺乏可用维生素 B_{12} 100μg/d。恶性贫血及全胃切除者，要终身维持治疗。

4.输血有严重贫血而又有组织脏器明显缺氧时，可输注红细胞。

五、遗传性球形红细胞增多症

【概述】

遗传性球形红细胞增多症是一种先天性红细胞膜异常疾病，在遗传性溶血性贫血中最常见。遗传性球形红细胞增多症的发病机制是由于红细胞膜蛋白（包括蛋白膜收缩蛋白、锚蛋白、4.2 蛋白和区带 3 蛋白等）基因异常，导致红细胞表面积减少，细胞呈现球形。球形红细胞易被脾脏扣留和吞噬，为血管外溶血。约 3/4 的遗传性球形红细胞增多症患者有家族史。

遗传性球形红细胞增多症可以发生于任何年龄，部分患者于成年后才发病。贫血的程度轻重不一，在同一家族中也可以不一样。新生儿和婴幼儿时期发病者及老年患者由于骨髓的代偿能力较弱，贫血较严重。成年患者由于骨髓的代偿能力较好，常为轻度贫血或无临床表现，仅在感染或剧烈的体力活动后出现贫血。诊断遗传性球形红细胞增多症主要靠球形红细胞增多，应首先除外其他可能引起球形红细胞增多的疾病，如自身免疫性溶血性贫血及新生儿溶血等。

【临床表现】

1.可有不同程度的贫血。

2.黄疸或伴有胆石症、胆囊炎。

3.不同程度的脾脏肿大。

【诊断要点】

1.3/4 的患者有阳性家族史。

2.可有不同程度的贫血、黄疸（或伴有胆石症、胆囊炎）。

3.不同程度的脾脏肿大。

4.实验室检查

（1）小细胞性贫血，血涂片中球形红细胞增多（＞10％）。

(2)网织红细胞增多,非结合胆红素增高。

(3)红细胞渗透脆性试验(或孵育后):开始溶血及完全溶血浓度较正常对照高 0.08%以上。

(4)酸化甘油溶血试验阳性。

5.能除外其他可能引起球形红细胞增多的疾病。

6.如有条件做红细胞膜蛋白电泳分析,证实膜收缩蛋白、锚蛋白、4.2 蛋白和区带 3 蛋白缺失则可确诊。

【治疗方案及原则】

1.一般无特殊治疗,基因治疗尚在研究中。

2.脾脏切除可使部分患者的贫血改善。

六、阵发性睡眠性血红蛋白尿

【概述】

阵发性睡眠性血红蛋白尿(PNH)是获得性多能造血干细胞基因突变引起的克隆性疾病。患者的血细胞结构异常,不能生成糖肌醇磷脂(GPI)联结蛋白,致使其对血清中补体异常敏感而发生慢性血管内溶血。正常的造血功能减低。患者临床主要表现为反复、间歇发作的血红蛋白尿及溶血性贫血,可伴全血细胞减少或血管栓塞。病情迁延不愈,生存期可以很长,部分患者可以自然缓解。死亡原因主要为感染(国内)及血管栓塞(国外)。

【临床表现】

1.发作多有诱发因素,如感染、过劳、手术、药物或食物等。

2.间歇发作的血红蛋白尿。

3.贫血和(或)黄疸。肝、脾轻至中度肿大。

4.部分患者可发生静脉栓塞。

【诊断要点】

1.临床表现

(1)间歇发作的血红蛋白尿,少数患者可以无血红蛋白尿发作史。

(2)溶血性贫血(贫血、黄疸及脾大)。

2.实验室检查

(1)血常规:贫血程度轻重不一。网织红细胞增高。约半数以上患者有全血细胞减少。

(2)骨髓象:大部分患者增生明显活跃,以红细胞系增生为主,少数患者可有增生减低。

(3)尿含铁血黄素试验阳性。

(4)血清胆红素增高,以非结合胆红素升高为主。

(5)血红蛋白尿发作时,尿隐血试验阳性,血浆结合珠蛋白减少,血浆游离血红蛋白增多。

(6)溶血试验:

1)酸溶血试验阳性,以及 CD55 和 CD59 阴性细胞检测为确诊试验。

2)蔗糖溶血试验可出现阳性。

3)有条件的单位可作蛇毒因子溶血试验。

【治疗方案及原则】

1.尽量避免诱发因素。

2.贫血严重者宜输经生理盐水洗涤的红细胞。

3.控制溶血发作糖皮质激素,泼尼松 30～60mg/d,溶血缓解后逐渐减量。

4.其他

(1)雄激素:司坦唑醇 2mg,每天 3 次,口服。

(2)补充叶酸。

(3)缺铁时可用少量铁剂,但有诱发溶血的危险,应慎用。

(4)维生素 E100mg,每天 3 次,口服,有稳定红细胞膜、减轻溶血的作用。

(5)骨髓移植:合并骨髓造血功能衰竭时,可考虑同种异体骨髓移植。

七、血红蛋白病

血红蛋白病是由于血红蛋白质含量异常而发生的一类遗传性贫血病。可分为两大类:一类是异常血红蛋白病,是由于血红蛋白发生结构异常而引起的贫血病,如 HbS、HbE、HbC、HbM 等;另一类是珠蛋白生成障碍性贫血(地中海贫血),是由于某类珠蛋白链合成不足所引起的溶血性贫血,但并不涉及血红蛋白结构异常。地中海贫血广泛流行于地中海流域、中东、非洲、印度次大陆、缅甸、东南亚及中国南部如广东、广西、四川、湖南、河北、云南、贵州、福建、海南、香港、台湾等省(区)。HbS 广泛流行于非洲、欧洲南部地区、中东、印度次大陆等。HbE 在整个印度次大陆、缅甸和东南亚地区高发。迄今已发现异常血红蛋白 700 余种,部分有贫血症状,另一些并不引起临床症状。地中海贫血的基因诊断及异常血红蛋白病的分离及鉴定,需用一些比较复杂的实验室诊断方法。而临床上所用的诊断方法多为一些简单的过筛试验,包括血常规检查、红细胞形态观察、红细胞包涵体检查、异丙醇试验、红细胞渗透脆性试验、血红蛋白电泳、HbA_2 测定、HbF 测定等。近年采用 PCR-斑点杂交法、基因芯片、DNA 测序技术等基因诊断技术,不但提高了分析鉴定能力,提高了诊断水平,而且使产前诊断成为可能。

(一)β 地中海贫血

【概述】

β 地中海贫血主要是由于 β 珠蛋白基因突变导致 β 珠蛋白链合成不足而引起的溶血性贫血。由于 β 珠蛋白基因突变的部位不同,对 β 珠蛋白链合成抑制的程度也不同,常将 β 地中海贫血分为两种类型:β 珠蛋白链完全不能合成者称为 $β^0$ 地中海贫血;β 珠蛋白链尚能合成但合成量不足者称为 $β^+$ 地中海贫血。临床上按其贫血严重程度分为轻型 β 地中海贫血、中间型 β 地中海贫血和重型 β 地中海贫血。

【临床表现】

1.轻型　多数无症状,少数有轻度贫血和轻度脾肿大。

2.重度　常在出生后 3～6 个月出现进行性加重的贫血,黄疸,肝、脾肿大,发育不良,骨骼变形如头颅增大,额部、颧骨隆起,眼距增宽,鼻梁塌陷等,呈典型的"地贫外貌"。患者长期依赖输血,常继发血色病。

3.中间型 症状与体征介于轻型与重型之间,不依赖长期输血。

【诊断要点】

1.有贫血、黄疸、肝脾肿大、发育不良、"地贫外貌"等临床表现。

2.血象轻型:患者 Hb 常在 80g/L 以上,重型患者 Hb<60g/l),呈小细胞低色素性贫血,红细胞形态不一,大小不均,可见靶形红细胞,网织红细胞增多。

3.骨髓象:呈溶血性贫血骨髓象,红细胞系极度增生。

4.血红蛋白分析:轻型 $HbA_2 > 3.5\%$,HbF 正常或轻度增加(不超过 5%);重型 HbF 增多,多在 30% 以上,少数 HbF 为 10%~30%,HbA_2 多正常。

5.家系调查:重型患者父母均为 β 地中海贫血杂合子。轻型患者父母中一方为 β 地中海贫血杂合子。中间型患者父母均为 β 地中海贫血杂合子;或父母中一方为 β 地中海贫血杂合子,但其中一方 HbF 持续存在;或父母中一方为 β 地中海贫血杂合子,而另一方为 αβ 地中海贫血。

6.轻型患者应除外缺铁性贫血。重型及中间型患者应除外 HbF 增加的其他类型地中海贫血。

【治疗方案及原则】

轻型无临床症状者无须治疗,中间型及重型患者应用下列措施:

1.输血 重型患者目前主张应用高量输血法,长期规则输血,维持患者 Hb 在 100~120g/L 之间,一般每 4 周输血 1 次,每次每千克体重输 12mL 洗涤红细胞或浓缩红细胞(或 20mL 全血),可使 Hb 升高 40g/L 左右。中间型患者无须长期规则输血,仅在应激、感染、妊娠期间需输血。

2.铁整合剂治疗 继发性血色病是地中海贫血的主要并发症及死亡原因。一般主张 3 岁后或接受 10~20 单位红细胞输血,或血清铁蛋白浓度在 1000μg/g/L 以上时开始去铁治疗。常用去铁胺 20~50mg(kg·d),静脉或皮下缓慢持续 10~12 小时滴注,每周 5~6 天;也可用口服去铁剂奥贝安可。同时服用维生素 C 50~100mg/d 可增加体内铁的排泄,但心衰患者慎用。

3.异基因造血干细胞移植 是目前临床治愈的唯一方法,对有 HLA 相合同胞供体的重型患者来说应作为首选治疗。

4.脾切除治疗 适用于巨脾及脾功能亢进者,可减轻溶血。宜在 6 岁以后进行。

5.抗氧化剂治疗 如维生素 E、阿魏酸钠等能稳定红细胞膜,减轻溶血。

6.γ 珠蛋白基因激活剂治疗 羟基脲、白消安、5-氧胞苷、丁酸钠等药物能激活 γ 珠蛋白基因的表达,增加 HbF 的合成,改善贫血。对中间型患者疗效较好,对重型患者疗效较差。

7.预防 对高发地区应进行社区筛查、婚前检查和遗传咨询,发现父母均为 β 地中海贫血杂合子者应进行产前检查,取胎儿绒毛、羊水及脐带血进行基因检查,检出 β 地中海贫血纯合子应终止妊娠,杜绝重型地中海贫血患儿的出生。

(二)α 地中海贫血

【概述】

α 地中海贫血是由于 α 珠蛋白基因缺失或缺陷使 α 珠蛋白链的合成受到部分或完全抑制而引起的遗传性溶血性贫血。临床上一般分为四种类型:静止型携带者、α 地中海贫血特征、

HbH 病和 Hb Bart 胎儿水肿综合征。

【临床表现】

1.静止型携带者及 α 地中海贫血特征患者　无任何症状及体征。

2.HbH 病　属中间型,1 岁后逐渐出现轻至中度贫血、黄疸、肝脾肿大,一般无地中海贫血外貌,生长发育稍差或正常,可长期存活。合并感染、妊娠或服磺胺类、氧化剂类药物时,常诱发溶血而加重病情。

3.Hb Bart 胎儿水肿综合征　极其严重,常常于妊娠 30～40 周成为死胎,流产或早产后胎儿绝大部分在数小时内死亡,早产胎儿小,皮肤苍黄,全身水肿,胸腔积液,腹水,心包积液,肝、脾肿大,心脏增大,胎盘大而脆、易碎裂,脐带常有水肿。

【诊断要点】

1.有上述各型的临床表现。

2.血象静止型　携带者血象正常;α 地中海贫血特征患者 Hb 正常或轻度下降,MCV、MCH 轻度下降,红细胞包涵体阳性;HbH 病患者 Hb 70～100g/L,呈小细胞低色素性贫血,红细胞包涵体阳性;Hb Bart 胎儿水肿综合征患者 Hb 在 40g/L 左右,呈小细胞低色素性贫血,红细胞大小不均,异形及靶形红细胞易见,有大量有核红细胞,网织红细胞显著增多。

3.骨髓象　呈溶血性贫血骨髓象,HbH 病患者有核红细胞亦可见包涵体。

4.血红蛋白电泳分析　静止型携带者及 α 地中海贫血特征患者 Hb 分析未见异常,HbH 病患者可见 HbH 成分占 5%～30%,HbA_2 减少及 HbF 正常,有时见少量 HbBart 或 HbCS 成分。Hb Bart 胎儿水肿综合征者 Hb Bart＞70%,可有少量 HbH 或 HbPortland,无 HbA、HbA_2 及 HbF。

5.家系调查　静止型携带者及 α 地中海贫血特征患者双亲中的一方为 $α^0$ 或 $α^+$ 基因携带者,HbH 病患者双亲中的一方为 $α^+$,另一方为 $α^0$ 基因携带者,HbBart 胎儿水肿综合征患者双亲均为 α 基因携带者。

6.基因分析　静止型携带者及 α 地中海贫血特征可用 Hb 肽链分析检测 ξ 链或红细胞包涵体做临床筛查,必要时做基因分析。静止型携带者的基因型为(-α/αα 或 $αα^T$/αα)、($αα^{CS}$/αα),α 地中海贫血特征的基因型为(-/αα)、(-α/-α)、(-α/$αα^T$),HbH 病的基因型为(-/-α)、(-/$αα^T$)、(-/$α^{CS}$α),HbBart 胎儿水肿综合征缺失 4 个 α 珠蛋白基因,基因型为(-/-)。

7.HbH 病患者　在临床上应与黄疸性肝炎、其他遗传性溶血性贫血及获得性 HbH 病相鉴别。

【治疗方案及原则】

1.静止型携带者及 α 地中海贫血特征患者不需治疗。

2.HbH 病患者贫血不严重者无须治疗,在有急性溶血症状、贫血严重时可以输血;脾大、贫血严重、经常发生感染或溶血加重者可作脾脏切除治疗,以减轻贫血症状。

3.Hb Bart 胎儿水肿综合征患者多于出生前死亡,目前无治疗方法,重点在于预防。对家族史中母亲有死胎史或发生过水肿婴儿史者,确诊为 α 地中海贫血后再次怀孕时应作产前检查,取胎儿绒毛、羊水及脐带血进行基因分析。检出 Hb Bart 胎儿水肿综合征胎儿立即终止妊娠。

八、红细胞酶病

红细胞酶病主要是指红细胞能量代谢和氧化还原代谢所需的催化酶遗传变异而导致的一类血液疾病,至少涉及 19 种红细胞酶的变异,全球发病率最高的红细胞酶病为葡萄糖-6-磷酸脱氢酶(G6PD)缺乏症,其次为丙酮酸激酶(PK)缺乏症,其他酶病较少见。绝大多数酶病呈酶活力低下表现,临床症状以溶血性贫血多见,部分酶缺陷累及神经、肌肉等系统。

红细胞酶病的遗传方式多数为常染色体隐性遗传,杂合子可无临床症状,如 PK 缺乏症。少数酶呈常染色体显性遗传,有明确的家族史。个别以 X 性染色体连锁遗传的酶病如 G6PD 缺乏症,男性患者溶血症状明显。

红细胞酶病的临床表现差异很大,轻者可无临床症状或仅轻度贫血,重者在新生儿期即出现严重溶血和高胆红素血症。多数患者在幼年或儿童期发病,主要表现为黄疸、肝脾肿大、轻至中度贫血等慢性溶血性贫血症状。感冒、感染、服氧化性药物或食物以及妊娠等情况均可加重溶血。

红细胞酶病通常没有明显的红细胞形态学改变,血常规指标和溶血常规试验亦无特征性变化,需经特异性酶学检测予以确诊,家系调查是确诊遗传性酶病的重要佐证。红细胞酶病的诊断步骤:①确定有溶血指征;②排除红细胞膜病和血红蛋白病以及后天获得性溶血性疾病;③进行专一性的酶学检测及家系调查。红细胞酶病尚无针对病因的有效疗法,以对症治疗为原则。

(一)葡萄糖-6-磷酸脱氢酶缺陷

【概述】

葡萄糖-6-磷酸脱氢酶(G6PD)缺乏症的主要特点是氧化性损伤、自限性溶血、诱因和临床表现不均一性。G6PD 可催化生成辅酶Ⅱ(NADPH),用以维持 GSH 还原状态,避免红细胞受过氧化物的损害。含氧化性基团的药物(如多种解热镇痛剂)和食物(如蚕豆中的蚕豆嘧啶)、细菌和病毒性感染、机体应激状态突然变化等因素,均可导致 G6PD 缺乏的红细胞溶血。该病地理分布广泛,种族间发病率差异很大,我国的发病率在 4‰~15‰,华南、西南地区为高发区。G6PD 缺乏症呈 X 性染色体连锁不完全显性遗传,男性患者溶血症状明显。G6PD 缺乏作为遗传背景,根据不同的诱因,在临床上主要有 5 种表现类型,即新生儿黄疸、先天性非球形红细胞溶血性贫血(CNSHA)、蚕豆病、药物性溶血和感染性溶血。

【临床表现】

1.急性溶血和慢性溶血均可见,以溶血急性发作多见。

2.任何年龄均可发生,以婴幼儿多见,男性显著多于女性。

3.轻型患者无溶血发作时可无明显贫血、黄疸,脾脏轻度肿大或无肿大。

4.急性溶血主要表现为血管内溶血,贫血、黄疸伴有酱油色血红蛋白尿。重者可出现溶血危象。极重型患者可出现休克、肾衰竭。

5.G6PD 缺乏症所致急性溶血的特点是具有自限性,即当溶血达到一定程度时,引起溶血的诱因虽未解除,溶血过程不再发展,恢复过程长短与患者酶缺乏程度有关。

【诊断要点】

1.病史、溶血诱因及籍贯

(1)有新生儿黄疸史、CNSHA 和(或)急性溶血史。

(2)近期(1~7 天内)食用蚕豆或蚕豆制品;母亲食用蚕豆后,患儿吸吮其母乳而发病。

(3)近期患病毒或细菌性感染。

(4)近期使用药物后出现溶血症状。

(5)患者籍贯多见于华南、西南地区,其他地区散在发生。

2.临床症状

(1)慢性期:具有轻度慢性溶血性贫血指征,脾脏无明显肿大。

(2)发作期:具有急性血管内溶血指征,血红蛋白和红细胞计数急剧下降,皮肤巩膜黄染,尿液呈酱油色或浓茶色,可伴有畏寒、发热、呕吐、腰腹疼痛等。

(3)家系中男性患者症状明显严重。

3.实验室数据

(1)非特异性溶血指标:

1)符合溶血指征,尤其是血管内溶血指征如血红蛋白尿检阳性。非溶血发作期各指标(骨髓、网织红细胞、胆红素、结合珠蛋白等)变化不明显。

2)红细胞形态学:急性溶血期外周血可见红细胞碎片。少数患者血涂片可见"咬痕"细胞。

(2)G6PD 缺陷间接指标:

1)高铁血红蛋白还原试验:G6PD 显著缺乏者<30%。

2)变性珠蛋白小体生成试验:G6PD 缺乏者阳性细胞>28%。

3)GSH 含量测定:G6PD 缺乏者测量值为正常值的 60%~78%,蚕豆病现症者<50%。

(3)G6PD 缺陷特异性指标:

1)初筛定性试验:包括荧光斑点试验、硝基四氮唑蓝纸片法、红细胞 G6PD 洗脱染色法,结果显示 G6PD 缺陷。

2)直接定量试验:测定红细胞 G6PD 活性是确诊的直接依据,男性患者酶活力显著下降,在正常值的 30%以下。

3)突变基因分析。

【治疗方案及原则】

1.无特效对因疗法。以饮食与药物预防为主,禁食蚕豆及其豆类制品,注意防感冒、防感染、慎用药。

2.脾脏切除疗效不佳。

3.产前预防 G6PD 缺乏的孕妇,于产前 2~4 周服用苯巴比妥,可减轻新生患儿出生后的高胆红素血症。

4.特殊处理

(1)溶血危象期:输血,输液,抗感染,防治休克与急性肾衰竭。

(2)新生儿黄疸的治疗:

1)光照疗法:波长 420~440nm 的蓝色荧光灯,照射至黄疸明显减退(<40μmol/L)。光

疗的副作用有腹泻、脱水及青铜症等,应注意补液。

2)换血疗法:起效快,适用于胆红素脑病早期、血清胆红素≥200μmol/L者。

3)药物治疗:促胆红素转化、结合与排泄。常选用苯巴比妥、白蛋白、中药复方茵陈蒿汤和10%葡萄糖等制剂。

5.G6PD缺乏症患者的用药禁忌

(二)丙酮酸激酶缺陷

【概述】

丙酮酸激酶(PK)缺陷在红细胞酶病中发病率位居第二,是糖酵解代谢酶中最常见的引起先天性非球形红细胞溶血性贫血(CNSHA)的缺陷酶,其溶血机制为ATP合成减少、红细胞能量代谢障碍。PK缺陷呈常染色体隐性遗传,杂合子可无临床症状,先证者多为纯合子或双杂合子。酶活力测定和家系调查是PK缺陷的确诊依据。

【临床表现】

1.见于任何年龄,有新生儿黄疸病史,有不同程度的慢性CNSHA。感冒、感染可加重溶血性贫血症状。

2.脾脏中度或明显肿大,10岁以后胆石症的发生率很高。

3.部分中度贫血患者自觉症状较轻,这是由于PK缺陷细胞中代谢产物2,3-DPG蓄积,增加了患者对贫血缺氧的耐受性。

【诊断要点】

1.有新生儿黄疸病史。

2.符合CNSHA的诊断,网织红细胞计数明显增高,脾大明显并常伴有胆结石。

3.排除红细胞膜病和血红蛋白病,排除继发性PK缺陷及后天溶血因素。

4.PK缺陷专一性诊断指标阳性

(1)红细胞形态学:多数无明显改变。部分患者可出现中空淡染区缩小、MCV轻度下降、红细胞棘球形等变化,但红细胞渗透脆性一般无明显改变。

(2)PK荧光斑点法初筛试验:为定性试验,结果显示PK缺陷。

(3)酶活力测定:杂合子酶活力在正常值的50%～75%,纯合子可低于50%。

(4)低底物利用率[PK(L)]:某些PK变异型在常量底物时酶活力测量值无明显变化,但PK(L)显著下降,可作为PK缺陷的确诊指标之一。

(5)家系调查:患者血缘双亲中可检出PK缺陷杂合子,为确诊佐证。

【治疗方案及原则】

1.对症治疗为主。

2.ATP制剂(口服剂型)和膜稳定剂(维生素E、阿魏酸钠等)对改善病症有一定作用。

3.脾切除疗效不一,应视脾脏肿大的程度、质地、贫血轻重、输血频率来确定是否需要手术。脾栓塞不能明显改善溶血性贫血症状。

4.造血干细胞移植经济条件允许、治疗条件符合时可以考虑选择。

(三)嘧啶 5'-核苷酸酶缺陷

【概述】

嘧啶 5'-核苷酸酶(P5'N)专一作用于嘧啶类 5' 单核苷酸的磷酸酯键,将底物转变为可从胞内向外运出的核苷酸。红细胞 P5'N 缺陷使细胞内嘧啶核苷酸蓄积,导致细胞中毒、网织红细胞脱网障碍,最终引起以外周血大量嗜碱性点彩红细胞为特征的溶血性贫血。P5'N 为第三位常见的遗传性缺陷酶,呈常染色体隐性遗传,并可累及多系统。P5'N 缺陷也可继发于重金属中毒、地中海贫血等疾患。

【临床表现】

1.具有先天性非球形红细胞溶血性贫血(CNSHA)症状,可发生新生儿溶血。中度贫血多见,黄疸明显,脾肿大明显。溶血发作时常伴有腹痛。

2.P5'N 为多系统疾病,除了溶血之外,还可出现生长发育迟缓、智力障碍等异常。

【诊断要点】

1.有新生儿黄疸病史。

2.符合 CNSHA 的诊断,可伴有发育迟缓、智力障碍。溶血发作时常有腹痛。

3.排除红细胞膜病和血红蛋白病,排除重金属中毒及其他后天溶血因素。

4.P5'N 缺陷特异性诊断指标阳性。

(1)细胞形态学:大多数患者红细胞嗜碱性点彩明显增多。

(2)初筛试验($R_{260nm/280nm}$):比值低于 2.29(ICSH 正常值为 3.11±0.41)。

(3)酶活力测定:通常红细胞 P5'N 活力≤正常值的 50%。

5.鉴别诊断:血红蛋白病系列试验排除地中海贫血。血液和尿液铅浓度测定排除铅中毒。

【治疗方案及原则】

1.对症治疗。

2.脾切除术:从国内外文献病例看,脾切除对改善患者的临床症状效果良好。

(四)其他红细胞酶病

在 CNSHA 初诊的基础上,必须经过专一底物条件下的酶活力测定才能确诊。

九、自身免疫性溶血性贫血

【概述】

自身免疫性溶血性贫血系人体免疫功能调节紊乱,红细胞吸附自身不完全抗体 IgA、IgG、IgM 及 C_3 补体,导致红细胞易被肝、脾脏内的巨噬细胞识别和吞噬,使红细胞的破坏增速而引起的一种溶血性贫血。自身免疫性溶血性贫血根据抗体作用于红细胞时所需的温度不同,可分为温抗体型(37℃)和冷抗体型(20℃以下)。根据发病原因分为原发性和继发性,后者常继发于造血系统肿瘤、感染性疾病、风湿病(系统性红斑狼疮、类风湿性关节炎等)、免疫性疾病(低丙种球蛋白血症、免疫缺陷综合征、溃疡性结肠炎等)。由于患者常伴有基础疾病,故临床表现多样。抗人球蛋白试验(Coombs 试验)大多为阳性。冷抗体型见于冷凝集素综合征及阵发性冷性血红蛋白尿症。

【临床表现】

1.起病缓急不一,多数徐缓,由感染引起者可急骤起病。

2.温抗体型多为女性,主要表现为慢性血管外溶血症状,个别急性病例可发生急性血管内溶血。

3.冷抗体型多见于中老年患者,遇冷后出现血红蛋白尿和肢端动脉痉挛,患者有手指和足趾发绀。

4.基础疾病的表现。

【诊断要点】

1.临床表现

(1)慢性血管外溶血症状。

(2)可能伴有基础疾病。

2.实验室检查

(1)不同程度的贫血,网织红细胞增高,白细胞在急性溶血时可增多。埃文斯综合征时血小板亦减少。

(2)血清胆红素增高,以非结合胆红素为主。

(3)直接抗人球蛋白试验阳性。冷抗体型可有冷凝集素增多或冷热抗体。

(4)寻找基础疾病的诊断依据。

【治疗方案及原则】

1.治疗基础疾病与诱因。

2.温抗体型首选糖皮质激素治疗,剂量为泼尼松 1mg/(kg·d),分次口服。待血红蛋白正常并稳定后,缓慢减量至停药。病情危重者,可用甲基泼尼松龙或氢化可的松静滴。

3.脾切除:适用于糖皮质激素治疗有效而所需泼尼松维持量超过 15mg/d 者。

4.免疫抑制剂:用于糖皮质激素或切脾无效者,选用硫唑嘌呤或环磷酰胺。

5.输血:尽可能不输或少输血,必要时可输生理盐水洗涤后的红细胞。

6.其他:可选用环孢素(适用于温抗体型)、免疫球蛋白。达那唑单独或与泼尼松合用。

7.冷抗体型:糖皮质激素及切脾无效。以保暖为主。苯丁酸氮芥(瘤可宁)或环磷酰胺有一定疗效,疗程至少 3 个月。避免输血,必要时应输注生理盐水洗涤的红细胞,并要加温至 37℃后输注。

十、真性红细胞增多症

【概述】

真性红细胞增多症是一种由于多能造血干细胞克隆异常,导致红细胞异常增殖为主的慢性骨髓增生性疾病。其病因未明。由于红细胞数量增多,临床表现为多血质、高血压、脾脏肿大、血栓形成及出血倾向等。实验室检查除红细胞数量增多外,伴白细胞和血小板增多。确定诊断靠同位素红细胞容量测定。真性红细胞增多症起病隐袭,进展缓慢,晚期可有各种转化,包括肝、脾髓样化生及门静脉高压症。

临床上,红细胞增多分为绝对增多和相对增多两种。红细胞绝对增多时红细胞容量是增加的,红细胞相对增多时则否。红细胞绝对增多又分为原发性(真性)红细胞增多和继发性红细胞增多两种。继发性红细胞增多是由于心、肺疾病造成的缺氧所致。真性红细胞增多症由于有白细胞增多和脾脏肿大,临床上应与慢性粒细胞白血病及骨髓纤维化相鉴别。

【临床表现】

1.早期表现　头痛、耳鸣、健忘、易激惹。

2.多血质表现　口唇、面颊、鼻尖、耳轮和肢端发绀。

3.出血倾向　鼻出血,齿龈出血,皮肤黏膜淤点、淤斑,也有消化道及泌尿道出血。

4.脾肿大。

5.血栓形成　多发于静脉,但也有脑动脉、冠状动脉和肢体动脉血栓。

【诊断要点】

1.红细胞增多的临床表现　多血质表现,脾脏肿大.血栓形成及出血倾向。

2.实验室检查

(1)血常规:红细胞计数,男性$\geq 6.5 \times 10^{12}$/L、女性$\geq 6.0 \times 10^{12}$/L。血红蛋白,男性≥ 180g/L、女性≥ 170g/L。HCT$> 52\%$,白细胞计数$\geq 11.0 \times 10^9$/L。血小板计数$\geq 300 \times 10^9$/L。

(2)骨髓象:骨髓呈砖红色,三系均增生活跃,以红系增生为主。

(3)外周血中性粒细胞碱性磷酸酶积分增高。

(4)动脉血氧饱和度大于92%。

(5)EPO减低或正常。

(6)骨髓红系祖细胞培养示有内源性 CFU-E。

(7)有条件可进行核素测定红细胞容量(^{51}Cr红细胞标记法),男性≥ 36mL/kg,女性≥ 32mL/kg。

【治疗方案及原则】

1.放血疗法

2.药物治疗　根据具体情况选用以下药物:

(1)羟基脲 $0.5 \sim 2.0$g/d,根据血象调整剂量。

(2)α-干扰素 300万 U,隔日皮下注射。

(3)三尖杉碱 $2 \sim 4$mg/d,静滴,可连续或间歇应用至血红蛋白降至正常为止。

3.放射性核素^{32}P治疗　^{32}P静注,$2 \sim 3$个月后未达疗效者,可再次采用。适用于对放血及药物治疗效果不佳的老年患者。

4.对症治疗。

第二节　白细胞疾病

一、急性粒细胞缺乏症

【概述】

外周血中性粒细胞绝对值计数(白细胞总数×中性粒细胞百分比)低于 0.5×10^9/L,称为粒细胞缺乏。急性粒细胞缺乏症是指在某种有害因素下,短时间内外周血粒细胞陡降乃至完全缺乏,伴发热、严重感染的综合征。本综合征为一自复性过程,但患者可因极期感染导致死亡。国际再生障碍性贫血和粒细胞缺乏症研究组(IAAAS)报道的发病率为 $3.4/(10^5 \cdot 年)$。急性粒细胞缺乏症多数为药物引起的免疫变态反应。早期报道死亡率较高,可达 $20\% \sim 40\%$,近年死亡率已降至 $0 \sim 10\%$。

【临床表现】

1.药物引起的急性粒细胞缺乏症起病急骤,可出现寒战、高热、头痛,常伴有口腔、咽部的坏死性溃疡,其他部位黏膜也可发生溃疡。少数病例可有黄疸,随着病情进展,患者迅速发生严重感染,乃至败血症,一般状况衰竭,导致死亡。如能保护度过极期感染,白细胞和粒细胞总数可自行恢复,整个病程呈现陡降→极期→恢复→(可以超常)→正常的时相性经过。

2.周期性中性粒细胞减少症患者在中性粒细胞严重减少期间,常有口腔溃疡、口腔炎、咽炎和局部淋巴结肿大,甚至严重感染。发作周期为 $12 \sim 35$ 天,平均 21 天,持续 $4 \sim 10$ 天。

【诊断要点】

1.突然起病,高热和口咽黏膜坏死等症状,有可致中性粒细胞减少症的药物接触史;

2.白细胞数和中性粒细胞数进行性急促下降,中性粒细胞绝对值 $<0.5 \times 10^9/L$ 或缺如;

3.骨髓增生活跃或减低,粒系减少或明显成熟受阻;

4.如度过极期,白细胞和粒细胞可自行恢复。

【治疗方案及原则】

1.病因治疗　停用可疑药物或可疑毒物。

2.一般处理　粒细胞缺乏患者出现发热时,应以内科急诊对待,立即入院治疗,有条件时应予逆向隔离。

3.感染的治疗　在进行皮肤、咽喉、血、尿、大便等部位的病菌培养后,立即给予经验性广谱抗生素治疗。选用的抗生素必须是杀菌剂,抗菌谱广,对毒性较强的 G^- 菌有相加或协同效用。有效的联合方案通常包括一种广谱头孢菌素加一种氨基糖苷类或一种对绿脓杆菌有效的青霉素,如头孢拉定＋丁胺卡那＋哌拉西林。也可用广谱而又高效的单一抗生素作为首选药物,此类抗生素有头孢他啶、泰能及美平等。若病原菌明确,应根据药敏试验改用针对性窄谱抗生素。若未发现病原菌,但经治疗后病情得以控制者,在病情治愈后仍应继续给予口服抗生素 $7 \sim 14$ 天。

4.应用集落刺激因子　主要有 thG-CSF[$2 \sim 5\mu g/(kg \cdot d)$,皮下注射]和 thGM-CSF[$(3 \sim 10)\mu g/(kg \cdot d)$,皮下注射]。中性粒细胞绝对值计数 $>1.0 \times 10^9/L$ 时停用。

5.粒细胞输注　下列三种情况同时存在时应用,一般不用作预防性输注:①粒细胞 $<0.5 \times 10^9/L$;②有严重感染;③强效抗生素治疗 48 小时无效。

粒细胞输注的注意事项有:

(1)ABO 血型相同,输前作交叉配血试验;

(2)最好在制备后 6 小时内输注,最多不超过 24 小时;

(3)输注前须经 $15 \sim 30Gy$ 照射,以预防移植物抗宿主病(GVHD);

(4)每次输注量应 $>10^{10}/m^2$,每天一次,一般连用 $4 \sim 6$ 天;

(5)输注速度不宜过快(一般控制在 $10 \times 10^9/b$),在输注过程中应密切观察,如出现呼吸困难、肺水肿、休克等严重不良反应,应立即停止输注。

6.其他治疗 肾上腺皮质激素的应用尚有争议,可试用泼尼松,30～60mg/d,如用药后无效即停药,以避免加重感染。

二、传染性单核细胞增多症

【概述】

传染性单核细胞增多症(IM)是一种由 Epstein-Barr 病毒(EBV)引起的传染性疾病,其典型表现为发热、咽炎、淋巴结肿大和外周血异型淋巴细胞增多。病程为自限性,平均持续时间约 2～3 周。

【临床表现】

1.**症状和体征** 主要发生于年轻成人,可集团性发病,亦可散发。患者有发热、倦怠、咽峡炎,淋巴结肿大以颈部双侧明显,脾脏轻度肿大,肝脏亦可肿大,少数患者还可有黄疸、皮疹、多发性神经炎等。散发病例的表现可不典型。本病为自限性,平均病程 2～3 周。

2.**实验室检查**

(1)血象:白细胞数正常或轻度增多,少数患者可减少。淋巴细胞百分比增高(常＞50％白细胞),出现多量异型淋巴细胞,一般＞10％白细胞,可高达 60％以上。异型淋巴细胞的常见形态为大小较一般淋巴细胞稍大,形态似单核细胞,但核染色质粗糙深染,胞质深蓝,不透亮,或胞质量多,有少量嗜苯胺蓝颗粒。免疫表型检测主要是活化的 CD8$^+$ T 细胞和 NK 细胞。

(2)嗜异凝集试验(＋):须加做吸附试验,本病的嗜异性抗体不被豚鼠肾吸附,而被牛红细胞吸附。

(3)EBV 抗体:抗病毒壳抗原(VCA)抗体(＋),而抗 EB 病毒核抗原(EBNA)抗体(－)。

(4)少数患者可有肝功能试验异常或自身抗体。

【诊断要点】

1.典型的临床表现。

2.外周血片中有多量(一般＞10％)异型淋巴细胞。

3.快速玻片嗜异凝集试验(＋):血清嗜异凝集试验(＋)并经吸附试验验证。

4.EBV 抗体检测(＋)。

【治疗方案及原则】

本病为自限性,一般可自行恢复。患病期主要是加强护理,预防感染和对症治疗。有严重症状者可用短程肾上腺皮质激素治疗。

三、骨髓增生异常综合征

骨髓增生异常综合征(MDS)是一组异质性后天性克隆性造血干细胞疾病,其共同特征是骨髓造血细胞发育异常(病态造血)伴有或不伴有原始细胞增多,以及无效造血,导致外周血细胞减少,并可出现少量原始细胞。一部分 MDS 患者可在数月至数年内转化为急性髓系白血病(AML)。

【临床表现】

1.症状和体征　起病相对缓慢,症状和体征主要是各类血细胞减少的反应。RA 和 RAS 患者一般以顽固性贫血的相关表现为主,出血和感染较为少见,一般无肝、脾、淋巴结肿大。RAEB 患者除贫血表现外,还可有出血和感染,较晚期患者且可出现肝、脾、淋巴结肿大。临近或发生白血病转化时,表现与 AML 基本相同。

2.血象和骨髓象

(1)血细胞发育异常的形态学。

(2)血象:一系或多系血细胞减少,随着病程进展,绝大多数患者均有全血细胞减少。

(3)骨髓象:有核细胞增多或正常,原始细胞占 0%～19%。红系细胞百分比常明显增高,巨核细胞数量正常或增多。红、粒、巨核系细胞至少一系有明确的发育异常的形态改变。

3.其他实验室检查

(1)细胞遗传学检查:可有 5q−、7q−、−5、−7、+8、11q−、17p−、20q−等异常。

(2)骨髓细胞培养:BFU-E、CFU-E、CFU-MK、CFU-GEMM 集落减少或无生长,CFU-GM 可为集落减少,而集簇增多。

【原发性 MDS (pMDS)】

1.外周血　全血细胞减少是 MDS 患者最普遍也是最基本的表现。少数患者在病程早期可表现为贫血和白细胞或血小板减少。

2.骨髓

(1)穿刺液涂片:有核细胞增生程度增高或正常,原始细胞百分比正常或增高,红系细胞百分比明显增高,巨核细胞数目正常或增多,淋巴细胞百分比减低。红、粒、巨核系细胞至少一系有明确的发育异常的形态改变。

(2)活组织切片:

1)造血组织面积增大(>50%)或正常(30%～50%)。

2)造血细胞定位紊乱:红系细胞和巨核细胞不分布在中央窦周围,而分布在骨小梁旁区或小梁表面;粒系细胞不分布于骨小梁表面,而分布在小梁间中心区,并有聚集成簇的现象。

3)(粒系)不成熟前体细胞异常定位(ALIP)现象:原粒细胞和早幼粒细胞在小梁间中心区形成集丛(3～5 个细胞)或集簇(>5 个细胞)。

3.常用抗贫血药物　(维生素 B_{12}、维生素 B_6、叶酸)治疗无效。

4.既往无接受抗癌化疗和(或)放射治疗的历史。

5.能够排除已知可有类似血细胞形态异常的各种其他原发疾患。

对于诊断困难的病例,以下实验室检查结果有助于确诊:①有非随机性−5/5q−、−7/7q−、+8、20q−等 MDS 常见的核型异常;②血细胞克隆性分析提示单克隆造血;③姐妹染色单体分化(SCD)试验延迟,或有其他造血细胞细胞周期延长的证据;④造血细胞有 ras 或 fms 等 MDS 可有的癌基因异常。

【治疗相关 MDS（t-MDS）】

t-MDS 发生于曾接受细胞毒药物化疗和（或）放射治疗而获较长时间存活的患者，一般发生于上述治疗后 4～6 年。t-MDS 的临床与血液学表现基本上与 pMDS 相似，但有一些特点：

1.常为多系血细胞发育异常；

2.骨髓增生减低的现象相对多见；

3.染色体核型异常发生率高，且多为复杂核型异常；

4.常常继续进展，转化为 AML；

5.预后较 pMDS 明显为差。

【MDS 合并骨髓增生低下】

约 10%～15% 的 MDS 患者在诊断时骨髓涂片示有核细胞明显减少，骨髓组织切片中造血组织面积缩小（60 岁以下患者造血组织面积＜30%，60 岁以上患者＜20%）。诊断所谓的增生低下型 MDS 必须有骨髓切片的组织学证据。

【治疗方案及原则】

MDS 尚无特效治疗方法，应根据患者的临床危度及具体病情，先用下述治疗方法：

1.低危和中危Ⅰ患者，一般应主要选用支持治疗，如定期输血、雄激素类药物、红细胞生成素、粒细胞集落刺激因子、环孢素、沙利度胺等，以纠正血细胞减少的程度，改善生活质量。

2.RARS 患者尚可试用维生素 B_6。如果有体内铁负荷过多的证据（包括反复大量输血引起继发性含铁血黄素沉积症的其他 MDS 亚型患者），可给予去铁胺去铁治疗。

3.年龄较大（50 岁），体能状况较差的中危Ⅱ和高危患者，可选用小剂量阿糖胞苷、VP16、三尖杉碱、美法仑等弹药化疗。

4.年龄较轻（＜50 岁），体能状况较好的中危Ⅱ和高危患者，可选用 AML 类方案联合化疗，或异基因造血干细胞移植。

5.增生低下性 MDS 患者，体能状况较好，可选用抗胸腺细胞球蛋白（ATG）等免疫抑制治疗。

【MDS 的标化疗效标准】

2000 年一个国际工作组在分析现行各种 MDS 疗效定义的基础上，提出了一套统一的标准化 MDS 疗效指南，目的是规范 MDS 临床治疗试验的疗效判断标准，使不同临床试验的结果之间具有可比性。这个统一标化疗效标准，从 MDS 与许多恶性血液疾患的不同特点着眼，将 MDS 的治疗目标分为两个档次：改善生存质量和改变疾病自然病史。据此相应提出了 4 组疗效标准，即：

1.改变疾病自然病史。

2.细胞遗传学反应。

3.生存质量。

4.血液学改善。

对标准细节都作了详细说明，很适合临床疗效判断，值得采用。如果要设计临床治疗试验，则须执行该标准的全部内容。

四、骨髓增生异常/骨髓增殖综合征

【概述】

骨髓增生异常/骨髓增殖综合征(MDS/MPD)是后天性克隆性造血细胞恶性疾患,它包括慢性粒单细胞白血病(CMML)、不典型慢性髓系白血病(aCML)和幼年粒单细胞白血病(JMML)。其共同特点是患者的临床表现和实验室检查所见一些符合 MDS,而同时另一些又符合 MPD。

【临床表现】

患者可兼有 MDS 和 MPD 的临床表现。

【诊断要点】

1.CMML

(1)外周血单核细胞持续性＞$1×10^9$/L。

(2)Ph 染色体(－),BCR/ABL 融合基因(－)。

(3)外周血和骨髓中原始细胞(包括原始粒细胞、原始单核细胞、幼稚单核细胞)＜20％。

(4)一系或多系造血细胞发育异常,如无发育异常改变,但符合下列条件,仍可诊断CMML:

1)骨髓细胞有后天性克隆性染色体异常。

2)外周血单核细胞增多至少持续 3 个月,和除外所有已知能引起单核细胞增多的原因。

2.aCML

(1)外周血白细胞数增多,主要是由于成熟和不成熟中性粒细胞增多所致。

(2)粒系细胞明显发育异常。

(3)Ph 染色体(－),BCR/ABL 融合基因(－)。

(4)幼稚中性粒细胞(早、中、晚幼粒细胞)≥10％白细胞。

(5)嗜碱性粒细胞＜2％白细胞。

(6)单核细胞＜10％白细胞。

(7)骨髓活检示有核细胞增多,粒系细胞增殖且发育异常,伴有或不伴有红系和巨核系发育异常。

(8)外周血和骨髓中原始细胞＜20％。

3.JMML

(1)外周血单核细胞＞$1×10^9$/L。

(2)外周血和骨髓中原始细胞(包括原始粒细胞、原始单核细胞、幼稚单核细胞)＜20％。

(3)Ph 染色体(－),BCR/ABL 融合基因(－)。

(4)外加以下 5 项中的 2 项或 2 项以上:

1)血红蛋白 F 高于年龄应有水平。

2)外周血中有不成熟粒细胞。

3)白细胞数＞$10×10^9$/L。

4)骨髓细胞有后天性克隆性染色体异常。

5)骨髓细胞 CFU-GM 培养对 GM-CSF 高度敏感。

【治疗方案及原则】

此类疾病由于较为少见,尚无较成熟的治疗经验,可根据患者的具体病情,参考选用骨髓增殖性疾病和骨髓增生异常综合征的治疗方法。

五、急性白血病

【概述】

白血病是造血干/祖细胞因发生分化阻滞、凋亡障碍和恶性增殖而引起的一组异质性的造血系统恶性肿瘤。

白血病的分化阻滞可出现在造血干/祖细胞发育的不同阶段,急性白血病是阻滞发生在较早阶段。根据白血病的系别表型特征,急性白血病又分为急性髓系白血病(AML)和急性淋巴细胞白血病(ALL)。

【临床表现】

本病的所有临床表现都是因骨髓正常造血衰竭和白血病髓外浸润所引起。而 AML 和 ALL 的主要临床表现基本大同小异,又各有特点。

1.起病 可急骤或较缓慢。起病较缓慢的病例,一旦症状明显,病情常急转直下,与起病急骤的病例相似。

2.贫血 常较早出现并逐渐加重,表现为苍白、乏力、头晕、心悸、食欲不振等。

3.出血 见于约半数病例。程度轻重不一。常见有皮肤出血点、淤斑、鼻出血、牙龈和口腔黏膜出血、月经增多等。严重时可出现血尿(镜下或肉眼血尿)、消化道出血(呕、便血)、视网膜出血(可致视力障碍),若发生颅内出血.常危及生命。AML 中的急性早幼粒细胞白血病(APL)亚型因易合并弥散性血管内凝血(DIC)和纤维蛋白溶解,出血常比急性白血病的其他亚型更严重而多见。

4.发热和感染 发热是初诊尤其是化疗骨髓抑制期患者的常见症状,可为低热或高热,发热的原因主要是感染(包括细菌、病毒和真菌感染)。感染可发生在身体任何部位,其中咽峡炎、口腔炎最多见,呼吸道及肺部感染、肛周炎、肛旁脓肿和胃肠炎较常见,也可发生败血症甚而导致死亡。某些发热患者可无明显感染灶(尤其是中性粒细胞 $<0.2\times10^9/L$,时),但不能排除感染;相反,某些发热也可能与白血病本身有关(肿瘤热)。

5.髓外浸润 可发生在全身各脏器、组织和出现在本病的各亚型。如肝、脾、淋巴结肿大,骨关节疼痛,牙龈增生,皮肤浸润,出现原始细胞瘤或中枢神经系统白血病等。浸润还可累及肺、心、胸膜、肾、胃肠、性腺、乳房、腮腺等,可出现或不出现临床症状。两型急性白血病髓外浸润的发生率和浸润程度常不尽相同。如与 AML 相比,ALL 因骨、关节白血病细胞浸润引起骨关节疼痛的发生率较高,肝、脾、淋巴结肿大的发生率较高,肿大程度也更明显,T-ALL 还常有纵隔淋巴结肿大,中枢神经系统白血病和睾丸白血病的发生率更高等。而在 AML 中,急性单核细胞白血病(M₅)和急性粒单核细胞白血病(M₄)的髓外浸润较多见。

6.代谢异常 主要有低钾或高钾血症、低钠或低钙血症;白血病细胞高负荷尤其是伴肾功能不全的患者,开始化疗后可发生急性肿瘤溶解综合征,表现为高磷酸血症、高钾血症、高尿酸血症和低钠血症;高尿酸血症在急性白血病中很常见,主要是因白血病细胞破坏增多(尤其是在化疗开始后),尿酸生成增多,可引起肾功能不全及痛风样症状。

(一)急性髓系白血病

【分类】

世界卫生组织(WHO)造血和淋巴组织肿瘤分类方案将急性髓系白血病(AML)分为 4 类共 19 个亚型。

【诊断要点】

根据临床症状、体征、血象和骨髓象,急性白血病一般不难作出初步诊断。形态学和细胞化学是本病诊断的基础,但开展免疫表型、细胞遗传学和基因型检查,对提高本病分型诊断的准确性、区分不同危险等级患者以选择适宜的治疗方法和判断预后也是必不可少的。

1.形态学标准

(1)骨髓原始细胞≥20%(原始细胞除指原粒细胞外,还包括急性原始单核细胞/单核细胞白血病和急性粒单核细胞白血病中的原始和幼稚单核细胞,急性巨核细胞白血病的原始巨核细胞,而急性早幼粒细胞白血病的原始细胞则指异常的早幼粒细胞);细胞化学原始细胞过氧化物酶(MPO)阳性率≥3%。

(2)伴有多系病态造血 AML:以多系病态造血的形态学证据作为确认本亚型的标志。诊断标准为治疗前骨髓原始细胞≥20%,且髓细胞系中至少两系≥50%的细胞有病态造血。

(3)急性红白血病中的红系/粒单核系白血病(相当于 FAB 分类的 AML-M6):诊断标准为红系前体细胞占骨髓全部有核细胞(ANC)的比例≥50%,原粒细胞占非红细胞(NEC)的比例≥20%;纯红系白血病的诊断标准为骨髓红系前体细胞≥80%,且红系细胞显示明显的不成熟和病态造血,原粒细胞基本缺如或极少。

2.细胞遗传学和分子生物学特征

(1)伴有重现性遗传学异常 AML:已如前述。但当患者被证实有克隆性重现性细胞遗传学异常 t(8;21)(q22;q22)、inv(16)(p13;q22)或 1(16;16)(p13;q22)以及 t(15;17)(q22;q12)时,即使原始细胞<20%,也应诊断为 AML。

(2)伴重现性遗传学异常 AML 的受累基因对某些化学药物(尤其是拓扑异构酶Ⅱ抑制剂)有易感性,因而可见于某些治疗相关性白血病。凡发现有与伴重现性遗传学异常 AML 相同的染色体核型或融合基因,而 AML 发病前又有肯定的化疗药物治疗史者,应划为"治疗相关性 AML"。

(3)伴多系病态造血和烷化剂治疗相关性 AML 常有特征性细胞遗传学异常,如 3q−、−5、5q−、−7、7q−、+8、+9、11q−、12p−、−18、−19、20q−、+21、t(1;7)、t(2;11)以及复杂核型异常等。继发于拓扑异构酶Ⅱ抑制剂的 AML 常见 11q23(MLL)易位。

【治疗方案及原则】

急性白血病的治疗分为诱导缓解治疗和缓解后治疗两个阶段。诱导缓解治疗的目的是迅速、大量减少体内白血病细胞负荷,使之达到缓解,恢复正常造血;缓解后治疗的目的是清除体内残存的白血病细胞,以减少复发,延长生存,乃至治愈。

目前急性白血病常用的治疗包括支持治疗、化疗、诱导分化治疗、髓外白血病防治和造血干细胞移植等。

1.支持治疗

(1)凡 Hb≤80g/L 或贫血症状明显时应输注红细胞,PLT<$10×10^9$/L 或有明显出血表现时应输注血小板。输注的血制品需经过滤或照射,以避免产生血小板同种免疫作用,降低巨细胞病毒的感染率,降低免疫抑制患者 GVHD 的发生概率。给拟行 BMT 的患者输注的血制品应进行 CMV 检测。

(2)做好消毒隔离,防止交叉感染。

(3)患者出现发热或感染症状时应及时进行检查,以发现感染灶,或作细菌和真菌培养,并给予适当的抗生素治疗。

(4)对 WBC 异常增高(>$100×10^9$/L)或有白细胞淤滞症状者,可进行白细胞分离,或化疗前先用羟基脲 1~3g/(m^2·d)使白细胞数下降,以防出现肿瘤溶解综合征。肿瘤溶解的预防主要是使用别嘌醇和碱化利尿。

(5)对采用 HD-AraC 治疗的患者应密切监测肾功能,注意出现神经毒性(尤其是肾功能不全或年龄>60 岁的患者),对因肿瘤溶解血肌酐迅速升高、出现神经系统症状或异常体征的患者,应停用 HD-AraC 或减量使用 AraC。

(6) APL 治疗中出现分化综合征迹象(发热、WBC>$10×10^9$/L、呼吸短促、低氧血症、胸腔或心包积液),应密切监测肺脏情况。若患者出现肺浸润或低氧血症,应予地塞米松治疗(20mg/d×3~5 天,后逐渐减量,共 15 天停药),并暂停使用 ATRA;APL 采用 $AS2O_3$ 治疗者应注意出现心律失常,注意电解质平衡。

(7)治疗前 WBC>$100×10^9$/L、急性单核细胞白血病、复发 APL 或 AT-RA 治疗后出现白细胞增多的 APL,发生 CNSL 的危险性增加,应注意腰穿监测,并作预防性鞘注。

(8)对化疗后合并严重粒细胞减少(尤其是老年)的患者,可考虑使用 GM-或 G-CSF。

(9) APL 合并凝血病时,应积极输注血小板、新鲜冰冻血浆(补充凝血因子)和冷沉淀(补充纤维蛋白原)。

2.化疗 常用化疗方案:

1)诱导缓解治疗:标准诱导缓解治疗采用蒽环类或米托蒽醌、高三尖杉碱联合阿糖胞苷,国内常用的有 HA(HHT+AraC)、DA(DNR+AraC)和 IA(IDA+AraC)方案,在此基础上还可加用 VP16 或 6MP(或 6TG)等。其中阿糖胞苷一般采用标准剂量[SD-AraC 100~200mg/(m^2·d)×7 天],亦可采用大剂量[HD-AraC 1~3g/(m^2·12h),3~4 天]。

2)缓解后治疗:常用的缓解后治疗方案主要为蒽环类联合不同剂量 AraC,共治疗 2~6 个疗程,其中包括 HD、ID-AraC[1~3g/(m^2·12h),6~12 次]联合化疗 1~4 个疗程。

鉴于不同的细胞遗传学特征对患者的化疗反应、生存时间有最重要的独立预后意义,为选择相应的治疗策略提供了主要依据,NCCN 按染色体核型特征确定预后分组,为 CR 患者制定

了不同的缓解后分组治疗选择。今介绍如下,仅供参考:

(1)预后良好组:inv(16)、t(8;21)、t(16;16)。

1)接受 4 个疗程的 HD-AraC[3g/(m² · 12h),第 1、3、5 天]治疗;

2)予 HD-AraC 巩固 1 个疗程后,施行 Auto-HSCT。

(2)预后中等组:正常核型、单纯＋8、t(9;11)、其他不属于预后良好或预后不良的染色体核型。

1)进入临床试验;

2)采用 HLA 相合同胞供体的 Allo-或 Auto-HSCT;

3)接受 4 个疗程的 HD-AraC[3g/(m² · 12h),第 1、3、5 天]治疗。

(3)预后不良组:复杂核型异常、－7、－5、7q－、5q－、11q23 异常、t(9;22)、inv(3)、t(3;3)、t(6;9)。

1)进入临床试验;

2)采用 HLA 相合同胞供体/无关供体的 Allo-HSCT。

1994 年以来,采用多疗程(3~4 个疗程＞HD-AraC 治疗,已成为预后良好/中等核型异常 AML 的标准巩固治疗方法。

3.APL 的治疗

(1)诱导缓解:一般采用全反式维甲酸[ATRA 40mg/(m² · d),连续口服]联合蒽环类为基础的治疗;亦可选择砷剂±小剂量化疗或 ATRA＋砷剂±小剂量化疗(砷剂用量为 0.1% AS_2O_3 注射液 10mL,静滴,每天一次或 AS_4S_4 50mg/(kg · d),分四次口服)。

(2)缓解后治疗:以蒽环类为基础的化疗方案巩固至少 2 个疗程,待证明已取得分子水平完全缓解后,采用 ATRA[40mg/(m² · d),每 3 月用 15 天]加 6MP 90mg/(m² · d)和 MTX 10mg/(m² · w),维持治疗至少 2 年。

(3)诱导治疗不缓解患者的治疗:采用砷剂治疗,或行 HLA 相合同胞/无关供者的 Allo-HSCT。

(4)初次复发患者的治疗:

1)CR1 期＜1 年者,采用砷剂再诱导,获形态学 CR2 后,施行 Auto-HSCT（PCR 检测融合基因阴性者)或 Allo-HSCT。

2)CR1 期＞1 年者,予砷剂或蒽环类＋ATRA 再诱导,获 CR2 或仍不缓解者,施行 Auto-HSCT（PCR 检测融合基因阴性者)或 Allo-HSCT。

(二)急性淋巴细胞白血病

【分类】

WHO 造血和淋巴组织肿瘤分类方案将急性淋巴细胞白血病(ALL)分为三类:

1.前体 B-急性淋巴细胞白血病/原始淋巴细胞淋巴瘤(前体 B-ALL/B-LBL):

2.前体 T-急性淋巴细胞白血病/原始淋巴细胞淋巴瘤(前体 T-ALL/T-LBL):

3.Burkitt 淋巴瘤/白血病(即 FAB 分类中的 ALL-L3 型,WHO 分类将其划归为成熟 B 细胞肿瘤)。

【诊断要点】

前体 B-ALL 和前体 T-ALL 同为前体淋巴细胞肿瘤,在生物学上分别与前体 B-LBL 和前体 T-LBL 是具不同临床表现的同一种疾病。形态学和免疫表型检测是 ALL 诊断的基础,遗传学特征更是 ALL 重要的预后因素。

1.形态学标准

(1)当患者表现为实体瘤而没有或仅有轻微血液和骨髓受累,即骨髓原始、幼稚淋巴细胞≤25％时,则诊断为淋巴瘤;反之,有广泛的骨髓和血液受累,即骨髓原始、幼稚淋巴细胞＞25％时,则诊断为 ALL。

(2)细胞化学:原始细胞过氧化物酶(MPO)和苏丹黑 B(SBB)阳性率＜3％。

2.免疫表型特征

3.细胞遗传学和分子生物学特征

【治疗方案及原则】

1.支持治疗　与急性髓系白血病相同。对 WBC 异常增高($>100\times10^9$/L)者,也可使用泼尼松($40mg/m^2$ 或采用剂量递增)治疗,使 WBC 下降。采用 HD-MTX 治疗的患者应密切监测肝、肾功能。MTX 给药结束后 12～24 小时起定时予四氢叶酸解救;采用 HD-CTX 治疗的患者应注意充分碱化利尿,必要时使用 mesna,以预防出血性膀胱炎。

2.化疗

(1)常用化疗药物:

蒽环类、阿糖胞苷、6MP、6TG 等其他药物的用法。

(2)常用化疗方案:

1)前体 B-ALL 和前体 T-ALL:

A.诱导缓解治疗:通常采用 VCR、泼尼松和蒽环类(主要是 DNR)为主的常规诱导缓解方案,在上述三药方案基础上还可加用 L-asp 和(或)CY(T-ALL 亦可加用 AraC),治疗周期一般为 4～6 周。

B.缓解后治疗:联合多种药物(蒽环类、鬼臼类、AraC、MTX、CY、VCR、泼尼松等)进行周期性强化治疗。巩固强化治疗中常使用 HD-CY[如 $1200mg/(m^2\cdot次)$]、HD-AraC[$1～3g/(m^2\cdot12h)$,4～12 次,适用于 T-ALL]和 HD-MTX[$0.5～6g/(m^2\cdot次)$,适用于 B-ALL],维持治疗使用 6MP(或 6TG) $75～100mg/m^2$,每天一次和 MTX $20mg/m^2$,每周一次,需历时 2～3 年,其间可加用原诱导方案作定期再强化治疗。

2)Burkitt 白血病:采用特殊短程强烈化疗。前期治疗先予 CY $200mg/m^2$ 加 Pred $60mg/m^2$,共 5 天。继予 HD-MTX($1.5g/m^2$,第 1 天)、HD-CY($200mg/m^2$,第 1～5 天)或 ifosfamide($800mg/m^2$,第 1～5 天),加或不加 HD-AraC 联合 VCR、蒽环类、VM26、地塞米松作短程周期治疗,完成 6～8 个疗程后停药不再维持。

(3)ALL 按预后分组的缓解后治疗:按患者年龄、初诊时白细胞数、达 CR 时间和细胞遗传学特征,将成人前体 B-ALL 和前体 T-ALL 划分为三个不同的预后组。

1)Burkitt 白血病:

A.推荐使用以 HD-MTX 和 HD-CY 等为主的短程强烈治疗方案;

B.上述短程强烈化疗的 DFS 较高,因此可能无须在 CR1 期选择造血干细胞移植 (HSCT);

C.应继续探索与复发(常在 CR-年之内)相关的预后因素,对有高度复发可能或连续化疗 2 个疗程仍不缓解的患者,考虑采用 HSCT。

2)预后良好组:

A.前体 T-ALL 的诱导和缓解后治疗主张使用常规方案加 CTX 和 AraC;

B.本组患者化疗的 DFS 较高,一般不主张于 CR1 期选择 Allo-或 Auto-HSCT;

C.为进一步改善生存,应开展新药、新方案研究,而非一味增加化疗剂量。

3)预后中间组:

A.本组患者的 DFS 呈异质性,其中某些病例选择 HSCT 可能有助于提高 DFS;

B.本组患者可能有特殊的、目前尚未被认知的白血病生物学特征,应继续探索发现新的预后因素(白血病分子标记、MRD 数量等),以确定有高危复发倾向、需要采用 HSCT 治疗的患者亚群。

4)预后不良组:

A.应于 CR1 期选择 Allo-HSCT;

B.老年患者需进一步探索适宜的化疗剂量强度,改善支持治疗,考虑使用非骨髓清除性 HSCT 和寻找新的低毒治疗方法。

(三)双表型急性白血病

【分类】

WHO 造血和淋巴组织肿瘤分类方案将双表型急性白血病归入系列不确定的急性白血病。双表型急性白血病又进一步分为:

1.双表型原始细胞比较均一,但同时表达髓系和 B 或 T 淋巴细胞系特异抗原,或同时表达 B 和 T 淋巴细胞系特异抗原,少数病例原始细胞可同时表达髓系、T 系、B 系三系抗原标志。

2.双系列型原始细胞分为两群,分别表达各自的系列表型特征,如髓系和淋巴细胞系(B 或 T 系)或 B 和 T 淋巴细胞系,急性双系列白血病可演变为双表型白血病。

【诊断要点】

患者有急性白血病的临床表现,骨髓原始细胞≥20%,既可类似 AML 或分化很差的 AML,亦可类似 ALL。细胞化学原始细胞过氧化物酶(MPO)可以≥3%,但双表型白血病的确诊需要依赖免疫表型分析。

白血病免疫学分类欧洲组(EGIL)提出的诊断急性双系列(或双表型)白血病的标志积分系统,规定髓系积分≥2 分、淋系积分≥2 分才能确立诊断。采用多参数流式细胞仪可以区别双表型和双系列型。

双系列和双表型白血病的细胞遗传学异常发生率高,但未发现特异性细胞遗传学改变。约 1/3 的患者 Ph 染色体阳性,其原始细胞常有 CD10+的前体 B 细胞成分;某些有 t(4;11) q21;q23)或其他 11q23 异常的病例常有 CD10-的前体 B 细胞成分,并伴单核细胞分化;T 系/髓系双系列或双表型白血病常有复杂的核型异常;免疫球蛋白重链或 T 细胞受体重排或缺失在双表型急性白血病中常见。

【治疗方案及原则】

对双表型急性白血病目前没有标准的治疗方案,国内、外对这类病例的系列研究报道很少。经验上这类白血病的诱导方案采用兼顾髓、淋两系的 DOAP 方案(DNR、VCR、AraC、Pred)较佳,但采用 AML,或 ALL,的诱导方案有时也可获得完全缓解。由于双表型白血病大多预后较差,在获得缓解后,有条件者应尽早行异基因造血干细胞移植。

六、慢性髓系白血病

【概述】

慢性髓系白血病(CML)是造血干细胞克隆性增殖所致的骨髓增殖性疾病。临床特征为进行性外周血白细胞增多,可见到各阶段的不成熟粒细胞,嗜碱及嗜酸性粒细胞增多,骨髓有核细胞极度增多,以粒细胞系为主,幼稚中性粒细胞及成熟粒细胞明显增多,肝、脾肿大;骨髓细胞具有特征性的 Ph 染色体[t(9;22)]和 BCRlABL 融合基因。中位生存期 3～4 年。

CML 还可以和其他骨髓增殖性疾病(原发性血小板增多症、真性红细胞增多症、原发性骨髓纤维化症)共同存在或互相转化。

【临床表现】

CML 的自然病程可为慢性期、加速期、急变期。个别患者可以急性变为首发症状。

1.若白细胞数低于 $30×10^9/L$ 时多无症状,仅在体检或血常规检查时能发现。

2.可有乏力、低热、多汗、体重减轻、上腹部胀满不适、左上腹部肿块。脾肿大的程度不一,可肋下及边至脐部,甚至达盆腔,质硬有明显切迹。有时可有脾区疼痛。肝脏可轻至中度肿大。淋巴结肿大罕见。

3.剧烈的骨及关节疼痛,不明原因高热,皮肤、黏膜或内脏出血,进行性脾脏迅速肿大,多见于加速期及急变期。

【诊断要点】

1.慢性期起病隐袭,病程进展缓慢。

2.可有乏力、低热、多汗、消瘦、轻微贫血。但进入加速期、急变期则病情进展急骤,有重度贫血或出血症状。

3.体征:脾脏肿大,脾肿大与白细胞增多成正比。急变期巨脾可达盆腔,可发生脾梗死或脾周围炎。肝轻至中度肿大。淋巴结多不肿大。若淋巴结肿大明显,多为急性变或并发恶性淋巴瘤。

4.实验室检查

(1)血象:慢性期血红蛋白及红细胞早期多正常或稍低于正常,白细胞总数明显增多,多在 $50×10^9/L$ 以上,分类以成熟粒细胞为主,可见部分中性晚幼粒细胞及中幼粒细胞,原粒细胞和早幼粒细胞少于 5%,嗜碱性粒细胞及嗜酸性粒细胞增多,可见有核红细胞。血小板增多或正常,有时可高达 $(1000～2000)×10^9/L$。加速期或急变期可出现严重贫血,外周血中原粒细胞及早幼粒细胞比例增多,血小板减少或显著增多。

(2)骨髓象:有核细胞极度增多,以粒系为主,各阶段粒细胞比例增多,以中、晚幼粒及成熟粒细胞为主,原粒细胞<5%~10%,嗜碱性及嗜酸性粒细胞比例增多,巨核细胞可增多,可见小巨核细胞。骨髓活检示细胞极度增生,粒系显著增生,以中、晚幼粒及杆状核为主。可合并骨髓纤维化,多见于晚期。加速期或急性变期骨髓中原始粒细胞、早幼粒细胞明显增多,也可以原始及幼稚淋巴细胞或原始及幼稚单核细胞为主,也可以原始红细胞或原始巨核细胞为主。急变期原始细胞>30%或原粒细胞、早幼粒细胞>50%。

(3)成熟粒细胞碱性磷酸酶阳性率和阳性指数(积分)明显减低。

(4)染色体检查:染色体核型分析显示患者的白血病细胞具有 Ph 染色体,即第 9 号染色体长臂与第 22 号染色体长臂发生易位,呈 t(9;22)(q34;q11)。90%以上的患者骨髓中期分裂细胞都具有 Ph 染色体。若用荧光染色体原位杂交技术(FISH)检测 Ph 染色体,敏感性更高。慢性期多为单纯 Ph 染色体,加速期和急变期还可出现双 Ph 染色体或附加其他染色体异常。

(5)融合基因检查:用 DNA 印迹或逆转录聚合酶链反应可发现 BCR/ABL 融合基因,绝大部分 CML 为 M-BCR/ABL 型(P210$^{BCR/ABL}$ 融合蛋白),个别为 m-型(P190$^{BCR/ABL}$ 融合蛋白)或 μ-型(P230$^{BCR/ABL}$ 融合蛋白)。所有的 CML 患者 BCR/ABL 融合基因检查均为阳性。

【治疗方案及原则】

CML 患者的生存期与治疗相关,治疗目的为改善健康状况,提高生活质量,尽可能延长生存期。所有的 CML 患者应采取个体化治疗措施。根据起病时临床特点(贫血程度、脾脏大小、血中原粒细胞数、嗜碱及嗜酸性粒细胞数、血小板数及年龄)判断高、中、低危组,然后选择适合患者的不同治疗方案,并根据治疗反应及时调整治疗方案。

1.药物治疗

(1)分子靶向药物格列卫(伊马替尼、STI571):格列卫为一种酪氨酸激酶抑制剂,对 BCR/ABL 融合基因的酪氨酸激酶有特异性抑制作用,它能抑制所有的 ABL 激酶。慢性期剂量为 400mg/d,加速期、急变期为 600mg/d。慢性期患者多数可取得细胞遗传学缓解,明显高于 α-干扰素。

(2)α-干扰素:应早期、大剂量、持续不间断(>6~10 个月,甚至数年)应用。剂量为 300 万 U/m²,每日或隔日皮下或肌内注射。干扰素可与羟基脲、高三尖杉碱或阿糖胞苷联合应用。

(3)羟基脲:通常剂量为 1.5~2.0g/d,也可加大至 3.0~4.0g/d,能使白细胞数下降,副作用较轻。

(4)白消安(马利兰):常用剂量为 4~8mg/d,尤其适用于血小板增高的 CML 患者。此药有明显的后继作用,即停药后一段时间内白细胞或血小板还可继续下降,甚至发生骨髓严重抑制,应该避免过量使用。

(5)靛玉红及其衍生物甲异靛:剂量为 75~150mg/d,应由小剂量开始,逐步加大剂量。缩脾效果较好,与羟基脲等有协同作用,也可作为维持缓解用药。可有骨、关节疼痛。

(6)联合化疗:用于急变期或加速期,可用 COAP、DOAP、DA、HA 等方案。CML 高、中危组患者慢性期也可以用一些联合化疗。

2.造血干细胞移植 是唯一治愈 CML 的方法,青少年或儿童应尽早进行。详见造血干细胞移植章。

3.**脾切除术** 一般情况下不宜切脾,若巨脾合并脾功能亢进可选择切脾。发生脾破裂或严重脾梗死可紧急施行脾切除术。

七、慢性中性粒细胞白血病

【概述】

慢性中性粒细胞白血病是一种少见类型的白血病,以外周血及骨髓中持续性成熟中性粒细胞增多为特点,多见于老年人。

【临床表现】

初起可无临床症状,病情进展后可有低热、贫血、乏力或消瘦。

【诊断要点】

1.老年患者。

2.起病缓慢,肝、脾轻中度肿大。无引起反应性中性粒细胞增多的病因。

3.实验室检查

(1)血象:白细胞持续增高,$(20\sim50)\times10^9/L$,甚至$>100\times10^9/L$,以成熟中性粒细胞为主(80%以上),偶见幼稚粒细胞。血红蛋白轻度下降,血小板数正常。

(2)骨髓象:增生明显活跃,粒系明显增多,以成熟粒细胞为主,有的患者中、晚幼粒细胞比例增加,巨核细胞多正常。

(3)其他:外周血中性成熟粒细胞碱性磷酸酶染色阳性率及阳性指数(积分)明显增高。细胞遗传学检查 Ph 染色体阴性。BCR/ABL 融合基因阴性。

【治疗方案及原则】

本病可有指征地进行治疗。白细胞增多进展迅速,且有贫血、出血,脾肿大时可按慢性粒细胞白血病的相似治疗,服用羟基脲、白消安等。

八、幼淋巴细胞白血病

幼淋巴细胞白血病(PLL)是一种幼淋巴细胞的恶性肿瘤,PLL 除具有典型的形态学特征外,外周血中显著增高的白细胞也是其特征之一。PLL 可分为 B-PLL 和 T-PLL 两种类型,在世界卫生组织(WHO)造血与淋巴细胞肿瘤分类方案中被分别列为独立病种。以往定义的慢性 T 淋巴细胞白血病(T-CLL),在 WHO 的分类方案中没有考虑它与 PLL 之间细微的形态学差异,由于其进展性的临床过程被归入了 T-PLL。

B-PLL 是一种少见疾病,发病率仅为慢性淋巴细胞白血病(CLL)的 10%。大多数为 60 岁以上患者,中位发病年龄 70 岁。男女发病比为 1.6∶1。本病在我国等东方国家少见。

T-PLL 也为少见疾病,仅占所有 CLL 的不足 5%。中位发病年龄 57～69 岁。男女发病比为 1.33∶1,提示男性对本病易感。T-PLL 的病因不清,一些 T-PLL 患者可以发现 HTLV-1,提示二者之间的因果关系。

（一）B 幼淋巴细胞白血病

【临床表现和实验室检查】

常见的症状包括乏力、体重减轻、出血倾向、继发于脾大的腹部不适或饱食感。外周血、骨髓和脾脏是常见的受累部位。2/3 的患者有巨脾，肝大也很常见，通常很少有可以触及的淋巴结肿大。

在少数患者可以发现白血病细胞脑膜浸润、恶性胸腔积液、恶性腹水。也有因白细胞过高出现白细胞淤滞引起的心肺并发症。

淋巴细胞显著增高是 PLL 的特征之一，超过 3/4 的患者淋巴细胞计数大于 $100×10^9/L$。大约 50% 的患者有贫血和血小板减少，常为正细胞正色素性贫血。与 CLL 相似，患者常常有低丙种球蛋白血症，与 CLL 不同的是在蛋白电泳时有时可以发现单克隆丙种球蛋白。

外周血中至少有 55%（通常＞90%）幼淋巴细胞形态的淋巴细胞，光镜下细胞胞体中等大（两倍于成熟淋巴细胞），胞质量少，轻度嗜碱，可见空泡，嗜苯胺蓝颗粒较少。核染色质中度凝聚，核圆形，中央有明显的核仁。

B-PLL 表达与 CLL 相似的 B 细胞分化抗原。1/3 的病例有 CD5 的表达。与 CLL 不同的是，B-PLL 常高表达膜免疫球蛋白，通常为 IgM 伴有或不伴有 IgD，FMC7 强阳性，此外 B-PLL 高表达 CD22，多不表达 CD23。还有与 CLL 的不同是，CD79b 的特异性抗体 SN8 染色 PLL 常常是阳性的。B-PLL 有克隆性的免疫球蛋白基因重排，是否存在免疫球蛋白基因可变区的体细胞突变还不清楚。

许多 B-PLL 患者有 14q+ 异常，12 三体也是一个重复发生的异常，6q-、1 号和 12 号染色体重排偶尔也可见到。

【诊断要点】

1.老年患者，脾脏中、重度肿大，常有肝大；

2.外周血淋巴细胞增高，常大于 $100×10^9/L$，其中幼淋巴细胞占 55% 以上；

3.具有幼淋巴细胞的形态学特征；

4.免疫表型特点。

【治疗方案及原则】

由于 B-PLL 目前没有非常有效的治疗方法，因此 B-PLL 的治疗应掌握治疗指征，这些指征包括疾病相关的症状，有症状的脾大，持续进展的骨髓衰竭和血中幼淋巴细胞数超过 $200×10^9/L$。诊断后大多数患者进展迅速，但也有一些患者呈惰性表现。就诊时大多数患者都为晚期并且需要治疗。

B-PLL 的治疗方案与 CLL 相似，常用烷化剂。可使用苯丁酸氮芥（CLB）或环磷酰胺与泼尼松、长春新碱联合化疗。

脱氧腺苷类似物是迄今报道的对 B-PLL 最有效的治疗方法。克拉曲宾 0.1mg/kg×7 天，连续静脉点滴，每 28～35 天一次，大约一半的 B-PLL 部分或完全缓解。氟达拉滨 $30mg/m^2×5$ 天，每 4 周一次，有效率大约为 40%。

脾切除可以短暂地缓解症状。有症状的 B-PLL 若不适于联合化疗和脾切除，脾区照射（1000～1600rad）是较合适的姑息治疗，但不延缓疾病的进展。

与 CLL 相比，B-PLL 对治疗反应差，自发缓解病例非常少见，中位生存期为 3 年。

（二）T 幼淋巴细胞白血病

【临床表现和实验室检查】

常见症状包括乏力、体重减轻、继发于脾大的腹部不适或饱食感。除有骨髓浸润外，73％有脾大。与 B-PLL 不同，多数患者伴有淋巴结肿大。20％有皮肤浸润，躯干、上肢和面部皮肤为常见的浸润部位。皮肤浸润表现包括弥漫的浸润性红斑、结节，以非化脓不留瘢痕的丘疹为表现的红皮病。一些患者的皮肤浸润与蜂窝织炎相似，抗生素治疗无效。

就诊时 75％的患者淋巴细胞计数会超过 $100 \times 10^9 / L$，贫血和血小板减少常见。血免疫球蛋白正常，无单克隆免疫球蛋白。

T-PLL 患者的外周血中见到大量小到中等大小的淋巴细胞，胞体较 B-PLI）稍小。胞质嗜碱，无颗粒，胞核为圆形、椭圆形或不规则形，核仁明显。1/4 的患者为小的细胞（小细胞型），光镜下核仁不明显。在少数病例细胞核边界非常不规则，甚至呈脑回形（脑回型或 Sezary 细胞样型）。小细胞型 T-PLL 占 20％，脑回型或 Sezary 细胞样型 T-PLL）占 5％。超微结构分析对这部分 T-PLL 的诊断会有帮助。不管细胞核形状如何，T-PLL 形态学的共同特点是细胞质的突起。骨髓中可见幼淋巴细胞弥漫性浸润，但仅仅根据骨髓组织学难于诊断。T-PLL 细胞的高尔基区 α-醋酸萘酚酯酶（α-NAE）染色呈点状强阳性。

皮肤浸润常发生在皮肤附属器周围。脾脏的白髓和红髓都可以有浸润。淋巴结呈弥漫性浸润，主要集中于副皮质区，有时滤泡会保留完整。

T-PLL 的免疫表型为胸腺后 D3 细胞表型，不表达 TdT 和 CD1a，表达 CD2、CD3、CD5 和 CD7 等 T 细胞分化抗原，膜 CD3 为弱表达。60％的患者细胞为 T 辅助细胞表型，表达 CD4 不表达 CD8。15％的患者表达 CD8 不表达 CD4。25％的患者同时表达 CD4 和 CD8，这说明其起源于更早期的 T 细胞。

白血病细胞具有克隆性 T 细胞受体（TCR）基因重排。

80％的 T-PLL 患者有 14 号染色体长臂 q11 和 q32 倒位，10％的患者有 t(14;14)(q11;q32)易位，这些染色体异常使癌基因 TCL1 和 TCL1b 并置到 TCRα/β 位点处而激活。70％～80％的患者有 8 号染色体异常，包括 idic(8p11)、t(8;8)(p11-12;q12)和 8q＋。FISH 分析还可见到 12p13 缺失。

【诊断要点】

1.中老年患者，脾脏中、重度肿大，多见淋巴结肿大；

2.外周血淋巴细胞显著增高是 T-PLL 的特征之一，常大于 $100 \times 10^9 / L$；

3.多具有幼淋巴细胞形态，但也有小细胞和脑回形细胞形态；

4.免疫表型特点对于 T-PLL 与 B 淋巴细胞肿瘤的鉴别有重要意义。

【治疗方案及原则】

T-PLL 通常对以烷化剂为基础的传统化疗耐药，脱氧腺苷类似物对本病的有效率高，但目前还不能确定它是否可以延长生存期。喷司他丁 $4mg/m^2$ 每周 1 次，连用 4 周，然后改为每 2 周 1 次，对 T-PLL 的总有效率在 50％左右。

皮肤受累严重的患者可以使用蕈样肉芽肿病的治疗方法，如局部使用糖皮质激素、氮芥、卡莫司汀、紫外线 B、补骨脂素和紫外线 A 光线化学疗法和全皮肤电子束治疗。由于 T-PLL

常需要全身治疗,局部治疗常可以省略。

干细胞移植也被用于 T-PLL 的治疗,多为个案报道,个别异基因干细胞移植患者可能获得长期生存,但总体疗效难于评价。

人源化 CD52 单克隆抗体 CAIVIPATH-1H 可以有效地杀伤 T 细胞,因此也被用于治疗 T-PLL。

本病呈侵袭性,预后比 B-PLL 要差,中位生存期仅为 7.5 个月。一些患者表现为稳定的中等程度淋巴细胞增多,呈惰性临床过程。

九、慢性淋巴细胞白血病

【概述】

慢性淋巴细胞白血病(CLL)是一缓慢进展的成熟 B 淋巴细胞增殖性疾病,以外周血、骨髓和淋巴组织中出现大量形似正常成熟小淋巴细胞但功能异常的 B 淋巴细胞为特征。本病是西方国家最常见的白血病类型,我国、印度、日本等亚洲国家较为少见。病因及发病机制未明。50% 的患者白血病细胞存在克隆性染色体异常,主要为染色体缺失或重复,del 13q14-23.1 最常见,其他尚有 +12、del 11q22.3-23.1、del 6q21-23、14q 异常和 17q 异常等。另外大约 40% 的患者白血病细胞多药耐药-1 基因(MDR-1)表达升高,部分患者高表达 BCl-2。目前认为 CLL 白血病起源于生发中心前的原态 B 淋巴细胞阶段,或起源于生发中心后的记忆 B 淋巴细胞阶段。前者 B 淋巴细胞尚未发生而后者已经免疫球蛋白重链可变区突变。典型免疫表型为 CD5+、CD23+、CD19+、CD20+、sIg±、CD22±、CD10−、FMC7±、T 细胞相关标记−。

【临床表现】

本病主要见于 50 岁以上患者,中位发病年龄 65~70 岁,30 岁以下者少见。男:女约为 1.3~2:1,起病潜隐,临床进展缓慢,中位生存期约 10 年。早期患者可无任何症状,70%~80% 的患者在常规查体或因其他疾病就诊时偶尔发现。部分患者可表现为疲乏、消瘦、低热、盗汗、皮肤瘙痒和体重减轻等。晚期可表现为贫血、出血,易并发感染,尤其是呼吸道感染等。患者多有淋巴结肿大,可累及浅表淋巴结以及肠系膜、腹膜后和纵隔淋巴结,并引起压迫症状。肝、脾肿大常见,脾脏可明显肿大。部分患者可出现皮肤浸润或合并溶血性贫血。

【诊断要点】

本病的诊断需结合临床和实验室检查,主要依据外周血淋巴细胞增多、特征性淋巴细胞形态学以及免疫表型检测。诊断本病淋巴细胞绝对值需 >5×10⁹/L。淋巴细胞计数介于 3× 10^9/L~5×10^9/L,形态学为成熟小淋巴细胞者,应进行免疫表型检测或密切随访。骨髓和淋巴结活检可见大量小淋巴细胞浸润,但对于诊断并非必要。Moreau 等推荐应用单克隆抗体积分系统诊断本病,并与其他慢性 B 淋巴细胞淋巴瘤和白血病区分,92% 的 CLL 患者积分 4 分以上,6% 积分 3 分以上,2% 积分 1 或 2。大多数其他慢性 B 淋巴细胞淋巴瘤和白血病积分 1 或 2,极少数积分为 3。该诊断积分系统已为多数学者所接受。

不同 CLL 患者的临床病程差异较大,肿瘤负荷、淋巴细胞倍增时间、$CD_3$8 表达、ZAP70 表达、细胞遗传学异常类型,以及免疫球蛋白重链可变区突变与否影响患者的预后。

【治疗方案及原则】

1.早期慢性淋巴细胞白血病(Rai 0～Ⅰ期)病情稳定不需特殊治疗,在一项 39 例患者的研究中,76％的患者有明显疗效,60％为完全缓解,而喷司他丁的有效率和完全缓解率分别为 40％和 12％。目前文献报道 T-PLL 的最好疗效就是 CAMPATH-1H 取得的,即使在高白细胞、肿瘤负荷大的患者,CAMPATH-1H 也可以达到完全缓解,但其长期效果仍待进一步观察。使用 CAMPATH-1H 使 T-PLL 缓解后进行干细胞移植,可能成为一个较好的治疗模式。应定期临床观察。

2.当出现以下症状或体征之一时,应开始进行治疗:

(1)进行性骨髓衰竭,出现贫血和(或)血小板减少;

(2)淋巴结进行性肿大;

(3)脾脏进行性肿大;

(4)进行性外周血淋巴细胞增多,2 个月增多＞50％,或淋巴细胞倍增时间＜6 个月;

(5)出现明显全身症状,包括 6 个月内体重减轻＞10％,发热 38℃以上超过 2 周,极度疲乏,盗汗;

(6)自身免疫性血细胞减少。

3.慢性淋巴细胞白血病的初始一线治疗可采用瘤可宁 4～8mg/d 或 0.1mg/(kg·d),或氟达拉滨 25mg/m²,连用 5 天为一疗程。

4.一线治疗无效的患者联合应用氟达拉滨和环磷酰胺,或 CHOP 方案。也可采用大剂量甲基泼尼松龙或抗 CD20 单克隆抗体单用或联合氟达拉滨作为二线治疗。

5.对化疗效果不佳的年轻患者,如一般状况良好,可考虑异基因造血干细胞移植治疗。

6.有明显临床症状的巨脾,或患者出现与自身免疫、脾功能亢进相关的难治性血细胞减少,可考虑脾切除。

7.淋巴结或脾脏明显肿大,症状明显而化疗效果不显著,局部放射治疗效果较好。

第三节　出血性疾病

一、单纯性紫癜

【概述】

单纯性紫癜是一种常见的、不明原因的皮肤出血点与淤斑而无其他异常的良性出血性疾病。

【临床表现】

本病好发于儿童及青年女性,男性少见。临床特点为皮肤自发出现淤点或淤斑,常位于双下肢。淤斑或淤点大小不等,分布不均,不高出皮面,压之不褪色也不疼痛。不经治疗可自行消退,易反复发作,常于月经期出现。

【诊断要点】

1.皮肤黏膜出血倾向,以淤点、淤斑为多。

2.血小板计数正常。

3.出血时间和束臂试验可能异常(少数病例正常)。

4.可有服药史或导致血管性紫癜的基础疾病。

5.血小板功能、凝血功能、纤维蛋白(原)溶解活性正常。

【治疗方案及原则】

本病无须特殊治疗,可用维生素C、芦丁等药物改善血管壁的通透性。

二、遗传性出血性毛细血管扩张症

【概述】

遗传性出血性毛细血管扩张症是血管壁结构异常所致的出血性疾病,呈常染色体显性遗传。其主要特征为小动脉、小静脉和毛细血管壁变薄,周围缺乏结缔组织支撑,以致局部血管扩张、迂曲及脆性改变而易发生出血。

【临床表现】

1.同一部位反复出血或轻微受伤后出血不止,常见于脸、唇、舌、鼻黏膜、胃肠道和肺等。随年龄增长有加重倾向。以内脏出血(如胃出血)为主要表现时诊断较为困难。

2.病灶部位皮肤或黏膜可找到鲜红或紫红色小血管扩张,直径一般为 $1\sim3mm$,呈针尖状、斑点状、蜘蛛状或血管瘤状,用玻璃片紧压可使其褪色,轻压可见小动脉搏动。

3.如反复出血,特别是胃肠道出血、月经过多、鼻出血,持续时间过长,易导致慢性失血性贫血。

4.部分患者有动静脉瘘和(或)血管瘤,主要发生在肺、脑与肝、脾等脏器,可引起功能障碍、出血与脓肿。

【诊断要点】

1.可有阳性家族史,但少数患者无阳性家族史。

2.同一部位反复出血。

3.皮肤及黏膜毛细血管扩张、迂曲成团及结构异常。毛细血管扩张最常见的部位为口唇、口腔、手指、鼻与阴囊。

4.出凝血实验室检查正常。

【治疗方案及原则】

本病系遗传性终身性疾病,目前尚无根治方法,治疗以对症治疗为主。

1.预防局部创伤。

2.局部压迫止血,对可见部位的出血首先采取压迫止血,鼻出血可用纱条蘸血管收缩剂(麻黄素、肾上腺素等)填塞,或用明胶海绵止血。

3.药物止血

(1)垂体后叶素能使血管收缩,对肺部、胃肠道等部位的出血有较好的止血作用,每次 $5\sim$

10U 静注或静滴。

(2)卡巴克络、维生素 C 及维生素 K 也可使用,但疗效不肯定。

(3)因女性患者绝经后及卵巢切除后有出血加重趋势,故雌激素也可用于治疗本病。

4.纠正贫血:对急性失血者可输血治疗,慢性失血者以补充铁剂为主。

5.手术治疗:可切除异常迂曲、扩张的毛细血管团,故可达到局部性根治,能有效控制固定部位的反复或活动性出血。但手术本身可能损伤扩张的血管而造成新的出血,因此对本病患者手术应慎重,且做好止血准备。

三、过敏性紫癜

【概述】

过敏性紫癜是多种原因引起的血管性变态反应性疾病,又称出血性毛细血管中毒症。由于机体对某种致敏原发生变态反应,导致毛细血管的脆性及通透性增高,血液外渗,产生皮肤紫癜、黏膜及某些器官出血。

【临床表现】

1.起病方式多种多样,可急可缓。多数患者发病前 1～3 周有全身不适、低热、乏力及上呼吸道感染等前驱症状。成人的过敏性紫癜往往与免疫性疾病有关。

2.典型的皮肤改变紫癜呈对称性分布,猩红色,分批反复出现,以四肢多见,可同时出现皮肤水肿、荨麻疹、多形性红斑或溃疡坏死。

3.临床分型根据病变主要累及部位的不同分为单纯型、腹型、关节型、肾型和混合型。

【诊断要点】

1.皮肤特别是下肢伸侧、臀部有分批出现、对称分布、大小不等的丘疹样紫癜,可伴有血管神经性水肿。除外其他紫癜性疾病。

2.在皮肤紫癜出现之后或之前可有腹痛、血便、关节痛、血尿及水肿等表现。

3.血小板计数与功能以及凝血因子检查均正常。应定期做尿常规检查,注意本病的肾脏损害。一般不需做骨髓检查。

4.病理检查见受累皮肤或组织呈较均一的过敏性血管炎表现。

5.分型

(1)单纯型:为最常见的类型,主要表现为皮肤紫癜。

(2)腹型:除皮肤紫癜外,因消化道黏膜及腹膜脏层毛细血管受累,而产生一系列消化道症状及体征,如恶心、呕吐、呕血、腹痛、腹泻、便血等。

(3)关节型:除皮肤紫癜外,因关节部位血管受累而出现关节肿胀、疼痛、压痛及功能障碍等表现。

(4)肾型:在皮肤紫癜的基础上,因肾小球毛细血管炎性反应而出现血尿、蛋白尿及管型尿,偶见水肿、高血压及肾衰竭等表现。肾脏损伤是影响过敏性紫癜预后的最主要因素。

(5)混合型:皮肤紫癜合并以上两项临床表现。

【治疗方案及原则】

1.去除病因,控制感染,避免接触或服用可能致敏的物品、药物及食物。

2.抗组胺类药物苯海拉明、息斯敏、异丙嗪、扑尔敏等。

3.肾上腺皮质激素有抗过敏及降低毛细血管通透性的作用,主要用于有严重皮肤紫癜、混合型及有肾脏损害者。可用泼尼松口服。重者可静滴氢化可的松或地塞米松,显效后改口服治疗。病情控制后激素应逐渐减至最小维持量,疗程视病程而定,一般不超过4～12周。

4.免疫抑制剂:多用于治疗肾型及疾病迁延不愈者,常与激素联用。常用药物有硫唑嘌呤、环磷酰胺、环孢素等。

5.其他治疗:卡巴克络、维生素C及芦丁等可降低毛细血管的通透性,减轻出血倾向。也可用紫草等中药治疗。

四、特发性血小板减少性紫癜

【概述】

特发性血小板减少性紫癜(ITP)是一种获得性出血性疾病。目前普遍认为它是由于体内产生的抗血小板自身抗体与血小板抗原结合,导致血小板迅速从循环中清除的一种自身免疫性疾病。根据临床特征可将本病分为急性型和慢性型。儿童ITP多表现为急性型,且大多数患儿可完全恢复,仅10%左右的患儿发展为慢性ITP。成人ITP中约80%为慢性型。

【临床表现】

1.出血症状 以四肢及躯干皮肤淤点和淤斑为主,常有牙龈出血、鼻出血、月经过多。严重者可并发消化道、泌尿道等内脏出血,甚至中枢神经系统出血,危及生命。

2.体检 一般无脾脏肿大。

3.临床类型

(1)急性型:常见于儿童,以往可无出血史,常于感染、服药、接种疫苗后突然发病,可有畏寒、发热,继之出现出血表现。血小板计数大多低于$20 \times 10^9/L$。骨髓中巨核细胞数增多或正常,分类以未成熟者居多,体积个,无颗粒,血小板形成显著减少或无血小板形成。

(2)慢性型:以女性居多,女性发病率约为男性的3倍。各年龄段均可发病,但多见于20～40岁成人。起病一般较隐袭,很少有前驱感染等病史,病程一般在半年以上,缓解和发作交替出现。血小板计数大多在$20 \times 10^9/L \sim 8010^9/L$之间。典型者骨髓中巨核细胞数增多或正常,以无血小板形成的颗粒型巨核细胞为主,血小板形成明显减少。

【诊断要点】

ITP的诊断是除外性的,其诊断要点如下:

1.多次实验室检查血小板计数减少。

2.脾脏不肿大或仅轻度肿大。

3.骨髓检查巨核细胞数增多或正常,有成熟障碍,但个别患者骨髓表现为低巨核细胞性。骨髓检查的目的是排除再生障碍与造血异常。

4.以下5项中应具有其中1项:

(1)肾上腺糖皮质激素治疗有效;

(2)脾切除治疗有效;

(3)抗血小板膜特异性抗体阳性;

(4)血小板寿命缩短。

5.排除继发性血小板减少症、EDTA 依赖性假性血小板减少症及其他免疫性疾病(如 SLE 与抗磷脂综合征)。

6.重型 ITP 的标准

(1)有 3 个以上出血部位;

(2)血小板计数<10×10^9/L。

【治疗方案及原则】

1.治疗原则　急性 ITP,尤其是儿童患者,大多可自发缓解,对于出血症状较轻者可不治疗。对于慢性 ITP,若血小板计数>30×10^9/L 且无出血表现也可不予治疗。对于各型中出血较重者酌情选择以下治疗。

2.治疗方案

(1)去除各种可能的诱发因素,如控制感染、停用可疑药物等。有幽门螺杆菌感染者应给予抗幽门螺杆菌治疗。

(2)糖皮质激素:首选泼尼松,常用剂量为 $0.5\sim1$mg(kg·d)。也可选用地塞米松或氢化可的松等。一般应用 $3\sim6$ 周,如血小板计数已恢复正常,逐步将剂量减至维持量,维持治疗一般为 $3\sim6$ 个月。糖皮质激素治疗 4 周仍无效者需快速减量至停药。糖皮质激素治疗有效但停药后复发者,重新使用糖皮质激素治疗部分患者仍有效。

(3)脾切除:主要适合于对糖皮质激素无效、依赖或有禁忌的成人慢性 ITP。

(4)其他免疫抑制剂:可给予环孢素、长春新碱、环磷酰胺、硫唑嘌呤或其他有关药物。

(5)达那唑:用药期间应注意检测肝功能。达那唑与糖皮质激素有协同作用,两者合用可减少糖皮质激素的用量。

(6)静脉滴注免疫球蛋白:用于严重血小板减少者,或拟手术、分娩需快速提升血小板计数者。常用方法为 $200\sim400$mg/(kg·d),静脉滴注,连续 5 日。

(7)输注浓缩血小板:适用于血小板明显降低伴有严重出血者。脾切除手术前应输注浓缩血小板。

(8)联合治疗:对血小板明显降低伴严重出血的难治病例,可联合采用输注血小板浓缩液、免疫球蛋白、大剂量糖皮质激素及甲基泼尼松龙等联合治疗方法。

(9)其他治疗:如中药、维生素 C、秋水仙碱等。对于难治性 ITP,还可试用抗 Rh (D)免疫球蛋白、α-干扰素与抗 CD20 单克隆抗体等。

五、血栓性血小板减少性紫癜

【概述】

血栓性血小板减少性紫癜(TTP)为一组微血管血栓-出血综合征,其主要特征有发热、血小板减少性紫癜、微血管病性溶血性贫血、中枢神经系统和肾脏受累等五联征。近年来发现,TTP 的发病与 vWF 裂解蛋白酶(AD-AMTS13)活性严重降低有关。

【临床表现】

1.出血　皮肤黏膜为主,严重者可有颅内出血。

2.微血管病性溶血　性贫血可出现黄疸及肝、脾肿大。

3.神经精神症状 表现为意识紊乱、头痛、失语、惊厥、视力障碍、谵妄及偏瘫等。

4.肾脏损害 可出现蛋白尿、血尿、管型尿、尿素氮及肌酐升高,重者可发生肾衰竭。

5.发热。

TTP分为原发性和继发性。继发性者可发生在造血干细胞移植后,或有药物服用、中毒、妊娠、流产、感染及自身免疫病等病史,并有原发病的相应表现。

【实验室检查】

1.血常规检查:可有贫血,外周血涂片可见异形红细胞及碎片,网织红细胞计数大多增高,血小板计数降低。

2.在大多数情况下,血清游离血红蛋白和间接胆红素升高,血清结合珠蛋白下降,血清乳酸脱氢酶水平(LDH)升高,尿胆原阳性。肝功能、肾功能化验可出现异常。

3.凝血检查(APTT、PT与纤维蛋白原等)及纤溶检查(3P试验、FDP及D-二聚体等)基本正常。

4.有条件的单位可做血管性血友病因子蛋白裂解酶(vWF-CP)活性。TTP患者的vWF-CP活性降低,并出现超大分子vWF多聚体。

5.Coombs试验阴性。

【诊断要点】

1.有微血管病性溶血的临床及实验室证据;

2.有血小板减少与出血倾向,骨髓中巨核细胞正常或增多;

3.有神经、精神异常;

4.有肾脏损害的表现;

5.发热。

典型者具备以上五联征。具备前三项且能除外DIC等疾病时,应高度怀疑本病。在有条件的单位,测定vWF-CP与vWF多聚体有助于诊断。

【治疗方案及原则】

1.治疗原则 本病较凶险,死亡率高。在诊断明确或高度怀疑本病时,不论轻型或重型都应尽快开始积极治疗。轻型患者可首选药物和新鲜冰冻血浆输注,重型患者除药物治疗外应尽早行血浆置换等疗法,以降低死亡率。

2.治疗方案

(1)血浆置换疗法:为首选治疗,应采用新鲜血浆、新鲜冰冻血浆作血浆置换。对暂时无条件做血浆置换疗法或遗传性TTP患者,在病情初步控制后可输注新鲜血浆或新鲜冰冻血浆。当严重肾衰竭时,可与血液透析联合应用。

(2)免疫抑制治疗:口服泼尼松或静脉滴入氢化可的松或地塞米松。也可静注或静脉滴注长春新碱,或选用其他免疫抑制剂。

(3)静脉滴注免疫球蛋白:不作为第一线疗法,适用于血浆置换无效或多次复发的病例。

(4)脾切除:用于血浆置换无效或多次复发的病例。

六、原发性血小板增多症

【概述】

原发性血小板增多症(ET)为一种少见的多能干细胞克隆性疾病,其特征为血小板显著增多,常伴有出血及血栓形成、脾肿大。

【临床表现】

起病缓慢,表现轻重不一。轻者除疲劳、乏力外,无其他症状。也可无症状,因偶尔发现血小板增多或脾大而被确诊。患者可有出血表现,以胃肠道及鼻出血为常见,也可表现为皮肤、黏膜淤点或淤斑等。约 1/3 的患者有血栓形成,多见于肢体,表现为手足发麻、发绀、指趾疼痛、溃疡甚至坏疽。静脉血栓形成以下肢居多,也可发生在肝、脾、肠系膜、肾及门静脉等。20% 的患者有无症状脾栓塞。肝、脾可轻至中度肿大。

【实验室检查】

1.血象　血小板多在 $1000×10^9/L$ 以上,血涂片可见血小板聚集成堆,大小不一,有巨型血小板。白细胞数常增多,多在 $10×10^9/L～30×10^9/L$ 之间。中性粒细胞碱性磷酸酶活性增高。红细胞常轻度增多。

2.骨髓象　各系细胞均明显增生,但以巨核细胞增生为主,原、幼巨核细胞均增多,并有大量血小板形成。巨核细胞形态无明显异常。

3.出凝血功能测定　出血时间可延长,凝血酶原消耗试验及血块回缩等可能不正常。

4.骨髓培养　有条件时可行 CFU-Meg 培养,观察有无自发集落形成,既有助于诊断,又可与继发性血小板增多症相鉴别。

【诊断要点】

1.临床符合。

2.反复检查血象,血小板计数持续 $>600×10^9/L$,尤其是 $>1000×10^9/L$;Ph 染色体检查阴性。

3.除外其他骨髓增生性疾病和继发性血小板增多症。

【治疗方案及原则】

1.降低血小板数

(1)血小板单采术:可迅速减少血小板数量,改善症状。主要用于需尽快降低血小板数的患者。

(2)骨髓抑制药:血小板计数 $>600×10^9/L$ 时不用骨髓抑制药,只有对血小板计数 $>1000×10^9/L$ 以上者才治疗。首选羟基脲,随血小板数减少,逐步将剂量减至维持量或停药。

(3)干扰素:一般用以维持治疗,多采用 α 干扰素。

2.抑制血小板聚集　常用药物为阿司匹林,主要用于血小板数 $>1000×10^9/L$ 或有血栓形成者。但用药中需警惕出血。

七、血小板功能异常性疾病

【概述】

血小板在正常止血过程中具有重要作用,黏附、聚集、释放、促凝血活性和收缩是其基本生理功能。血小板功能异常性疾病是以不同程度的皮肤、黏膜出血,出血时间大多延长,血小板计数正常而功能异常为临床特点的一类疾病。根据病因将其分为遗传性血小板功能异常性疾病和获得性血小板功能异常性疾病。遗传性血小板功能异常性疾病可有多种分类方法,根据血小板功能缺陷发生累及的环节不同,可将遗传性血小板功能异常性疾病分类如下:

1.血小板黏附功能缺陷　包括巨血小板综合征和血小板型血管性血友病等。

2.血小板聚集功能缺陷　包括血小板无力症等。

3.血小板释放功能缺陷　包括血小板颗粒缺陷性疾病和信号传导、释放缺陷等。

4.血小板促凝血活性缺陷　包括原发性血小板第 3 因子缺乏症等。

【临床表现】

1.常染色体遗传,男女均可罹患。如为常染色体隐性遗传,父母常为近亲婚配。

2.自幼有出血症状,程度不等,多表现为中或重度皮肤、黏膜出血,如鼻出血、皮肤淤斑,可有月经过多,外伤手术后出血不止,而内脏出血相对少见。

【诊断要点】

本类疾病的诊断主要依赖实验室检查。先做止血检查的过筛试验,在疑有血小板功能异常时再选做相应的特殊检查。

1.巨血小板综合征(Bernard-Soulier 综合征)　为常染色体隐性遗传,自幼即有出血倾向,以皮肤、黏膜出血多见。实验室检查为:

(1)血小板减少伴巨大血小板;

(2)出血时间延长,与血小板减少不平行;

(3)加入瑞斯托霉素后,血小板不聚集,加入其他诱聚剂则血小板的聚集基本正常;

(4)血小板膜糖蛋白(GP)Ⅰb～Ⅸ质或量异常;

(5)除外继发性巨血小板症。

2.血小板无力症　常染色体隐性遗传病,多为中到重度皮肤、黏膜出血。实验室检查有:

(1)出血时间延长;

(2)血小板计数正常;

(3)血小板聚集功能异常,但瑞斯托霉素及 vWF 诱导的血小板聚集正常;

(4)血块回缩往往不良;

(5)血小板 GPⅡb/Ⅲa 减少,但变异型 GPⅡb/Ⅲa 复合物正常而纤维蛋白原结合减低。

3.贮存池病　血小板胞质内 α 颗粒和(或)致密颗粒缺陷使血小板释放障碍,包括血小板 α 颗粒缺陷症(α-SPD,又称灰色血小板综合征)、致密颗粒缺陷症(δ-SPD),及 αδ 颗粒联合缺陷(αδ-SPD)。δ-SPD 常呈常染色体显性遗传,α-SPD 和 αδ-SPD 呈常染色体隐性遗传。临床上表现为中度出血。实验室检查特点有:

(1)血小板计数正常或轻度减少，α-SPD 血小板的体积增大，瑞氏染色呈灰色；

(2)出血时间常延长；

(3)血小板聚集减低；

(4)电子显微镜检查显示 α-SPD 血小板缺乏 α 颗粒，δ-SPD 血小板缺乏致密颗粒，αδ-SPD 血小板同时缺乏 α 颗粒与致密颗粒；

(5)血小板颗粒内容物减少。

4.信号传导和释放缺陷症　包括花生四烯酸释放缺陷、环氧化酶缺陷、血栓素合成酶缺陷、对血栓素 A_2 敏感性降低和钙动员缺陷等。临床上表现为以皮肤、黏膜出血为主的中到重度出血。实验室检查有：

(1)血小板计数正常；

(2)出血时间延长；

(3)血小板聚集异常；

(4)环氧化酶缺陷症的环氧化酶活性下降，血栓素合成缺陷症的致密颗粒释放和血栓素 A_2 产生下降。

5.原发性 PF3 缺陷症(Scott 综合征)　缺乏血小板第 3 因子(PF3，膜磷脂酰丝氨酸)。临床上表现为以皮肤、黏膜出血为主的中到重度出血。实验室检查有：

(1)血小板计数、出血时间、血小板形态和血小板聚集功能正常；

(2)凝血酶原消耗试验异常；

(3) PF3 有效性降低；

(4)血小板结合膜结合蛋白 V 的能力降低，排除其他血小板病所致的 PF3 缺乏。

【治疗方案及原则】

1.避免近亲婚配，避免外伤和手术，避免使用抗血小板药物。

2.止血治疗血：小板输注是主要的有效止血措施。酌情使用抗纤溶药物、去氨升压素(DDAVP)等有利于止血。

3.长期慢性失血患者应补充铁剂。

4.女性患者极易有月经过多，可给予避孕药等控制月经。

八、血友病

【概述】

血友病是一种 X 染色体连锁的隐性遗传性出血性疾病，可分为血友病 A 和血友病 B 两种。前者为凝血因子Ⅷ(FⅧ)的质或量异常所致，后者系凝血因子Ⅸ(FⅨ)的质或量异常所致。

【临床表现】

1.血友病 A 和血友病 B 的临床表现相同，主要表现为关节、肌肉和深部组织出血，也可有胃肠道、泌尿道、中枢和周围神经系统出血以及拔牙后出血不止。若不及时治疗可导致关节畸形和假肿瘤等。

2.外伤或手术后延迟性出血是本病的特点。

3.轻型患者一般很少出血，只有在损伤或手术后才发生；重型患者则自幼即有出血，身体的任何部位都可出血；中间型患者出血的严重程度介于轻型和重型之间。

【诊断要点】

1.血小板计数正常，凝血酶原时间（PT）、凝血酶时间（TT）、出血时间等正常，纤维蛋白原定量正常。

2.重型血友病患者的凝血时间延长，活化部分凝血活酶时间（APTT）延长，轻型血友病患者 APTT 仅轻度延长或为正常低限。

3.血友病 A 的 FⅧ:C 减低或极低，FⅧ:Ag 正常或减少，vWF:Ag 正常，FⅧ:C/vWF:Ag 明显降低。血友病 B 的 FⅨ:C 减低或缺乏，FⅨ:Ag 正常或减少。若患者 FⅧ:C（或 FⅨ:C）降低而 FⅧ:Ag（或 FⅨ:Ag）正常则称为交叉反应物质阳性（CRM＋），若 FⅧ:C（或 FⅨ:C）和 FⅧ:Ag（或 FⅨ:Ag）均降低则为 CRM－。

分度：根据 FⅧ 或 FⅨ 的活性水平可将血友病分为 3 度：重度（<1％）、中度（1％～5％）和轻度（5％～25％）。

【治疗方案及原则】

血友病患者应避免肌内注射和外伤。禁服阿司匹林或其他非甾体类解热镇痛药，以及所有可能影响血小板聚集的药物。若有出血应及时给予足量的替代治疗。

1.血友病 A 的替代治疗可选用新鲜血浆、新鲜冰冻血浆、冷沉淀、因子Ⅷ浓制剂和重组因子Ⅷ等。要使体内因子Ⅷ保持在一定水平，需每 8～12 小时输注一次。

2.血友病 B 的替代治疗可选用新鲜血浆、新鲜冰冻血浆、凝血酶原复合物、因子Ⅸ浓制剂和重组因子Ⅸ等。要使体内因子Ⅸ保持在一定水平，需每天输注一次。

3.轻型血友病 A 和血友病 A 携带者，首选 1-去氨基-8-D-精氨酸升压素（DDAVP）。每次剂量一般为 $0.3\mu g/kg$ 体重，静脉滴注。因该药有激活纤溶系统的作用，需同时合用氨甲环酸或 6-氨基己酸。

4.其他药物治疗

（1）抗纤溶药物：常用药物有 6-氨基己酸、氨甲苯酸等；

（2）肾上腺皮质激素：对控制血尿、加速急性关节出血的吸收、减少局部炎症反应等有辅助作用。

血友病患者应尽量避免各种手术，如必须手术时应进行充分的替代治疗。

九、血管性血友病

【概述】

血管性血友病（vWD）是由于血浆中血管性血友病因子（vWF）数量减少或质量异常所引起的遗传性出血性疾病，可分为三型。1 型和 3 型 vWD 为 vWF 量的缺陷，2 型 vWD 为 vWF 质的缺陷。2 型 vWD 又可分为 2A、2B、2M 和 2N 四型。

【临床表现】

1.自幼发病，以皮肤、黏膜出血为主，表现为淤点、淤斑、鼻出血和牙龈出血，女性月经增多。

2.自发性出血或外伤、手术后过度出血。

3.不同的病理类型,出血程度不一致。

4.随着年龄的增长,出血倾向自行减轻。

【诊断要点】

1.1 型 vWD 最为常见,为常染色体显性遗传,患者出血症状较轻,以皮肤、黏膜出血为主。3 型 vWD 为重型,常染色体隐性遗传,患者出血症状严重,可出现关节、肌肉和深部组织出血。

2.实验室筛选检查,患者有出血时间延长、活化部分凝血活酶时间延长,而血小板计数和形态正常者,可高度怀疑 vWD,但 1 型 vWD 的改变较轻微,可在正常范围。

3.确诊试验为 vWF 抗原(vWF:Ag)、vWF 活性(瑞斯托霉素辅因子试验)和因子Ⅷ凝血活性(FⅧ:C)测定。若患者有 vWF:Ag 减少,vWF 活性减低和 FⅧ:C 下降,或其中两项阳性则可确诊为 vWD。

4.2 型 vWD 的分型鉴别试验为瑞斯托霉素诱导的血小板聚集(RIPA)、血浆 vWF 多聚物分析和 vWF-FⅧ结合试验。这些试验可以送有条件的医疗单位进行测定。

【治疗方案及原则】

1.一般治疗　禁用影响血小板功能的药物,防止出血。对鼻出血、牙龈出血、月经量增多可对症治疗。

2.DDAVP(1-去氨基-8 右旋精氨酸升压素)　1 型和部分 2A 型 vWD 反应良好,使部分病人能够耐受小手术。2B 型可引起血小板减少,一般禁用。3 型和 2N 型无效。

3.替代治疗　可选用新鲜血浆、新鲜冷冻血浆、冷沉淀或低纯度 FⅧ浓缩物。vWD 要达到止血目的必须纠正凝血异常,但出血时间不易纠正至正常范围,首选冷沉淀。

十、弥散性血管内凝血

【概述】

DIC 是一种由不同原因引起的,以全身性血管内凝血系统激活为特征的获得性综合征。这种改变可来自并引起微血管系统损害,严重时可导致器官功能衰竭。

【临床表现】

主要表现为程度不等的多部位出血、微循环衰竭或休克,肾、肺、脑等组织器官多发性微血管栓塞和微血管病性溶血等。临床一般可分为三期:高凝期、消耗性低凝血期和继发性纤溶异常期。与以往认识不同,在感染引起的 DIC 晚期一般没有纤溶亢进。

【诊断标准】

1.一般诊断标准

(1)存在易于引起 DIC 的基础疾病,如感染、恶性肿瘤、病理产科、大型手术及创伤等。

(2)有下列两项以上临床表现:

1)多发性出血倾向;

2)不易以原发病解释的微循环衰竭或休克;

3)多发性微血管栓塞症状、体征,如皮肤、皮下、黏膜栓塞坏死及早期出现的肾、肺、脑等脏器功能不全;

4)抗凝治疗有效。

（3）实验室检查符合下列标准：在上述指标存在的基础上，同时有以下三项以上异常。

1）血小板低于 $100 \times 10^9/L$ 或进行性下降；

2）纤维蛋白原<1.5g/L 或呈进行性下降，或>4.0g/L；

3）3P 试验阳性或 FDP>20mg/L 或 D—二聚体水平升高（阳性）；

4）凝血酶原时间缩短或延长 3s 以上或呈动态性变化或 APTT 延长 10s 以上。

2.某些疾病合并 DIC 的实验室诊断的特殊情况

（1）肝病合并 DIC 时，血浆因子Ⅷ：C 活性<50%，血小板<$50 \times 10^9/L$，纤维蛋白原<1.0g/L。

（2）白血病并发 DIC 时，血小板<$50 \times 10^9/L$ 或呈进行性下降，血浆纤维蛋白原含量<1.8g/L。白血病（尤其是早幼粒细胞白血病）具有高纤溶特性，无论是否并发 DIC，D-二聚体水平均有显著升高。

【治疗方案及原则】

1.去除病因和诱因：若原发病能得到及时控制，则 DIC 可能逆转。

2.抗小血管痉挛，扩张血容量，降低血液黏度，纠正酸中毒以及充分给氧，以改善微循环障碍。如山莨菪碱、右旋糖酐、碳酸氢钠等。

3.抗凝治疗

（1）肝素

1）适应证：①DIC 高凝期；②消耗性低凝期而病因不能迅速消除者，在补充凝血因子的情况下应用。

2）禁忌证：①DIC 晚期或以纤溶亢进为主型者；②颅内出血；③24 小时内新鲜创面、肺结核空洞及溃疡病伴新鲜出血等；④蛇毒所致的 DIC。

3）用法：目前多主张小至中等剂量，即 50～200mg/d。①静脉给药：适用于急性型 DIC；②皮下注射：适用于病情相对轻的急性型 DIC 或亚急性、慢性 DIC。

有条件者应尽可能以低分子肝素替代标准肝素，剂量 50～100mg/d，皮下注射。

（2）复方丹参注射液：60～100mL/d，分次静脉滴注。

（3）其他抗凝药物：有条件或病情需要时，可选用水蛭素、抗凝血酶或活化的蛋白 C（APC）等抗凝药及抗血小板聚集药物等。

4.补充凝血因子和血小板：适用于消耗型低凝期，一般情况下宜与抗凝药物同时使用。可输注新鲜全血、新鲜或冻干血浆、纤维蛋白原、凝血酶原复合物（PPSB）。血小板过低时（<$20 \times 10^9/L$），应及时补充血小板浓缩液。

5.抗纤溶药物：现一般不主张运用，只有在某些疾病引起的 DIC 后期或以纤溶亢进为主型者。主要制剂有氨基己酸、氨甲苯酸、氨甲环酸、抑肽酶等。

第六章 内分泌系统疾病

第一节 下丘脑、垂体疾病

一、下丘脑-垂体肿瘤

垂体瘤

垂体瘤是一组来自腺垂体和神经垂体及胚胎期颅咽管囊残余鳞状上皮细胞发生的肿瘤。

【分类】

1.**按内分泌功能分类** 根据肿瘤细胞有无合成和分泌有生物活性激素的功能,将垂体肿瘤分为功能性垂体肿瘤和无功能肿瘤。具有分泌生物活性激素功能的垂体瘤可按其分泌的激素不同而命名,如催乳素(PRL)瘤,生长激素(GH)瘤,促肾上腺皮质激素(ACTH)瘤,促甲状腺激素(TSH)瘤,黄体生成素(LH)瘤或卵泡素(FSH)瘤及混合瘤等,其中 PRL 瘤最常见,占 $50\%\sim55\%$;其次为 GH 瘤,占 $20\%\sim23\%$;ACTH 瘤占 $5\%\sim8\%$;TSH 瘤与 LH 瘤或 FSH 瘤较少见。不具备激素分泌功能的垂体瘤称为无功能垂体腺瘤,占 $20\%\sim25\%$。

2.**按影像学检查和手术所见分类** 根据垂体影像学检查和手术所见(如肿瘤大小、鞍外扩展情况和浸润程度等)进行的分类对决定垂体瘤的治疗方案和估计预后相当重要。依据肿瘤扩展情况及发生部位可分为鞍内、鞍外和异位 3 种;根据肿瘤的大小可分为微腺瘤($<10\text{mm}$)和大腺瘤($\geqslant10\text{mm}$)两种;根据肿瘤的生长类型可分为扩张型和浸润型两种,后者极为少见。

3.**按术后病理检查分类** 术后病理组织切片通过免疫细胞化学分析可查出肿瘤分泌激素的类型,但必须强调免疫染色阳性只反映某一激素有储存,不一定与该激素的合成或释放增多相关。采用垂体激素原位杂交技术能检测出组织切片中该激素特异性 mRNA,可用来作为垂体瘤免疫组化分类的辅助诊断。

【发病机制】

垂体瘤发病机制的研究曾出现过两种学说,即垂体细胞自身缺陷学说和下丘脑调控失常学说。现基本统一起来,认为垂体瘤的发展可分为两个阶段——起始阶段和促进阶段。

1.**垂体瘤细胞自身内在缺陷** 大多数有功能的及无功能的腺瘤是单克隆源性的,源于某一单个突变细胞的无限制增殖。

2.旁分泌与自分泌功能紊乱　下丘脑的促垂体激素和垂体内的旁分泌或自分泌激素可能在垂体瘤形成的促进阶段起一定作用。

3.下丘脑调节功能紊乱　下丘脑抑制因子的作用减弱对肿瘤的发生可能也有促进作用。

【临床表现】

1.肿瘤压迫症状

(1)头痛:见于 1/3～2/3 的病人,初期不剧烈,以胀痛为主,可有间歇性加重。头痛部位多在两颞部、额部、眼球后或鼻根部。引起头痛的主要原因是鞍膈与周围硬脑膜因肿瘤向上生长而受到牵拉所致。当肿瘤穿破鞍膈后,疼痛可减轻或消失。如鞍膈孔较大,肿瘤生长受到的阻力较小,头痛可不明显。肿瘤压迫邻近的痛觉敏感组织如硬脑膜、大血管壁等,可引起剧烈头痛,呈弥漫性,常伴有呕吐。肿瘤侵入下丘脑、第三脑室,阻塞室间孔可引起颅内压增高,使头痛加剧。

(2)视神经通路受压:垂体腺瘤向鞍上扩展,压迫视交叉等可引起不同类型的视野缺损伴或不伴视力减退。这是由于肿瘤生长方向不同和(或)视交叉与脑垂体解剖关系变异所致。

(3)其他症状:当肿瘤向蝶鞍两侧扩展压迫海绵窦时可引起所谓海绵窦综合征(第Ⅲ、Ⅳ、Ⅴ及Ⅵ对脑神经损害)。

2.激素分泌异常征群

(1)垂体激素分泌减少:垂体瘤病人的垂体激素分泌减少的表现一般较轻,进展较慢,直到腺体有 3/4 被毁坏后,临床上才出现明显的腺垂体功能减退症状。即使肿瘤体积较大,激素缺乏的症状也很少达到垂体切除术后的严重程度。故一般情况下,垂体瘤较少出现垂体激素分泌减少的症状,尤其是功能性腺瘤。

(2)垂体激素分泌增多:由于不同的功能腺瘤分泌的垂体激素不同,临床表现各异。

【诊断】

垂体瘤的诊断一般并不困难,部分患者甚至单纯依据临床表现就可做出正确的判断。较为困难的是有些微腺瘤,其激素分泌增多不显著,激素检测值仅高出正常范围上限。

1.临床表现　①上述肿瘤压迫症状。②某一垂体激素分泌增多表现(如溢乳闭经、肢端肥大以及特殊面容)或表现为满月貌和向心性肥胖等。③垂体激素分泌减少的表现,如生长发育滞缓、低血压,低血糖,怕冷畏寒等。

2.实验室检查　可根据患者的临床表现选择相应的垂体激素基础值测定及其动态试验,一般应检查腺垂体性腺轴激素、垂体甲状腺轴激素和垂体肾上腺轴激素,还有垂体分泌的 PRL、GH 等。充分运用内分泌正、负反馈机制评价垂体的储备功能,若诊断尚有疑问时,可进行动态试验协助诊断。

3.影像学检查　如果垂体瘤已达到一定大小,常规 X 线体层摄片即可达到诊断目的。典型垂体瘤的 X 线表现为:蝶鞍扩大(蝶鞍可向各方向增大),鞍壁变薄,鞍底变阔,前、后床突变细。垂体瘤的影像学检查宜首选磁共振(MRI),因其能更好地显示肿瘤及其与周围组织的解剖关系。

4.其他检查　视力、视野检查可以了解肿瘤向鞍上扩展的程度。

【鉴别诊断】

本病需与其他一些引起颅内压迫、损害视交叉的疾病相鉴别。

1.颅咽管瘤　可发生于各种年龄,以儿童及青少年多见。视野缺损常不对称,往往先出现颞侧下象限缺损。

2.淋巴细胞性垂体炎　本病多见于妊娠或产后的女性,病因未明,可能为病毒引起的自身免疫性疾病。临床表现可有垂体功能减退症以及脑垂体肿大。

3.视神经胶质瘤　多见于儿童,尤以女孩多见。视力改变常先发生于一侧,视力丧失发展较快。患者可有突眼,但无内分泌功能障碍。

4.异位松果体　多见于儿童及青少年。视力减退,双颞侧偏盲。常有渴感丧失、慢性高钠血症等下丘脑功能紊乱的表现。

5.颈内动脉瘤　常引起单侧鼻侧偏盲,可有眼球瘫痪及腺垂体功能减退表现,蝶鞍可扩大。对该类患者如误诊为垂体瘤而行经蝶窦垂体切除术将会危及患者生命,因此垂体瘤患者需仔细排除颈内动脉瘤的可能,确诊依赖于 MRI。

6.球后视神经炎　起病急,视力障碍多为一侧性,大多在数周内有所恢复。常伴眼球疼痛、瞳孔调节反射障碍。

7.脑膜瘤　部分脑膜瘤其影像学表现类似于蝶鞍区肿瘤,内分泌功能检查仅有垂体柄受压引起的轻度高 PRL 血症,临床上易误诊为无功能垂体腺瘤。

【治疗】

垂体瘤的治疗方法主要有 3 种:手术治疗、药物治疗和放射治疗。治疗方法的选择主要依据垂体肿瘤的类型而定,一般 PRL 瘤首选药物治疗,大多数 GH 瘤、ACTH 瘤、TSH 瘤以及无功能大腺瘤则首选手术治疗。

1.手术治疗　除 PRL 瘤外,其他垂体瘤的首选治疗仍为手术治疗。目前主要采用经蝶窦术式手术,它是在手术视野较开阔条件下(在显微镜下进行手术操作),对肿瘤进行选择性摘除。

2.药物治疗　虽然药物治疗在 GH 瘤、TSH 瘤等腺垂体肿瘤方面取得了一定疗效,但尚不能动摇手术治疗及垂体放疗在腺垂体肿瘤治疗方面的地位。在众多治疗垂体瘤的药物中,药物治疗已成为 PRL 瘤的首选治疗,如溴隐亭,2.5～7.5mg/d,每日 1～3 次,口服,恶心、呕吐、头晕多呈一过性,与食物同服可减少不良反应。国内外已有大量报道,溴隐亭可缩小 PRL瘤,有效率在 90% 左右。溴隐亭也可用于 GH 瘤,每日剂量在 20～30mg,使 GH 瘤缩小者仅占 10%～15%;也可应用生长激素激动药(奥曲肽)皮下注射 50～100μg,每 8 小时 1 次;或采用长效制剂 20～30mg,每日 1 次,28d 为 1 个疗程。

3.放射治疗　垂体放射治疗可阻止肿瘤进一步生长并最终使分泌增多的激素水平下降。在经蝶窦显微外科垂体瘤摘除术之前,垂体放射治疗是肢端肥大症的主要治疗方法。

【注意事项】

1.垂体瘤的诊治应建立在内分泌科、神经外科与放疗科有效沟通与配合的基础之上。因此治疗之前,3 个专业的会诊实属必要。

2.垂体瘤手术或放疗后,内分泌科应及时评估垂体与靶腺功能,并决定是否采取激素替代疗法。

二、颅咽管瘤

颅咽管瘤（CP）是一种良性先天性肿瘤,亦称垂体管瘤,是胚胎期颅咽管的残余组织发生的良性先天性肿瘤,约占颅内肿瘤的 4%,但在儿童却是最常见的先天性肿瘤,占鞍区肿瘤的第一位。本病可以发生在任何年龄,但 70% 是发生在 15 岁以下的儿童和少年,女性稍多于男性。

【病因与发病机制】

颅咽管瘤为先天性肿瘤,多见于儿童及少年。肿瘤大多位于鞍上区,可向第三脑室、下丘脑、脚间池、鞍旁、两侧颞叶、额叶底及鞍内等方向发展,压迫视神经及视交叉,阻塞脑脊液循环而导致脑积水。

【临床表现】

1.颅内压增高　一般是因肿瘤向鞍上发展累及第三脑室前半部,阻塞室间孔导致脑积水。可表现为头痛、呕吐以及视盘水肿。

2.视力视野障碍　肿瘤位于鞍上可压迫视神经、视交叉或视束,导致视野缺损和视力减退,双侧可不对称。

3.垂体功能低下　肿瘤压迫腺垂体导致生长激素及促性腺激素分泌不足,18 岁以下患者可见生长发育障碍、生殖器官发育不良,成年人可出现性功能减退或闭经等。

4.下丘脑损害　肿瘤向鞍上发展使下丘脑受压可表现为体温偏低、嗜睡、尿崩症及肥胖性生殖无能综合征。

【诊断】

对于生长发育滞缓的青少年,尤其合并多饮、多尿、肥胖和性幼稚者应考虑本病,若出现垂体功能减退时更应关注此诊断。实验室检查 GH 低下,胰岛素低血糖试验无 GH 分泌高峰,此外可见垂体性腺轴、垂体甲状腺轴或垂体肾上腺轴激素低下。颅骨 X 线摄片除见蝶鞍增大变浅外,可见鞍上区有钙化,脑垂体 CT 或 MRI 检查有助于诊断。

【鉴别诊断】

1.特发性 GH 缺乏症　患儿除生长发育滞缓外,无视野缺损或视野障碍,鞍上一般无钙化。垂体 CT 或 MRI 可见垂体柄断裂或垂体萎缩,但无占位影像学表现。

2.垂体无功能腺瘤　最早出现和最常见的是性腺功能减退,可有视力减退或视野缺损。颅骨 X 线平片显示蝶鞍呈球形扩大,鞍背竖直,但颅咽管瘤累及鞍内时也见球形扩大,然而肿瘤钙化更常见,垂体 CT 或 MRI 有助于明确肿瘤的部位。

【治疗】

颅咽管瘤的治疗较为困难,目前采用的不同治疗手段,在一定程度上均可取得相应的效果。手术具有全切除或减少肿瘤体积的优越性,放疗对部分患者也较敏感,但目前分歧仍较大。此外,还有囊内放疗与化疗或微创手术。内科治疗主要是 GH 或性腺激素替代疗法,以保证患者生长发育的需求。

三、下丘脑综合征

下丘脑疾病由多种致病因素累及下丘脑使其结构、代谢及功能受损所致,主要临床表现为下丘脑功能异常及轻微的神经、精神症状。

【病因与发病机制】

1.**先天性损害及遗传性因素** 与性发育不全有关的疾病可引起下丘脑综合征,如家族性嗅神经-性发育不全综合征、性幼稚-色素性网膜炎-多指畸形综合征、主动脉瓣上狭窄综合征。此外,下丘脑激素缺乏性疾病,如下丘脑性甲状腺功能减退、下丘脑性性腺功能低下等均可导致下丘脑综合征。

2.**肿瘤** 引起下丘脑综合征的肿瘤很多,主要有颅咽管瘤、星形细胞瘤、漏斗瘤、垂体瘤(向鞍上生长)、异位松果体瘤、脑室膜瘤、神经节细胞瘤、浆细胞瘤、神经纤维瘤、髓母细胞瘤、白血病、转移性癌肿、外皮细胞瘤、血管瘤、恶性血管内皮细胞瘤、脉络丛囊肿、第三脑室囊肿、脂肪瘤、错构瘤、畸胎瘤、脑膜瘤等。

3.**肉芽肿** 见于结核瘤、结节病、网状内皮细胞增生症、慢性多发性黄色瘤、嗜酸性肉芽肿等。

4.**感染和炎症** 常见的有结核性或化脓性脑膜炎、脑脓肿、病毒性脑炎、流行性脑炎、脑脊髓膜炎、麻疹、水痘、狂犬疫苗接种、组织胞浆菌病。坏死性漏斗-垂体炎也可引起下丘脑综合征。

5.**退行性变** 下丘脑综合征可由各种退行性病变引起,如结节性硬化、脑软化、神经胶质增生等。

6.**血管损害** 主要见于脑动脉硬化、脑动脉瘤、脑出血、脑栓塞、系统性红斑狼疮和其他原因引起的血管炎等。

7.**物理因素** 见于颅脑外伤、脑外科手术、脑或脑垂体区放射治疗。

8.**脑代谢性疾病** 可见于急性间歇发作性血卟啉病、二氧化碳麻醉等。另外,也见于原发性脑脊液压力过低或脑脊液压力增高症。

9.**药物** 主要见于长期服用氯丙嗪、利舍平及避孕药的患者。

10.**功能性障碍** 病因未明,神经因素引起精神性闭经、阳萎及厌食时可伴有下丘脑综合征。

【临床表现】

1.**内分泌功能障碍** ①生长激素释放激素(GHRH)分泌亢进者引起肢端肥大症或巨人症;减退者导致身材矮小。②促甲状腺激素释放激素(TRH)分泌失常引起下丘脑性甲状腺功能亢进或下丘脑性甲状腺功能减退症。③PRL 释放因子分泌过多发生溢乳症或溢乳-闭经综合征及性功能减退;PRL 释放因子减少则引起 PRL 缺乏症,但极为罕见。④促肾上腺皮质激素释放激素(CRH)分泌失常引起肾上腺皮质增生型皮质醇增多症。⑤促性腺激素释放激素(GnRH)分泌过多引起性早熟,减退者引起神经源性闭经、性欲减退、月经失调;闭经不育。男性亢进者性早熟,减退者出现肥胖、生殖无能、营养不良症、性功能减退、性发育不全和嗅觉丧失。⑥精氨酸升压素(AVP)分泌过多者引起抗利尿激素分泌不适当综合征;减退者表现为尿崩症。

2.神经系统表现 ①嗜睡和失眠。②多食肥胖或顽固性厌食消瘦。③发热和体温过低。④精神障碍。⑤其他如头痛较为常见,另外可有多汗或汗闭、手足发绀;括约肌功能障碍及下丘脑性癫痫。

【诊断】

临床上遇有下列线索有助于下丘脑疾病的诊断:①内分泌症状及体征不能用单一的靶腺或单纯垂体损害加以解释。②内分泌紊乱症状伴有肥胖、多食、消瘦、厌食、嗜睡、精神失常及体温异常等,不能用其他疾病解释者。③颅内压增高伴视力减退或视野缩小,以及合并尿崩症、性功能低下、乳溢者。④少数患者可以表现为生长发育不良、嗅觉丧失、畸形、性腺发育不全。

1.功能诊断 ①视前区受损出现自主神经功能障碍。②下丘脑前部视前区受损导致高热。③下丘脑前部受损可出现摄食障碍。④下丘脑前部、视上核、室旁核受损可致中枢性特发性高钠血症、尿崩症、AVP分泌不适当综合征。⑤下丘脑腹内侧正中隆起受损出现性功能低下、ACTH、GH和PRL分泌异常,尿崩症等。⑥下丘脑中部外侧区受损可致厌食,体重下降。⑦下丘脑腹内侧区受损常与贪食、肥胖、性格改变有关。⑧下丘脑后部受损可导致意识障碍、嗜睡、运动功能减退、低体温。⑨乳头体、第三脑室壁受损表现为精神错乱、严重记忆障碍。

2.病因诊断 病因诊断往往要结合病史、症状、体征、实验室检查及其他辅助检查等综合分析,不同的病因诊断难易程度不一。形态学及其他检查包括头颅X线平片可示蝶鞍扩大、鞍背、后床突骨吸收或破坏、鞍区病理性钙化等表现,必要时进一步做蝶鞍薄层片、脑血管造影、头颅CT或MRI,以显示颅内病变部位和性质。脑脊液检查除颅内占位病变有颅压增高和炎症时有白细胞升高外,一般均属正常。脑电图检查一般正常。

【鉴别诊断】

要注意与原发性甲状腺、性腺、肾上腺、神经垂体受损、腺垂体功能低下、神经衰弱、精神分裂症等相鉴别。

【治疗】

对肿瘤占位引起的下丘脑疾病可采取手术切除或放射治疗。对感染则选用适当的抗生素治疗。由药物引起者则立即停用有关药物;精神因素引起者需进行精神治疗;有垂体功能减退者,则应根据靶腺受累的程度,予以激素替代疗法(HRT);有溢乳者可用溴隐亭 2.5～7.5mg/d 或左旋多巴(L-多巴)1～2mg/d;发热者可用氯丙嗪或苯巴比妥钠、中药以及药物降温;不能根治的肿瘤而伴有显著的颅内压增高者,可行减压术,以减轻症状。

四、神经性厌食症

神经性厌食症是一种慢性神经内分泌疾病,主要影响青年女性,其临床特征为患者因存在体像评价及其他认知障碍而自行节食减肥,导致体重减轻、严重的营养不良及下丘脑-垂体-性腺轴功能紊乱,该症是生理、心理、社会综合因素影响的结果。

【病因】

1.社会文化因素　许多青年女性追求身材"苗条"并视为时尚,这种审美观念的改变对女性形成了压力,过度节食变得流行,因此本病的发病率逐年提高。

2.心理因素　神经性厌食患者存在以肥胖恐惧和体像评价障碍为主要表现的心理障碍,因为害怕肥胖而主动节制饮食,部分患者甚至对食物产生厌烦,于是出现体重下降及多种并发症。

3.生物学因素　神经性厌食患者的饱腹感以及体温调节紊乱提示存在下丘脑功能异常,易感个体在青春期前后遭遇的生物、心理方面的事件可通过下丘脑神经递质、内分泌或免疫方面的变化,导致神经性厌食心理和行为上的特征性表现。

4.其他因素　影响下丘脑食欲和摄食中枢的因素很多,如脂多糖、白细胞介素-1(IL-1)、白细胞介素-6(IL-6)、肿瘤坏死因子(TNF)、白细胞抑制因子(LIF)、雌二醇、胆囊收缩素(CCK)、肾上腺素、去氢异雄酮、胃泌素释放肽(GRP)、胰高血糖素及生长抑素等。

【临床表现】

1.症状、体征　大多数患者恐惧肥胖,厌食和消瘦,甚至有心理与行为异常。

2.并发症　神经性厌食症病人中内分泌功能障碍很常见,例如闭经,在体内脂肪含量达体重的 22% 左右时,90% 的人月经周期又可恢复正常;虽然病人甲状腺功能正常,但基础代谢率降低。此外,神经性厌食发展至某一阶段时,可有如心动过缓、心动过速、低血压、窦性心律失常、心力衰竭和各种心电图异常等;胃肠道可见食管糜烂或溃疡、胃炎、恶心、呕吐等;还可出现血尿素氮增高,顽固性低血钙、低血钾、低血镁等。

【辅助检查】

1.内分泌异常　雌激素及黄体酮水平均低,CRH 水平升高,皮质醇升高,瘦素水平明显降低,血小板单胺氧化酶活性下降,提示存在 5-羟色胺能系统功能障碍。

2.代谢异常　神经性厌食患者体内血浆天冬酰胺、谷氨酸、甘氨酸、蛋氨酸、苯丙氨酸和组氨酸水平明显升高,而精氨酸和半胱氨酸水平下降。

3.免疫因子异常　血浆中肿瘤坏死因子 a(TNF-a)与可溶性 TNF 受体Ⅱ(sTNFRⅡ)水平明显升高。

4.影像学检查　神经性厌食患者头部 MRI 检查发现脑容积减少,尤以灰质为甚,这种灰质容积的减少被认为是不可逆的。

【诊断】

1.国内诊断标准

①发病年龄<25 岁(最常见于 14～19 岁),女性占 95% 以上;②厌食,日进食量<150g,体重丧失 25% 以上;③对进食及体重持无情的不关心态度,不顾饥饿,也不理睬别人的规劝或安慰,病人不承认自己有病,对体重丢失及拒食认为是享受,对极端消瘦认为是美观,病人常有低血钾及心律失常;④所有女性都出现闭经,25% 发生在大量体重丧失之前;⑤缺少其他身体上或精神上的疾病是诊断本病的先决条件。

2.美国诊断标准　①体重低于理想体重的 85% 或体重指数≤17.5;②肥胖恐惧;③对自己体形、体重的认知障碍;④继发性闭经。

【鉴别诊断】

神经性厌食的诊断可以认为是一种排除性诊断,需与原发性内分泌疾病(如腺垂体功能减退症和 Addison 病),肠道疾病(如克罗恩病、口炎性腹泻),慢性感染,肿瘤性疾病如淋巴瘤及人类获得性免疫缺陷综合征、下丘脑肿瘤等相鉴别。

【治疗】

本病的治疗原则是不仅要恢复患者的营养状况,治疗各种临床并发症,还应注意纠正导致神经性厌食的心理和环境因素,包括一般治疗、营养治疗、药物治疗、心理治疗、并发症治疗以及其他治疗等。

1.一般治疗　治疗开始前需要对患者进行临床评估,以选择营养、药物治疗方案,并提供心理支持。医师在整个治疗过程中应鼓励患者主动配合治疗;采取客观、诚实的态度,得到患者的信任;安排亲属参与治疗计划。

2.营养治疗　根据病人营养不良具体分级提供个性化营养方案。无论是经胃肠还是胃肠外营养补充都要避免并发症的发生,纠正过快常产生水潴留、水肿、继发代谢紊乱甚至心力衰竭等。体重达到标准体重 80% 以上后不主张继续鼻饲或胃肠外营养支持,以免造成心理压力和心理创伤,也不利于患者主动参与治疗,影响食欲,妨碍恢复正常饮食习惯。

3.药物治疗　目前尚未发现十分有效的药物,但氯丙嗪、阿米替林、碳酸、5-羟色胺回收抑制药氟西汀等药物对住院病人有一定效果,可用于长期营养和行为治疗计划的辅助治疗。

4.心理治疗　心理治疗可用来纠正患者异常的饮食行为,增进其心理社会功能;认知行为治疗可有效地恢复体重;家庭治疗因可改善家庭成员之间的关系,长期坚持效果明显。

5.并发症治疗　多数并发症常可随体重的增加而改善,辅用小量性激素周期治疗有利于建立其治疗信心。

五、青春期发育延迟

青春期发育延迟可定义为至青春期发育平均年龄加 2 个标准差年龄以后尚未出现青春期发育者,由于青春期发育的年龄在地区和民族之间存在一定差异,具体年龄界限难以确定,一般男孩到 14 岁的睾丸容积<4mL,女孩到 13 岁时仍无月经初潮可认为是青春期发育延迟。

【病因】

青春期发育延迟较常见,虽然导致本症的病因很多,但绝大部分青春期发育延迟患者的病因未明,临床上较常见的是:①中枢神经系统肿瘤,如颅咽管瘤和生殖细胞瘤等;②下丘脑-腺垂体功能减退,如特发性低促性腺激素性性腺功能减退和垂体性矮小症等;③原发性睾丸(卵巢)功能减退,如 Klinefelter 综合征和性腺发育不全等;④严重的慢性全身性疾病,如营养不良、吸收不良综合征、支气管哮喘、肾病和先天性心脏病等。

女性的青春期发育并非生殖系统的独立事件,受全身健康状况的影响,如营养不良、过瘦、过胖等。

【分类】

青春期发育延迟按病因分为以下 3 类。

1.体质性(特发性)青春期延迟　　下丘脑黄体激素释放激素(LHRH)脉冲发生器活动延迟。

2.低促性腺激素性青春期延迟　　①中枢系统(CNS)疾病。肿瘤性病变(颅咽管瘤、生殖细胞瘤、垂体瘤),非肿瘤性病变(Langer-han 组织细胞增生症),CNS 的感染性病变,CNS 的血管病变(放射治疗后、先天性畸形、头颅创伤后)。②单一性促性腺激素缺乏。Kallman 综合征,先天性肾上腺发育不良(DAX1 突变),单一性 LH、FSH 缺乏。③特发性垂体多激素缺乏。④先天性垂体多激素缺乏。⑤其他疾病如 Prader-Willi 综合征,Laurence-Moon-Biedl 综合征,慢性全身性疾病(镰状细胞性贫血、HIV 感染、慢性肾衰竭、慢性血吸虫病、慢性胃肠疾病、高 PRL 血症、Gaucher 病)。

3.高促性腺激素性青春期延迟

(1)男性:克兰费尔特 Klinefelter 综合征及其变异型,其他类型的原发性睾丸功能减退症(化学抗癌药物治疗、放射治疗、睾丸激素的生物合成酶缺陷、LH 抵抗综合征、隐睾症和无睾症)。

(2)女性:Turner 综合征及其变异型,XX 和 XY 性腺发育不全症(家族性、散发性),其他类型的原发性卵巢功能减退症(卵巢早衰和过早绝经、自身免疫性卵巢炎、卵巢抵抗综合征、FSH 受体基因突变、多囊卵巢综合征、Noonan 综合征)。

【临床表现】

1.体质性(特发性)青春期延迟　　体质性青春期延迟是儿童青春期发育延迟的主要原因之一,患者常有阳性家族史,母亲多有月经初潮推迟或其父亲和同胞兄弟姐妹有青春期延迟(14～18 岁)病史。在整个儿童期身材矮小,波动在相应年龄的第 3 个百分位点上下,但其身高增长速度接近正常,每年约为 5cm。在正常儿童出现生长发育骤长的年龄阶段,体质性青春期发育延迟儿童的生长发育仍缓慢,与其同伴间的差异逐步扩大。患者于 13～16 岁仍缺乏任何第二性征的发育,其表型特征为身材矮小、幼稚,从外观上估计其年龄较实际年龄要小,但患儿身体健康,智力正常。骨龄超过 18 岁仍无青春期启动者,以后绝大部分患者不能出现青春期发育。

2.低促性腺激素性性腺功能减退症　　低促性腺激素性性功能减退症(HH),表现为青春期延迟、不孕、血清促性腺激素水平低下。HH 大部分病例的分子机制尚不清楚,但已报道了某些下丘脑垂体基因的单个基因突变。Kallma 综合征是由于 KAL 基因(位于 Xp22.3)突变;先天性肾上腺皮质发育不全合并 HH 是由于 DAX1 基因突变所致的、极少见的 X-连锁隐性遗传病;90%的 HH 原因不明。本症的临床表现根据患者发病年龄早晚、激素缺乏程度以及是否合并其他垂体激素缺乏而不同。

3.高促性腺激素性性腺功能减退症　　大多数患者系遗传因素导致的性腺分化和发育异常,如①Turner 综合征:核型 45,XO 或其变异型,呈女性外表,身材矮小,性幼稚、乳腺不发育,原发性闭经,常伴有身体的畸形;②Klinefelter 综合征:核型 47,XXY 或其变异型,呈男性性幼稚,多数为小睾丸和不育;其他病因导致高促性腺激素型青春期延迟者较少见。

4.其他

(1) Prader-Willi 综合征:Prader-Willi 综合征即 Prader-Labhart-Willi-Fanconi 综合征、Prader-Labhart-Willi 综合征或肌张力减退-智力低下-性腺功能减退-肥胖综合征。本征的主

要临床表现有以下几点。①肌张力和智力低下,学习成绩差,智商水平约 60;②性腺功能减退伴外生殖器无发育或发育不全,阴茎小,可伴隐睾;③肥胖的主要原因可能与进食过多及活动减少有关;④部分病人伴糖尿病,其发病机制未明,但至少与肥胖有一定关系;⑤患者身材矮小、肢端短、面容不均、额小、眼裂小、斜视或伴面部、头部及四肢的其他畸形。

(2)组织细胞增生症(Hand-Schuler-Christium 综合征):①性功能减退,青春期不启动,常有尿崩症及其他垂体功能减退;②本病可表现为单一性局部病变,也可累及多脏器,如骨、肺、肝等;③中枢神经肿瘤尚有下丘脑或视神经胶质瘤、星形细胞瘤和嫌色细胞瘤;④该病变既可引起下丘脑-垂体激素的缺乏,也可引起下丘脑-垂体-性腺轴激活而导致性早熟。

(3)囊性纤维化(CF):影响西北欧高加索人的常见疾病,可出现营养不良和生长发育延迟,而后者是由于营养不良致下丘脑-垂体-性腺轴成熟延迟的结果。

【诊断与鉴别诊断】

1.诊断　要结合病人的临床表现、体格检查及病史做出初步判断,然后再行实验室及影像学检查。

(1)男孩 14 岁仍无第二性征发育的征象,睾丸容积低于 5mL 或长径<2.5cm,阴毛分布范围小,生长迟缓,身材低于正常同龄儿童平均值的 2.5 个标准差,要考虑青春期发育延迟。

(2)女孩 13 岁尚未出现乳腺发育,15 岁无阴毛生长,18 岁未见月经初潮者,可诊断为青春期发育延迟。

2.实验室检查　患者的性激素水平低于正常,LH 和 FSH 水平高低可用来评估低或高促性腺激素性性腺功能减退症,进而有助于病因诊断。TSH 对促甲状腺释放激素(TRH)兴奋的反应以及促肾上腺皮质激素(ACTH)皮质醇轴功能正常,GH 分泌也无异常,如年龄尚小,可继续观察,每半年随诊一次,观察第二性征、外生殖器发育状况和 LH、FSH、性激素水平、骨龄、身高、第二性征等。

3.影像学检查

(1)X 线检查:手腕 X 线平片测定骨龄应列为常规检查,因青春期起始与骨龄的相关性明显于其与实际年龄的相关性。头颅 X 线检查,颅咽管瘤大多有鞍区异常,且 70% 呈现钙化,因此侧位 X 线平片检查可协助诊断。

(2)B 超检查:可了解卵巢(或睾丸)大小、形态发育情况,也有助于其他病变的诊断。

(3) CT 和 MRI 检查:CT 和 MRI 对于中枢神经的肿瘤具有重要的诊断价值。

(4)其他:①染色体检查,对于性腺发育不全或某些特殊面容体征者常提示需进行染色体核型分析;②腹腔镜检及性腺活检:对疑有卵巢病变(如卵巢发育不良或肿瘤)者,必要时可行腹腔镜检查及性腺的活检。

4.鉴别诊断　主要是高促性腺激素性性腺功能减退和低促性腺激素性性腺功能减退两大类的鉴别,前者病变在性腺,包括各种原因引起的睾丸或卵巢发育不全或功能衰竭,它们的共同特点是血浆 LH 和 FSH 水平显著增高,因而不难鉴别。后者的病变在下丘脑(如 Kallman 综合征)或垂体(如垂体或鞍上区肿瘤等),这些病变虽然都引起 LH 和 FSH 水平降低,但是降低的程度和对 GnRH 的反应程度存在不均一性,即垂体受破坏的程度是有差别的。此外,还有原发病(如肿瘤)的表现,鉴别也不困难。Kallman 综合征有嗅觉减退或缺失者容易鉴别,无嗅觉缺失不易鉴别,目前临床上尚无一种有效的试验能将特发性青春期延迟与无嗅觉缺失的Kallman综合征鉴别开来,一般的办法是以 18 岁为分界线,即到了 18 岁仍无青春期启动的患者,可诊断为 Kallman 综合征或特发性低促性腺激素性性腺功能减退症。

【治疗】

青春期延迟的治疗主要根据引起本症的病因和疾病的性质而定。

1.体质性青春期延迟 因该症患儿最终会出现青春期启动,一般不需治疗,但要提供必要的咨询和有关激素的检查。若某些患儿因发育落后于同龄人而产生精神压力,甚至出现精神、心理和行为方面的异常,必要时可适当给予药物治疗,选用短程激素疗法以刺激性征的出现。

2.病理性青春期延迟

(1)去除病因:病因能够祛除者以病因治疗为主,如手术切除肿瘤、积极治疗全身性疾病,改善营养状况等。病因一旦去除即可缓解,对病因无法去除者则需应用性激素替代疗法。

(2)激素替代治疗:对原发性性腺功能减退患者需长期进行性激素替代治疗,初始小剂量,类似于体质性青春期延迟的治疗方法,2～3 年后逐渐增加到成年人替代量,以模拟正常青春期启动后的激素水平。

六、性早熟

性早熟指青春期发育过早出现,即男孩在 9 岁前、女性于 8 岁前出现青春期发育者。性早熟可分为真性(又称为中枢性完全性)性早熟和假性(又称为周围性不完全性)性早熟两类。真性性早熟指下丘脑-垂体-性腺轴不适当地过早活跃,导致青春期发育提前出现,其表现与正常的发育期相同,第二性征与遗传性别一致,能产生精子或卵子,有生育能力。假性性早熟为由性腺中枢以外的因素而产生的性激素增多,有第二性征发育,但生殖细胞并无同步成熟,无生育能力。临床上真性性早熟比假性性早熟多见。

【病因分类】

性早熟的病因很多,在临床上以女性 GnRH 依赖性性早熟较常见。

1.真性性早熟(GnRH 依赖性性早熟)或特发性真性性早熟

(1)原因不明:不能发现任何明确的器质性病变,也不能找到明确的致病因素,属于特发性性早熟。一般为散发性,散发病例以女性多见(女:男约为 4∶1)。少数可呈家族性(可能属常染色体隐性遗传),家族性性早熟多见于男孩。可能的原因是下丘脑对性腺发育的抑制失去控制(如下丘脑后部对下丘脑前部的阻遏作用失去),使 GnRH 及垂体促性腺激素过早分泌,而导致下丘脑-垂体-性腺轴的超前启动而引起性早熟

(2)CNS 肿瘤:视交叉胶质瘤、下丘脑星形细胞瘤、畸胎瘤。

(3)CNS 非肿瘤性病变:发育异常如灰结节、Williams 综合征、脑炎和脑病、脑脓肿、结节病性或结核性肉芽肿、头部创伤、脑水肿、蛛网膜囊肿、血管病变、头颅放射治疗后。

2.假性性早熟(非 GnRH 依赖性性早熟)

(1)男性:①CNS 的人绒毛膜促性腺激素(HCG)瘤,如绒毛膜上皮瘤、生殖细胞瘤、畸胎瘤等;②CNS 外的 HCG 瘤:如肝癌、畸胎瘤、肾癌、绒毛膜上皮瘤等;③肾上腺或睾丸分泌雄激素

过多;④医源性或外源性雄激素制剂;⑤青春期发育异常,青春期乳腺发育、巨睾症。

(2)女性:①卵巢囊肿;②卵巢或肾上腺分泌雌激素肿瘤;③Peutz.Jeghers综合征;④甲状腺功能减退症;⑤医源性或外源性雌激素制剂;⑥青春期发育异常,包括乳腺发育提前、单纯性月经来潮提前;⑦肾上腺发育提前。

【发病机制与临床表现】

1.真性性早熟

(1)特发性性早熟:①本病女性患者占多数,常在8岁前出现性发育,阴唇发育有色素沉着,阴道分泌物增多。②男孩表现为睾丸、阴茎长大,阴囊皮肤皱褶增加伴色素加深、阴茎勃起增加,甚至有精子生成、肌肉增加、皮下脂肪减少。两性都表现为身材骤长、骨龄提前,最终可使骨骺过早融合,使其到成年时身材反而矮于正常人。③患儿性心理成熟也早,有些可有性交史甚至妊娠史。

(2)中枢神经系统疾病所致性早熟:①本型性早熟的发育经过与特发性性早熟相似。②两型区别在于特发性者不能查出相应病因,而本型能找出器质性颅内病变,可通过头部X线、CT、MRI等检查予以鉴别。

(3)原发性甲状腺功能减退症伴性早熟:①甲状腺激素分泌降低,对下丘脑的负反馈作用减弱,使下丘脑TRH分泌增多。而TRH不仅刺激垂体分泌TSH,还可刺激垂体的PRL、LH和FSH分泌增多。这些激素作用于性腺、乳腺导致性早熟现象。②本症在用甲状腺激素治疗后可好转。

(4)多发性骨纤维异样增殖症伴性早熟:①病因不明,有认为与颅骨肥厚压迫到颅底致下丘脑功能紊乱有关。②患者有骨骺发育不良、躯干皮肤有棕色色素斑,好发于女孩,男孩极少。③女孩表现为月经来潮、生殖器官发育成熟、乳腺发育,其性发育不按正常次序(正常为先乳房发育-阴毛生长-月经来潮),因而认为它与真性性早熟有区别。

(5)Silver综合征:①机制未明,推测与机体细胞对GH敏感性低有关。②本病伴有矮小症、先天性半身肥大、性早熟。③患者尿中促性腺激素增高,性发育早,而骨龄与性发育相比则明显延迟。

(6)Williams综合征:①为一种遗传性疾病,伴有许多器官的发育畸形,尤其是动脉狭窄,其遗传缺陷为7号染色体的7q11.23微缺失。②有精神迟钝和学习障碍,认识和个性特殊。③常有性早熟,骨龄正常或提前。

(7)睾酮中毒症:①又称家族性男性非促性腺激素依赖性性早熟伴Leydig细胞和生殖细胞发育提前症。②本征的病因已基本查明,LH/HCG受体为80~90kD大小的糖蛋白。受体基因位于2p21。LH/HCG受体为G蛋白耦联受体家族中的成员,目前已有至少10多种错义的活化性突变类型,主要发生于542~581区段,由于活化性突变而使Leydig细胞和生殖细胞受到过分而长期的刺激,因而发生性早熟。③患儿出生后即有肥大的阴茎。④患儿的纵向生长和骨龄提前、肌肉发达、血浆睾酮升高达到成年人水平。

2.男性假性性早熟

(1)产生促性腺激素的肿瘤:①可见于绒毛膜上皮癌或畸胎瘤产生HCG、肝肿瘤产生LH样物质,促使性激素分泌增多。②由于只产生一种促性腺激素,不能造成真性性早熟。③患者几乎都是男性,外生殖器发育增大,但无生育能力。

(2)雄激素产生过早过多:①可由于睾丸 Leydig 细胞瘤(致睾丸单侧增大、血浆睾酮明显升高)或肾上腺病变(如 21 羟化酶缺乏或 11 羟化酶缺乏引起先天性肾上腺皮质增生、皮质醇合成受阻、ACTH 分泌增加,刺激肾上腺分泌雄激素增加)引起血中雄激素水平增加。②也有少数为医源性或误用过多雄激素所致。

(3)雌激素产生过多:①如卵巢颗粒细胞瘤、卵巢囊肿或分泌雌激素的肿瘤,使女性外生殖器及第二性征过早发育,但无生殖细胞成熟。②使用过多外源性雌激素或含外源性雌激素食物可导致女性假性性早熟,停服后自行恢复正常。

【诊断与鉴别诊断】

1.必须根据详细的临床资料和必要的实验室检查排除下丘脑、垂体、性腺和肾上腺器质性病变。

2.实验室检查应首先确定性早熟是否为促性腺激素依赖性,LH/FSH 脉冲性分泌有助于两者的鉴别。

3.影像学检查主要用于寻找垂体和性腺的肿瘤。

4.如无器质性病变可查,可继续追踪观察,但应排除 LH 受体基因突变可能。

5.非促性腺激素依赖性性早熟的病因主要在性腺和肾上腺,因分泌过量性腺激素所致。但必须注意,有些性腺肿瘤也和下丘脑错构瘤一样,可自主合成和分泌促性腺激素。

【治疗】

1.真性性早熟的治疗

(1)甲羟孕酮或氯地孕酮:①可直接抑制下丘脑 GnRH 脉冲发生器和垂体促性腺激素的释放。②剂量为 4~8mg/d,对性器官发育有抑制作用。③缺点为对骨龄发育加速无影响,长期应用可导致性腺萎缩,停药后月经恢复慢。④由于此药有类皮质激素作用,可引起体重增加、高血压和类 Cushing 综合征。

(2)环丙孕酮:①孕激素的衍生物,抑制促性腺激素的合成与释放。②口服每日剂量为 70~100mg/m² 或肌内注射 100~200mg/m²,每 2~4 周 1 次。③对性器官成熟有明显抑制作用,对骨龄加速的抑制作用不肯定。④不良反应除可有头痛、疲乏、失眠、恶心外,对 ACTH 分泌也有抑制作用,因而长期用药要观察肾上腺皮质功能的变化。

(3)GnRH 激动药:①生理作用有剂量的双重性,小剂量脉冲式注射时对垂体促性腺激素起兴奋作用,连续大剂量注射起抑制作用,利用此原理临床上用于治疗性早熟。②目前临床应用较多的有布舍瑞林,每日 10~20μg/kg,皮下注射或 600μg 鼻吸,每 6 小时 1 次。德舍瑞林,每日 4~10μg/kg,皮下注射。③长期应用未发现明显的不良反应,但到青春期年龄就应停止使用。

(4)酮康唑:①可用于男性特发性性早熟用 GnRH 激动药治疗无效者。②该药主要影响类固醇 17~20 裂解酶,从而干扰睾酮生成。③每日 200~600mg,分 2~3 次口服。

(5)达那唑:①人工合成的一种甾体杂环化合物,系 17α-炔孕酮衍生物。②具有抑制卵巢雌激素合成和卵巢滤泡发育作用,还有抗促性腺激素作用及轻度雄激素作用。

2.假性性早熟的治疗

(1)GnRH 激动药治疗无效,可依据病情选用甲羟孕酮、睾酮内酯、螺内酯(安体舒通)、酮康唑等。

(2)在原发病的治疗方面,先天性肾上腺皮质增生者可用糖皮质激素辅以必要的矫形治疗(如切除肥大的阴蒂等)。

(3)对颅内、睾丸、卵巢、肾上腺及其他部位肿瘤应行手术或放射治疗。

七、无功能垂体腺瘤

绝大多数垂体腺瘤具有较高的分泌功能,使血中激素水平升高,并产生相应的临床症状,但也有一些垂体腺瘤并不伴有血中激素水平升高,也无激素过多症状,称为临床无功能垂体腺瘤,简称无功能垂体腺瘤,亦称临床无活性垂体腺瘤(CIPA)、无内分泌活性腺瘤或非分泌性垂体腺瘤。无功能腺瘤占所有垂体腺瘤的 25%～30%,多发生于 40～50 岁,发病率无明显性别差异。

【病因与发病机制】

1.病因 无功能垂体腺瘤实际上是一组异质性肿瘤,它们中的大多数具有分裂功能(多为促性腺激素瘤),只是其分泌功能较低,不引起血激素水平的升高,这类肿瘤称为沉寂性腺瘤。有些无功能腺瘤可能确实没有分泌功能,其细胞来源不清,称为裸细胞瘤或无特征细胞腺瘤。

2.发病机制 垂体瘤的发展可分为两个阶段——起始阶段和促进阶段,在起始阶段垂体细胞自身缺陷是起病的主要原因,在促进阶段下丘脑调控失常等因素发挥主要作用,即某一垂体细胞发生突变,导致癌基因激活和(或)抑癌基因的失活,然后在内外因素的促进下单克隆的突变细胞不断增殖,逐渐发展为垂体瘤。

(1)垂体瘤细胞自身内在缺陷:大多数无功能腺瘤是单克隆源性的,源于某一单个突变细胞的无限制增殖,而发生变异的原因为癌基因的激活和(或)抑癌基因的失活。

(2)旁分泌与自分泌功能紊乱:下丘脑的促垂体激素和垂体内的旁分泌或自分泌激素可能在垂体瘤形成的促进阶段起一定作用。

(3)下丘脑调节功能紊乱:下丘脑抑制因子的作用减弱对肿瘤的发生可能也有促进作用。

【临床表现】

无生物活性激素分泌功能的垂体腺瘤主要包括两方面的临床表现:①肿瘤向鞍外扩展压迫邻近组织结构的表现,这类症状最为多见,往往为病人就医的主要原因;②因肿瘤周围的正常垂体组织受压和破坏引起不同程度的腺垂体功能减退的表现。

1.压迫症状

(1)头痛:见于 1/3～2/3 的病人,初期不甚剧烈,以胀痛为主,可有间歇性加重,部位多在两颞部、额部、眼球后或鼻根部。引起头痛的主要原因是鞍膈与周围硬脑膜因肿瘤向上生长而受到牵拉所致,当肿瘤穿破鞍膈后,疼痛可减轻或消失,如鞍膈孔较大,肿瘤生长受到的阻力较小,头痛可不明显。肿瘤压迫邻近的痛觉敏感组织如硬脑膜、大血管壁等,可引起剧烈的弥漫性头痛,常伴有呕吐。肿瘤侵入下丘脑、第三脑室,阻塞室间孔可引起颅内压增高,使头痛加剧。

(2)视神经通路受压:垂体腺瘤向鞍上扩展,压迫视交叉等可引起不同类型的视野缺损伴或不伴视力减退,这是由于肿瘤生长方向不同和(或)视交叉与脑垂体解剖关系变异所致,视力减退和视野缺损的出现时间及严重程度不一定平行。少数病人发生阻塞性脑积水及视盘水肿系由于颅内压增高,视网膜静脉回流障碍所致。

(3)其他症状:当肿瘤向蝶鞍两侧扩展压迫海绵窦时可引起所谓海绵窦综合征(第Ⅲ、Ⅳ、Ⅴ及Ⅵ对脑神经损害)。巨大的腺瘤可侵犯下丘脑,则可出现尿崩症、嗜睡、体温调节紊乱等一系列症状。肿瘤可偶尔扩展至额叶、颞叶引起癫痫样抽搐、偏瘫、锥体束征及精神症状等。当肿瘤侵蚀鞍底及蝶窦时,可造成脑脊液鼻漏。

2.激素分泌异常征群

(1)垂体激素分泌减少:垂体瘤病人的垂体激素分泌减少的表现一般较轻,进展较慢,直到腺体有 3/4 被毁坏后,临床上才出现明显的腺垂体功能减退症状,即使肿瘤体积较大,激素缺乏的症状也很少能达到垂体切除术后的严重程度,故一般情况下,垂体瘤较少出现垂体激素分泌减少的症状,尤其是功能性腺瘤,但有时垂体激素分泌减少也可成为本病的突出表现,儿童期尤为明显,表现为身材矮小和性发育不全。有时肿瘤还可影响到下丘脑及神经垂体,血管升压素的合成和分泌障碍引起尿崩症。在腺垂体功能减退症的垂体瘤患者中,性腺功能减退约见于 3/4 的病人;甲状腺功能减退不如性腺功能减退常见,但亚临床型甲状腺功能减退较为多见;如不出现严重的应激状态,肾上腺皮质功能通常可以维持正常,若垂体 ACTH 储备不足,在应激时可出现急性肾上腺皮质功能减退(肾上腺危象)。

(2)出现腺垂体功能减退症的垂体瘤病人面容苍白,皮肤色素较浅,可能与黑色素细胞刺激素的分泌减少有关。男性病人稍肥胖,其脂肪分布类似女性体型,腋毛、阴毛稀少,毛发稀疏、细柔,阴毛呈女性分布,体重可减轻,有时体重不减甚或增加,此与下丘脑功能紊乱有关,除性欲减退、性功能障碍外,尚可出现生殖器萎缩,睾丸较软、较小。女性病人有闭经或月经稀少,性欲减退。

(3)在发生应激(如感染、手术)时,病人抵抗力较低,易于发生危象甚至昏迷。

3.垂体卒中

(1)垂体腺瘤有时可因出血、梗死而发生垂体急性出血征群即垂体卒中,其发生率为5%~10%。

(2)垂体卒中起病急骤,表现为额部或一侧眶后剧痛,可放射至面部,并迅速出现不同程度的视力减退,严重者可在数小时内双目失明,常伴眼球外肌麻痹,尤以第Ⅲ对脑神经受累最为多见,也可累及第Ⅳ、Ⅵ对脑神经,严重者可出现意识模糊、定向力障碍,颈项强直甚至昏迷。

(3)有的病人出现急性肾上腺皮质功能衰竭的表现,大多数病人的脑脊液清亮,部分可为血性。

(4)CT 示蝶鞍扩大。

(5)垂体腺瘤易发生瘤内出血,特别是瘤体较大者。

(6)诱发因素多为外伤、放射治疗等,亦可无明显诱因。

(7)出现急性视力障碍者,应在糖皮质激素保护下尽快进行手术治疗。

【辅助检查】

1.内分泌学检查 应广泛检查 6 种腺垂体激素水平,当某一激素水平有变化时应检测其靶腺激素的水平。当诊断尚有疑问时,可进行动态试验协助诊断。多数患者血促性腺激素水平降低或在正常范围,但少数患者可有血促性腺激素和(或)其亚单位的升高,性激素的水平一般下降。血 TSH、GH 及 ACTH 水平一般正常或轻度降低,其储备功能及靶腺激素水平也多降低,但显著降低者不多见。偶尔无功能腺瘤作为亚临床 GH 瘤或 ACTH 瘤,则 24h 尿皮质醇或血 IGF-1 水平可轻度升高。

无功能垂体腺瘤对下丘脑激素的反应具有一定的特点,这在诊断上具有重要意义,常见的利用下丘脑激素的诊断试验有以下几种。

(1) TRH 试验:正常促性腺激素细胞并无 TRH 受体,故给正常人注射 TRH 并不引起血 LH 和 FSH 水平的升高。大多数无功能腺瘤起源于促性腺激素细胞,约 1/3 的瘤性促性腺素细胞含有 TRH 受体,它们对 TRH 有反应,约 40% 的无功能腺瘤病人于注射 TRH 后血促性腺激素和(或)其亚单位水平升高。

(2)GnRH 试验:无功能垂体腺瘤多起源于促性腺激素细胞,这些瘤性促性腺激素细胞含有 GnRH 受体,故对内源性 GnRH、GnRH 激动药性类似物及 GnRH 拮抗药都有反应。正常情况下,GnRH 对促性腺激素细胞的刺激作用依赖于其特征性脉冲分泌,如连续给予 GnRH 或长效 GnRH 类似物则出现失敏现象,促性腺激素分泌反而减少,而无功能腺瘤不存在这种失敏现象是其特征之一。

2.视力视野检查　可以了解肿瘤向鞍上扩展的程度。

3.影像学检查

(1)如果垂体瘤已达到一定大小,常规 X 线体层摄片即可达到诊断目的。典型垂体瘤的 X 线表现为蝶鞍扩大(蝶鞍可向各方向增大),鞍壁变薄,鞍底变阔,前后床突变细,甚至缺损,彼此分开,使鞍口扩大,鞍底腐蚀下陷,有时肿瘤稍偏于一侧,可使一侧鞍底明显下陷(呈现双鞍底)。前床突被侵蚀是由于颈内动脉被肿瘤压向骨组织、颈内动脉的搏动所致;后床突变薄,甚或缺如。

(2)普通 X 线检查不能诊断者及垂体微腺瘤需要进行高分辨率CT、MRI 及其增强显像或三维构像,才能做出正确的定位诊断,高分辨率 CT 和 MRI 可显示直径>3mm 的微腺瘤。

(3)应用于鞍区疾病的放射性核素显像技术发展也很迅速,如正电子断层扫描(PET)、[111]铟二乙烯三戊乙酸-奥曲肽扫描以及[123]碘-酪氨酸-奥曲肽扫描已开始应用于临床垂体瘤的诊断。

(4)垂体瘤的影像学检查宜首选 MRI,因其能更好地显示肿瘤及其与周围组织的解剖关系。

【诊断】

1.存在垂体瘤的影像学证据。

2.有头痛,视野缺损等垂体占位的表现。

3.无垂体激素过多的临床表现和实验室证据(PRL 除外)。

4.有腺垂体功能减退的表现。

5.由于大多数无功能腺瘤患者有血 PRL 水平的升高,故 PRL 测定具有重要意义。

6.由于无功能垂体腺瘤缺乏特异的血清激素标志,故确诊常很困难,有时需依赖手术标本的病理检查及免疫细胞化学检查。

【鉴别诊断】

1.无功能垂体腺瘤需与其他垂体腺瘤及多种蝶鞍部病变相鉴别,由于无功能垂体腺瘤常伴有血 PRL 水平的升高,故易与 PRL 瘤混淆。无功能垂体腺瘤患者的血 PRL 水平多为轻至中度升高,一般低于 6.8mmol/L(150μg/L),而 PRL 瘤的血 PRL 水平一般超过 9.1mmol/L(200μg/L)。

2.部分无功能垂体腺瘤血促性腺激素或其亚单位水平升高,亦有助于鉴别。

3.沉寂性 ACTH 细胞瘤与 PRL 瘤极为相似,其鉴别有赖于病理检查及免疫细胞化学检查。

【治疗】

同其他垂体腺瘤一样,无功能腺瘤的治疗方法有外科治疗、放射治疗和内科治疗。目前仍以外科治疗为首选,手术效果不佳或术后复发者可加用放射治疗,肿瘤压迫症状不显著者可试用内科治疗,如内科治疗效果不佳仍应采取手术治疗。

1.外科治疗 是否采用外科治疗常取决于肿瘤的大小及临床表现,对于压迫症状较明显且瘤体较大者一般推荐外科治疗,成功的手术可有效地解除因肿瘤占位效应而产生的一系列症状,而且手术标本可做免疫细胞化学等检查对明确诊断具有极为重要的意义,而对于无症状的微腺瘤则并不推荐手术治疗。一般认为,存在视野缺损及神经症状者应尽早手术,以防止视交叉和脑神经出现不可逆性损害。目前多采取经蝶窦术式,可使 90% 的病例视野缺损获得改善,约 60% 的病例视力可完全恢复,经蝶窦手术最主要的并发症是垂体功能减退。

2.放射治疗 手术切除不完全或术后复发者可做术后放射治疗,对于提高无功能腺瘤的预后具有一定的意义;常规放射治疗的总剂量约为 45Gy,每天剂量 1.8Gy;放射治疗主要的不良反应为垂体功能减退。

3.内科治疗 无功能垂体腺瘤的内科治疗近年来取得了不小的进展,但治疗效果仍然不能令人满意。目前用以治疗的药物主要有生长抑素类似物奥曲肽和多巴胺激动药溴隐亭,GnRH 激动药及 GnRH 拮抗药也曾试用于临床,但因效果不佳而未能广泛应用。

4.其他治疗 对于无功能垂体腺瘤伴有的腺垂体功能减退也应给予有效的激素替代治疗,少数病人合并尿崩症。亦需给予必要的干预。

【注意事项】

1.诊断方面要注意腺垂体功能减退症的识别。

2.要告知病人及其家属激素替代治疗要坚持终身,治疗前禁用镇静催眠药。

八、腺垂体功能减退症

垂体或下丘脑的多种病损可累及垂体的内分泌功能,当垂体的全部或绝大部分被毁坏后,可产生一系列的内分泌腺功能减退的表现,主要累及的腺体为性腺、甲状腺及肾上腺皮质,临床上称为腺垂体功能减退症。本病较多见于女性,系与产后出血所致垂体缺血性坏死有关,发病年龄以 21～40 岁最为多见。

【病因与发病机制】

1.病因

由垂体本身病变引起者称原发性,由下丘脑以上神经病变或垂体门脉系统障碍引起者称继发性。

(1)原发性病因:①缺血性坏死,见于产后大出血、糖尿病、颞动脉炎、动脉粥样硬化等。②垂体肿瘤,见于鞍内肿瘤、鞍旁肿瘤。③垂体卒中,多见于垂体瘤内出血、梗死、坏死所致。④医源性,见于手术切除(垂体瘤术后等)、放射治疗(垂体瘤、鼻咽癌等放射治疗)。⑤感染,见于脑膜炎、脑炎、流行性出血热、结核、梅毒、真菌等。⑥垂体浸润,见于血色病、肉芽肿等。⑦其他,如海绵窦血栓、颈内动脉血瘤、空蝶鞍,自身免疫性病变。

(2)继发性病因:①垂体柄破坏,如外伤、手术、肿瘤、血管瘤等。②下丘脑或其他中枢神经疾患,如肿瘤(原发性及转移性淋巴瘤,白血病等)、炎症(关节病等)、浸润(如各种脂质累积病、肉芽肿)、营养不良(饥饿、神经性厌食等)、外源激素抑制(如糖皮质类固醇治疗)、其他(病因不明,遗传性等)。

2.发病机制

(1)垂体及其附近肿瘤压迫浸润,引起腺垂体功能减退。

(2)产后腺垂体坏死及萎缩:腺垂体的血液供应主要是垂体门脉系统,而妊娠期妇女腺垂体呈生理性肥大,对缺血缺氧非常敏感,如果因胎盘滞留、子宫收缩无力等发生大出血、休克或胎盘早剥、产褥感染败血症等引起弥散性血管内凝血、循环衰竭,可引起垂体门脉血管栓塞,造成垂体组织大片缺血性坏死。

(3)感染和炎症:各种病毒性、结核性、化脓性脑膜炎,脑膜脑炎,流行性出血热,梅毒,真菌等均可引起下丘脑-垂体损伤而导致功能减退。

(4)手术、创伤或放射性损伤:垂体瘤切除、放疗,乳腺癌转移等做切除垂体治疗,或鼻咽癌等颅底及颈部放疗后均可引起本症。颅底骨折、垂体柄挫伤可阻断神经及门脉联系而导致腺垂体、神经垂体功能减退。

(5)其他:空蝶鞍、动脉硬化引起垂体梗死、颞动脉炎、海绵窦血栓引起垂体缺血、糖尿病性血管病变引起垂体缺血坏死等。

【临床表现】

1.与病因有关的临床表现

(1)产后腺垂体坏死的病例有分娩时因难产而大出血、晕厥、休克病史或在分娩时并发感染。患者在产后极度虚弱,乳腺不胀,无乳汁分泌。可有低血糖症状,脉细速,尿少。血中尿素氮可升高,可并发肺炎等感染。产后全身情况一直不能恢复,闭经,逐渐出现性功能减退以及甲状腺、肾上腺皮质功能减退的症状。

(2)垂体肿瘤引起者,可有头痛、视力障碍,有时可出现颅内压增高征群。

(3)病变累及下丘脑时或其他由于手术、创伤、炎症等引起者,各有其特殊病史及相应症状。

2.腺垂体功能减退的表现　腺垂体功能减退的严重程度与垂体被毁的程度有关,当垂体组织丧失达95%,临床表现为重度,丧失75%为中度,丧失60%为轻度,丧失50%以下者不致出现功能减退症状,不过上述关系并非绝对的。腺垂体多种激素分泌不足的现象大多逐渐出现,一般先出现 PRL、LH/FSH、GH 不足的症状,继而 TSH,最后 ACTH,有时肾上腺皮质功能不足症状的出现可早于甲状腺功能减退。

(1) PRL 分泌不足:在分娩后表现为乳腺不胀,无乳汁分泌。

(2) GH 分泌不足:在成年人主要表现为容易发生低血糖,因为 GH 有升血糖作用。

(3) LH/FSH 分泌不足:在女性病人,表现为闭经、性欲减退或消失、乳腺及生殖器明显萎缩,丧失生育能力。本病病人的闭经和一般绝经期妇女的闭经区别是没有血管舒缩紊乱,如阵发性面部潮红等。男性病人表现为第二性征退化,如阴毛稀少、声音变得柔和、肌肉不发达、皮下脂肪增多,以及睾丸萎缩,精子发育停止,阴囊色素减退,外生殖、前列腺缩小,性欲减退,阳痿等。

(4) TSH 分泌不足:面色苍白,面容衰老,眉发稀疏,腋毛、阴毛脱落,皮肤干燥、细薄而萎缩,或为水肿,但较少有黏液性水肿者;表情淡漠,反应迟钝,音调低沉,智力减退,蜷缩畏寒,有时幻觉妄想,精神失常.甚至出现躁狂。心率缓慢,心电图示低电压,可出现 T 波平坦、倒置。心脏多不扩大,往往反而缩小,可与原发性甲状腺功能减退鉴别。

(5) ACTH 分泌不足:主要影响糖皮质激素的分泌,皮质醇减少,病人虚弱、乏力,食欲减退、恶心呕吐,上腹痛,体重降低,心音微弱,心率缓慢,血压降低,不耐饥饿,易出现低血糖表现,机体抵抗力差,易于发生感染,感染后容易发生休克、昏迷。盐皮质激素醛固酮所受影响不如糖皮质激素严重,因而腺垂体功能减退症病人,不像原发性肾上腺皮质功能减退症那样容易发生严重失钠。由于皮质醇缺乏,病人排泄水负荷的能力减退。病人往往发生低血钠,尤其在病情加重或是摄入、注入过多水分后,其原因主要是由于肾排水障碍,水分潴留,体液稀释,故而血钠过低,如同时有钠的摄入减少和(或)丢失甚多,则可加重低血钠。

促黑色素细胞激素(MSH)分泌不足:MSH 和 ACTH 都有促使皮肤色素沉着的作用,本病病人由于此二激素均缺乏,故肤色较淡,即使暴露于阳光之下亦不会使皮肤色素明显加深。正常色素较深部位,如乳晕、腹中线的颜色变淡更为显著。少数病人可有暗褐色斑点,边缘不规则,发生部位无特征性,与慢性肾上腺皮质功能减退症的色素普遍性沉着有明显区别。有时在指(趾)端可出现黄色色素沉着,可能与胡萝卜素沉着有关。

3.垂体危象　本病患者如未获得及时诊断和治疗,发展至后期,往往可因各种诱因而发生危象,出现低血糖、昏迷、休克、精神病样发作等症状。

【辅助检查】

1.内分泌学检查　检查 6 种腺垂体激素水平及相应靶腺激素的水平。当诊断尚有疑问时,可进行动态试验协助诊断。

2.血生化检查　电解质水平和血糖水平可反映病情的严重程度。

3.影像学检查　CT、MRI 用于除外鞍区占位性病变;MRI 能够观察到脑水肿、脑白质脱髓鞘等改变。

【诊断】

本病的诊断主要依据腺垂体功能减退症的临床表现、内分泌功能检查,以及有关的病史或临床征象。①分娩时大出血、休克的病史对于产后腺垂体功能减退症的诊断甚为重要。②肿瘤所致的腺垂体功能减退症通常有蝶鞍的扩大以及视力障碍等局部症状。③腺垂体功能减退症的临床表现特点为畏寒、乏力,乳晕色素减退,阴毛、腋毛脱落,生殖器萎缩,性功能减退,饥饿时易有晕厥倾向等。④内分泌腺功能测验对诊断较具价值。

【鉴别诊断】

临床上延误诊断的原因往往是由于只注意到本病个别较突出的症状而忽略了对本病诊断的全面考虑,而误诊为产后失调、闭经、贫血、自发性低血糖、黏液性水肿、肾上腺皮质功能减退、精神病等。腺垂体功能减退性昏迷可由于昏迷的逐渐出现而被误诊为脑血栓形成,由于颈部强直而误诊为脑膜炎,由于抽搐而被误诊为癫痫,由于脉搏缓慢而被误诊为心源性脑缺血综合征(阿-斯综合征),由于饥饿性酮尿而误诊为糖尿病昏迷,由于曾服用麻醉药而误诊为麻醉药中毒等。在临床上凡遇到原因不甚明确有昏迷的患者,皆应提高警惕,考虑到腺垂体功能减退的可能性,而做详细的病史询问和全面检查。

1.神经性厌食　病人有消瘦、闭经,由于神经紊乱及营养不良可影响垂体功能,出现某些类似腺垂体功能减退的症状。但本病特点多为 20 岁前后的女性,有精神刺激史,其消瘦程度较腺垂体功能减退为重,而腋毛、阴毛往往并不脱落,尿 17-酮类固醇及尿 17-羟皮质类固醇(17-OHCS)正常或仅稍降低。

2.原发性甲状腺功能减退症　除甲状腺功能不足外,其他内分泌腺功能亦可能低落,因而可被误认为腺垂体功能减退症。最具鉴别价值的是血浆 TSH 测定,在原发性甲状腺功能减退症中升高,而在腺垂体功能减退症中不可测得。

3.慢性肾上腺皮质功能减退症　慢性肾上腺皮质功能减退症与腺垂体功能减退症的鉴别点为:前者有典型的皮肤、黏膜色素沉着,而性器官萎缩及甲状腺功能减退症的表现不明显,对 ACTH 不起反应,失钠现象比较严重。

4.自身免疫性多发性内分泌腺病　患者有多种内分泌腺功能减退的表现,其病因不是由于腺垂体功能减退,而是由于多个内分泌腺原发的功能减退,与腺垂体功能减退症的鉴别主要依据是 ACTH 及 TSH 兴奋试验,在此征群中,皆无反应,而在腺垂体功能减退症中,往往有延迟反应。

5.慢性消耗性疾病　可伴有消瘦、乏力、性功能减退、尿 17-酮类固醇偏低等,有严重营养不良者,甚至可伴有继发的腺垂体功能不足,在营养情况好转后可逐渐恢复。

【治疗】

1.病因治疗

(1)肿瘤:手术、放疗及化疗。对颅内占位性病变,首先必须解除压迫及破坏作用,减轻和缓解颅内高压症状,提高生活质量。

(2)缺血性垂体坏死:关键在预防。加强产妇围生期的监护,及时纠正产科病理状态。

2.激素替代治疗　治疗的原则是"缺什么补什么"。

(1)补充肾上腺皮质激素:最为重要,且应先于甲状腺等激素的治疗,以免诱发肾上腺危象。首选药物为可的松,而可的松、泼尼松等制剂均需经肝转化为氢化可的松而见效。剂量须视病情而个体化,一般氢化可的松的生理剂量为 30mg/d(相当于可的松 37.5mg,泼尼松 7.5mg),服法应模仿生理分泌,故每日上午 8 时前服 2/3,下午 2 时服 1/3 较为合理,随病情调节剂量,过量时易致欣快感、失眠等精神症状。如有感染等应激时,应该加大剂量。

(2)补充甲状腺激素：须从小剂量开始，以免增加代谢率而加重肾上腺皮质负担，诱发危象。开始时，甲状腺片 20～40mg，口服，每日 1 次；或左甲状腺素 25μg，每日 1 次，隔 4～7d 增加 1 次。每次增加甲状腺片 20～40mg，达维持量时 80～160mg/d；左甲状腺素每次增加 25μg，达维持量时 100～200μg/d。剂量较大时可分 2～3 次口服，随时注意不良反应和心率等，以免过量。

(3)补充性激素：育龄女性，病情较轻者需采用人工月经周期治疗。每晚睡前服炔雌醇 5～20μg，或己烯雌酚 0.5～1.0mg 或结合雌激素 0.6～1.25mg，每晚 1 次，共 20～25d，继以肌内注射黄体酮(每日 10mg)或地孕酮口服(每日 5～10mg)，共 5d，可维持第二性征和性功能，可用人绝经期促性素(HMG)或人绒毛膜促性素以促进生育。男性患者可用睾酮，丙酸睾酮每周 2 次，每次 25～50mg 肌内注射，或甲基睾酮每次 10mg，每日 2～3 次口服；或用长效睾酮，每 3～4 周肌内注射 200mg，可改善性功能与性生活，促进蛋白合成，增强体质。也可用 HMG、HCG 或黄体化激素释放激素(LRH)以促进生育。

3.垂体危象的处理

(1)先给 50% 葡萄糖 40～60mL 迅速静脉注射，继以静脉滴注 10% 葡萄糖盐水以抢救低血糖症及失水等。

(2)补液中加氢化可的松 200～300mg/d。

(3)低体温者可将病人放入 24～35℃ 温水中，渐加热水升温至 38～39℃，当病人体温回升至 35℃ 以上时，擦干保暖，并开始用小剂量甲状腺制剂。

(4)高温者用各种降温治疗。

(5)水中毒者口服泼尼松 10～20mg 或可的松 50～100mg，或氢化可的松 40～80mg，以后每 6 小时口服泼尼松 5～10mg，不能＋口服者用氢化可的松 200～300mg/d 加入 50% 葡萄糖 40mL 中缓慢静脉注入。

【注意事项】

1.禁用或慎用吗啡等麻醉药、巴比妥类催眠药、氯丙嗪等中枢神经抑制药及各种降血糖药，以防止诱发昏迷。

2.成年人垂体功能低下时 GH 缺乏一直未引起重视，近年国外研究多认为此类患者亦有必要行 GH 替代治疗，以进一步增强体力，改善患者生活质量。

第二节　甲状腺疾病

一、甲状腺肿

甲状腺肿是指良性甲状腺上皮细胞增生形成的甲状腺肿大，其分类大体如下：①根据甲状腺肿的发生是否有区域聚集性，可分为地方性甲状腺肿和散发性甲状腺肿；②根据甲状腺肿是否存在多结节，可分为结节性甲状腺肿和弥漫性甲状腺肿；③根据甲状腺肿是否伴有甲状腺功能亢进,可分为毒性甲状腺肿和非毒性甲状腺肿。

单纯性甲状腺肿,也称为非毒性甲状腺肿,是指非炎症和非肿瘤原因的不伴有临床甲状腺功能异常的甲状腺肿。单纯性甲状腺肿患者约占人群的 5%,女性发病率是男性的 3～5 倍。如果一个地区儿童中单纯性甲状腺肿的患病率超过 10% 时,称之为地方性甲状腺肿。

【病因和发病机制】

1.地方性甲状腺肿 碘缺乏病(IDD)的主要表现之一,多见于山区和远离海洋的地区。碘是甲状腺合成甲状腺激素的重要原料之一,碘缺乏时合成甲状腺激素不足,反馈引起垂体分泌过量的 TSH,刺激甲状腺增生肥大。甲状腺在长期 TSH 刺激下出现增生或萎缩的区域、出血、纤维化和钙化,也可出现自主性功能增高,长期的非毒性甲状腺肿可以发展为毒性甲状腺肿。

WHO 推荐的成年人每日碘摄入量为 $150\mu g$,尿碘是监测碘营养水平的公认指标,尿碘中位数(MUI)100～200 μg/L 是最适当的碘营养状态。一般用学龄儿童的尿碘值反映地区的碘营养状态:①轻度碘缺乏,MUI<100～80g/L;②中度碘缺乏,MUI<80～50 μg/L;③重度碘缺乏,MUI<50 μg/L。

甲状腺肿的患病率和甲状腺体积随着碘缺乏程度的加重而增加,补充碘剂后,甲状腺肿的患病率显著下降。部分轻度碘缺乏地区的人群在机体碘需要增加的情况下可出现甲状腺肿,如妊娠期、哺乳期、青春期等。碘与甲状腺肿的患病率呈现一条"U"字形曲线,即碘缺乏时甲状腺肿的患病率增加,称之为"低碘性甲状腺肿",随着摄碘量的增加,甲状腺肿的患病率逐渐下降,达到 5% 以下(即"U"的底端),如果碘摄入量再继续增加,甲状腺肿的患病率则回升,部分学者称这类甲状腺肿为"高碘性甲状腺肿"。

2.散发性甲状腺肿 散发性甲状腺肿原因复杂。外源性因素包括食物中的致甲状腺肿物质、致甲状腺肿药物和碘过量等。一种新的观点认为甲状腺生长免疫球蛋白(TGI)仅能刺激甲状腺细胞生长,不能刺激甲状腺细胞的腺苷酸环化酶的活性,所以仅有甲状腺肿而无甲状腺功能亢进。内源性因素还包括儿童先天性甲状腺激素合成障碍,包括甲状腺内的碘转运障碍、过氧化物酶活性缺乏、碘化酪氨酸偶联障碍、异常甲状腺球蛋白形成、甲状腺球蛋白水解障碍、脱碘酶缺乏等,导致甲状腺激素合成减少,TSH 分泌反馈性增加而引起甲状腺肿,严重者可以出现甲状腺功能减退症。

【病理】

甲状腺呈弥漫性或结节性肿大,重量 60～1000g 不等,切面可见结节、纤维化、出血和钙化。病变初期,整个腺体滤泡增生,血管丰富;随着病变进展,滤泡的面积发生变化,一部分滤泡退化,另外一部分滤泡增大并且富含胶质,这些滤泡之间被纤维组织间隔。

【临床表现】

临床上一般无明显症状。甲状腺常呈现轻、中度肿大,表面平滑,质地较软。重度肿大的甲状腺可引起压迫症状,出现咳嗽、气促、吞咽困难或声音嘶哑等。胸骨后甲状腺肿可使头部、颈部和上肢静脉回流受阻。

【辅助检查】

1.实验室检查 血清 TT4、TT3 正常,TT4/TT3 的比值常增高;血清甲状腺球蛋白(Tg)水平增高,增高的程度与甲状腺肿的体积呈正相关;血清 TSH 水平一般正常。

2.影像学检查　B超能明确甲状腺的形态、大小和结构,对鉴别病灶的良、恶性有一定价值。核素扫描能探明甲状腺组织是否有自主功能("热"结节),"热"结节的存在是排除甲状腺癌的强烈指标。地方性甲状腺肿患者甲状腺摄[131]I率升高,但一般无高峰前移。

【诊断】

根据临床表现和实验室检查及影像学检查可做出诊断。甲状腺肿大的程度可以分为:Ⅰ度,外观没有肿大,但是触诊能及者;Ⅱ度,既能看到,又能触及,但是肿大没有超过胸锁乳突肌外缘;Ⅲ度,肿大超过胸锁乳突肌外缘。

【鉴别诊断】

1.不伴甲状腺结节　单纯性甲状腺肿的弥漫性肿大阶段须与 GD 未处于活动的甲状腺毒性阶段鉴别,主要借助血清 TSH 受体抗体(TRAb)的检测。有时也需与桥本甲状腺炎区别,后者的甲状腺常更坚硬,更不规则,且血清存在高滴度的抗甲状腺抗体。

2.伴甲状腺结节　单纯性甲状腺肿处于多结节肿阶段时,应注意与甲状腺癌区别。

【防治】

1.地方性甲状腺肿的预防　1996 年起,我国立法推行普运遍食盐碘化(USI)防治碘缺乏病,2002 年我国修改国家标准,将食盐加碘浓度从原来的不低于 40mg/kg 修改为(35±15)mg/kg。食盐加碘应当根据地区的自然碘环境有区别地推行,并要定期监测居民的尿碘水平,碘充足和碘过量地区应当使用无碘食盐,具有甲状腺疾病遗传背景或潜在甲状腺疾病的个体不宜食用碘盐。2001 年世界卫生组织(WHO)等国际权威组织提出碘摄入量应当使 MUI 控制在 100～200μg/L,甲状腺肿患病率控制在 5% 以下,同时也提出 MUI>300μg 为碘过量,可以导致自身免疫性甲状腺炎和甲状腺功能亢进症的患病率增加。

2.甲状腺肿的治疗　一般不需要治疗。对甲状腺肿大明显者可以试用左甲状腺素(L-T4),但是治疗效果不显著。L-T4 治疗中必须监测血清 TSH 水平,血清 TSH 降低或者处于正常下限时不能应用;甲状腺核素扫描证实有自主功能区域存在者,也不能应用 L-T4 治疗;给予 L-T4 时应当从小剂量开始,以避免诱发和加重冠心病。对甲状腺肿明显、有压迫症状者应采取手术治疗。

二、甲状腺功能亢进症

甲状腺功能亢进症,系多种病因导致体内甲状腺激素分泌过多,引起以神经、循环、消化等系统兴奋性增高和代谢亢进为主要表现的一组临床综合征,其病因复杂,临床常见原因如下:①弥漫性毒性甲状腺肿(GD);②多结节性甲状腺肿伴甲状腺功能亢进症;③甲状腺自主高功能腺瘤;④碘致甲状腺功能亢进症(IIH);⑤桥本甲状腺毒症;⑥新生儿甲状腺功能亢进症;⑦滤泡状甲状腺癌;⑧HCG 相关性甲状腺功能亢进症(绒毛膜癌、葡萄胎等);⑨垂体 TSH 瘤或增生致甲状腺功能亢进症,其中 Graves 病是甲状腺功能亢进症的最常见病因,占全部甲状腺功能亢进症的 80%～85%,女性显著高发[女∶男＝(4～6)∶1],以 20～50岁多见。

【病因与发病机制】

1.自身免疫 目前公认本病的发生与自身免疫有关,属于器官特异性自身免疫病,其特征之一是 GD 患者的血清中存在针对甲状腺细胞 TSHR 的特异性自身抗体,称为 TSH 受体抗体。TRAb 有 2 种类型,即 TSH 受体刺激性抗体(TSAb)和 TSH 受体刺激阻断性抗体(TSBAb)。TSAb 与 TSH 受体结合,激活腺苷酸环化酶信号系统,导致甲状腺细胞增生和甲状腺激素合成、分泌增加,所以 TSAb 是 GD 的致病性抗体。TSBAb 与 TSHR 结合使 TSH 无法与 TSHR 结合,从而产生抑制效应,使甲状腺细胞萎缩,甲状腺激素产生减少,因此 TSBAb 是自身免疫甲状腺炎导致甲状腺功能减退症的原因之一。

2.遗传 本病有显著的遗传倾向,目前发现它与组织相容性复合体(MHC)基因相关。

3.环境因素 环境因素可能参与了 GD 的发生,如细菌感染、性激素、应激等都对本病的发生和发展有影响。

总之,GD 病是以遗传易感为背景,在感染、精神创伤等应激因素诱发机体抑制性 T 淋巴细胞(Ts 细胞)功能缺陷,减弱了对辅助性 T 淋巴细胞(Th 细胞)的抑制,特异 B 淋巴细胞在特异 Th 细胞辅助下,产生异质性免疫球蛋白(自身抗体),导致发病。

【临床表现】

1.甲状腺毒症表现

(1)高代谢综合征:疲乏无力、怕热多汗、皮肤温暖潮湿、多食善饥、体重锐减和低热,危象时可有高热。

(2)精神神经系统:神经过敏、多言好动、紧张忧虑、焦躁易怒、失眠不安,思想不集中,记忆力减退。偶表现为寡言抑郁,神情淡漠。

(3)心血管系统:心悸、胸闷、气短等症状;体征可有①心动过速,常为窦性,休息和睡眠时心率仍快;②心尖区第一心音亢进,常有I～II级收缩期杂音;③心律失常,以心房颤动等房性心律失常多见;④心脏增大;⑤心力衰竭;⑥收缩压上升,舒张压下降,脉压增大,可有周围血管征。

(4)消化系统:常有食欲亢进、多食消瘦、排便次数增多,可有肝大及肝功能异常。但少数老年患者可出现厌食、顽固性恶心、呕吐。

(5)运动系统:主要是甲状腺毒症性周期性瘫痪,病变主要累及下肢,有低钾血症。少数患者发生甲状腺功能亢进性肌病、重症肌无力;甲状腺功能亢进症患者可伴骨密度降低。

(6)生殖系统:女性常有月经减少或闭经。男性有阳萎,偶有乳腺增生。

(7)内分泌系统:本病早期肾上腺皮质功能常较活跃,而重症患者其功能相对减退。还可出现葡萄糖耐量受损。

(8)造血系统:周围血淋巴细胞绝对值和百分比及单核细胞增多,但白细胞总数偏低。可伴发血小板减少性紫癜。

2.甲状腺肿 有程度不等的弥漫性、对称性甲状腺肿大,质软,上、下极可有震颤,可听到血管杂音。震颤和血管杂音为本病较特异性的体征,对诊断具有重要意义。甲状腺肿大程度与甲状腺功能亢进症轻重无明显关系,极少数无甲状腺肿或位于胸骨后纵隔内。

3.眼征

(1)单纯性突眼。①眼球向前突出,突眼度一般不超过 18mm;②Stellwag 征:瞬目减少、炯炯发亮;③上眼睑挛缩、睑裂宽,向前平视时,角膜上缘外露;④Von Graefe 征:双眼向下看时,上眼睑不能随眼球下落或下落滞后于眼球;⑤Joffroy 征:向上看时,前额皮肤不能皱起;⑥Mobius 征:两眼看近物时,眼球辐辏不良。(2)浸润性突眼:①眼睑肿胀肥厚,结膜充血水肿;②眶内软组织肿胀、增生和眼肌的明显病变使眼球明显突出(可达 30mm),活动受限;③异物感、眼部胀痛、畏光、流泪、复视、斜视、视野缩小、视力下降、角膜外露可形成溃疡或全眼球炎,甚至失明。

4.特殊的临床表现和类型

(1)甲状腺危象:系 GD 严重表现,可危及生命,主要诱因为感染、精神刺激、甲状腺手术前准备不充分等。临床表现为原有甲状腺功能亢进症状加重,继而有高热(39℃以上),心率快(140~240/min),可伴心房纤颤或心房扑动、体重锐减、烦躁不安、呼吸急促、大汗淋漓、厌食、恶心、呕吐、腹痛、腹泻等,终至虚脱、休克、嗜睡、谵妄或昏迷。

(2)甲状腺毒症性心脏病:甲状腺功能亢进症伴有明显心律失常、心脏扩大和心力衰竭者,其引起的心力衰竭分两种类型,一是心动过速和心排血量增加后失代偿引起的"高排出量型心力衰竭",甲状腺功能亢进症控制后,心脏病变可恢复。二是诱发和加重已有的或潜在的缺血性心脏病发生的心力衰竭,属于心脏泵衰竭,多见于老年患者。

(3)淡漠型甲状腺功能亢进症:老年人多发,起病隐匿,临床表现不典型,可有消瘦、心悸、乏力、头晕、神经质或淡漠、腹泻、厌食。

(4)T3 型甲状腺毒症:在碘缺乏地区和老年人群中多发,占甲状腺功能亢进症病例的 5%。原因是甲状腺功能亢进时,产生 T3 和 T4 的比例失调,T3 显著多于 T4,发生机制尚不明。GD、毒性结节性甲状腺肿和高功能性腺瘤都可发生。实验室检查 TT3↑、FT3↑,TSH↓,^{131}I 摄取率增加。

(5)T4 型甲状腺毒症:主要发生在碘甲状腺功能亢进症和全身性严重疾病的甲状腺功能亢进症患者中。TT4、FT4↑,TSH↓。

(6)亚临床甲状腺功能亢进症:指血清 TSH 水平低于正常值下限,而 TT3、TT4 在正常范围,不伴或伴有轻微的甲状腺功能亢进症症状。持续性亚临床甲状腺功能亢进症的原因包括外源性甲状腺激素替代、甲状腺自主功能腺瘤、多结节性甲状腺肿、Graves 病等。本病可能的不良结果是①发展为临床甲状腺功能亢进症;②对心血管系统的影响是全身血管张力下降、心率加快、心排血量增加、心房颤动等;③骨质疏松。

(7)妊娠期甲状腺功能亢进症:过量的 HCG 或变异 HCG 能够刺激 TSH 受体产生妊娠期甲状腺功能亢进症,需注意以下几个问题。①妊娠期甲状腺激素结合球蛋白(TBG)增高,引起血清 TT4 和 TT3 增高,所以妊娠期甲状腺功能亢进症的诊断应依赖血清 FT4、FT3 和 TSH。②妊娠一过性甲状腺毒症(GTT):绒毛膜促性腺激素在妊娠 3 个月时达到高峰,它与 TSH 有相同的 α 亚单位、相似的 β 亚单位和受体亚单位,过量的 HCG 能够刺激 TSH 受体,产生 GTT。③新生儿甲状腺功能亢进症。母体的 TSAb 可以透过胎盘刺激胎儿的甲状腺引起胎儿或新生儿甲状腺功能亢进症。④产后由于免疫抑制的解除,GD 易于发生,称为产后 GD。⑤如果患者甲状腺功能亢进症未控制,建议不要怀孕;如果患者正在接受抗甲状腺药物(ATD)治疗,血清 TT4、TT3 达到正常范围,停 ATD 或者应用 ATD 的最小剂量,可以怀孕。

如果患者于妊娠期间发现甲状腺功能亢进症,选择继续妊娠,则选择合适剂量的 ATD 治疗和妊娠中期甲状腺手术治疗,有效地控制甲状腺功能亢进症可以明显改善妊娠的不良结果。

(8)胫前黏液性水肿:属自身免疫性病变,可单独出现而无甲状腺功能亢进症表现。多见于双侧胫骨前下 1/3 部位,皮肤增厚变粗,下肢粗大似象皮腿。

(9)Graves 眼病:Graves 眼病(GO)也称为浸润性突眼。患者自诉眼内异物感、胀痛、畏光、流泪、复视、斜视、视力下降;检查见突眼(眼球突出度超过正常值上限 4mm)、眼睑肿胀、结膜充血水肿,眼球活动受限,严重者眼球固定、眼睑闭合不全、角膜外露而形成角膜溃疡、全眼炎,甚至失明。国际 4 个甲状腺学会联合提出了判断 GO 活动的评分方法(CAS):①自发性球后疼痛;②眼球运动时疼痛;③结膜充血;④结膜水肿;⑤肉阜肿胀;⑥眼睑水肿;⑦眼睑红斑。CAS 积分达到 3 分判断为疾病活动。积分越多,活动度越高。

【辅助检查】

主要包括三大类:甲状腺激素测定、甲状腺自身抗体测定和甲状腺的影像学检查。

1.血清总甲状腺素　T4 全部由甲状腺产生,血清中 99.96％的 T4 以与蛋白结合的形式存在,其中 80％～90％与 TBG 结合。妊娠、雌激素、急性病毒性肝炎等可引起 TBG 升高,导致 TT4 增高;雄激素、糖皮质激素、低蛋白血症等可以引起 TBG 降低,导致 TT4 降低。如果排除上述因素,TT4 稳定、重复性好,仍然是诊断甲状腺功能亢进症的主要指标。

2.血清总三碘甲腺原氨酸　20％的 T3 由甲状腺产生,80％的 T3 在外周组织由 T4 转换而来。血清中 99.6％的 T3 以与蛋白结合的形式存在,所以本值同样受到 TBG 含量的影响。

3.血清游离甲状腺素(FT4)、游离三碘甲腺原氨酸(FT3)　诊断临床甲状腺功能亢进症的首选指标,但因血中 FT4、FT3 含量甚微,测定方法学上许多问题尚待解决,测定的稳定性不如 TT4、TT3。此外,目前临床应用的检测方法都不能直接测定真正的游离激素水平。

4.促甲状腺激素　血清 TSH 浓度的变化是反映甲状腺功能最敏感的指标,也是诊断亚临床型甲状腺功能亢进症和甲状腺功能减退症的主要指标。

5.131I 摄取率　131I 摄取率是诊断甲状腺功能亢进症的传统方法,目前已经被激素测定技术所代替。本方法现在主要用于甲状腺毒症病因的鉴别:甲状腺功能亢进类型的甲状腺毒症 131I 摄取率增高;非甲状腺功能亢进类型的甲状腺毒症 131I 摄取率降低。

6.TSH 受体抗体　鉴别甲状腺功能亢进症病因、诊断 GD 的指标之一,需要注意的是 TRAb 中包括刺激抗体(TSAb)和抑制抗体(TSBAb),而检测到的 TRAb 仅能反映有针对 TSH 受体的自身抗体存在,不能反映这种抗体的功能,但是当临床表现符合 Graves 病时,一般都将 TRAb 视为 TSH 受体刺激抗体。

7.CT 和 MRI　眼部 CT 和 MRI 可以排除其他原因所致的突眼,评估眼外肌受累的情况。

8.甲状腺放射性核素扫描　对于诊断甲状腺自主高功能腺瘤有意义。肿瘤区浓聚大量核素,肿瘤区外甲状腺组织和对侧甲状腺无核素吸收。

【诊断与鉴别诊断】

1.诊断

(1)甲状腺功能亢进症的诊断:①高代谢症状和体征;②甲状腺肿伴或不伴血管杂音;③血清 TT4、FT4 增高,TSH 减少。具备以上 3 项诊断成立,但要注意淡漠型甲状腺功能亢进症,老年患者症状不典型。

(2)Graves 病的诊断:①甲状腺功能亢进症诊断成立;②甲状腺增大呈弥漫性,伴或不伴血管杂音;③浸润性突眼;④TRAb 和 TSAb 阳性;⑤其他甲状腺自身抗体阳性;⑥可有胫前黏液性水肿。具备①、②项者诊断即可成立,其他 4 项进一步支持诊断确立。

2.鉴别诊断

(1)甲状腺毒症原因的鉴别:甲状腺功能亢进所致的甲状腺毒症与多咱原因甲状腺炎导致甲状腺激素漏出所致的甲状腺毒症的鉴别,两者均有高代谢表现、甲状腺肿和血清甲状腺激素水平升高,而病史、甲状腺体征、^{131}I 摄取率和甲状腺扫描是主要的鉴别

(2)与非甲状腺功能亢进症的鉴别:①单纯性甲状腺肿。无甲状腺功能亢进症症状和体征,^{131}I 摄取率可增高,但高峰不前移,T4、T3 正常或偏低,TSH 正常或偏高。②神经官能症。可有心悸、出汗、失明等类似于甲状腺功能亢进症的表现,但神经官能症患者一般无食欲亢进,心率在静息状态下无增快。甲状腺功能均正常。③更年期综合征。更年期妇女有情绪不稳定、烦躁失眠、出汗等症状,但为阵发潮热、出汗。甲状腺不肿大,甲状腺功能检查正常。④单侧突眼需注意与眶内肿瘤、炎性假瘤等鉴别,眼球后超声或 CT 可明确诊断。⑤抑郁症。老年人甲状腺功能亢进症常表现为精神忧郁、表情淡漠、食欲缺乏,与抑郁症类似,测定甲状腺功能正常可资鉴别。⑥糖尿病。糖尿病的"三多一少"症状与甲状腺功能亢进症的多食善饥相似,但糖尿病患者无心悸、怕热等症状,甲状腺一般不肿大,功能检查正常有助于鉴别。⑦心血管系统疾病。老年人甲状腺功能亢进症症状不典型,常以心脏症状为主。甲状腺功能亢进症引起的心力衰竭、心房颤动对地高辛治疗不敏感。甲状腺功能检查可资鉴别。⑧消化系统疾病。甲状腺功能亢进症可致肠蠕动加快,消化吸收不良,大便次数增多,临床常被误诊为慢性结肠炎,但甲状腺功能亢进症极少有腹痛、里急后重等肠炎表现,镜检无红细胞和白细胞。

【治疗】

目前尚不能对 GD 进行病因治疗。针对甲状腺功能亢进症有 3 种疗法,即抗甲状腺药物(ATD)、^{131}I 和手术治疗。

1.抗甲状腺药物治疗(ATD) 药物分为硫脲类(如丙硫氧嘧啶,PTU)和咪唑类(如他巴唑,MMI)两类。作用机制是抑制甲状腺激素合成、抑制免疫球蛋白生成。

(1)适应证:①病情轻、中度患者;②甲状腺轻、中度增大者;③年龄＜20 岁;④孕妇、高龄或由于其他严重疾病不适宜手术者;⑤手术或放射碘(RAI)治疗前的准备;⑥手术后复发不适宜放射碘治疗者。

(2)剂量和疗程:①初治期:PTU 300～450mg/d 或 MMI 30～45mg/d,持续 6～8 周;②减量期:PTU,每 2～4 周减 50～100mg/d,MMI 减 5～10mg/d;③维持期:PTU 50～100mg/d 或 MMI 5～10mg/d,维持 1.5～2 年。

治疗中如症状缓解而甲状腺肿或突眼反而恶化时,抗甲状腺药物可酌情减量,并可加用甲状腺片 20～40mg/d 或 L-T4 25～50μg/d。

(3)不良反应:①粒细胞减少。ATD 可以引起白细胞减少,发生率约为 5%,严重者可发生粒细胞缺乏症,发生率为 0.37%,主要出现在治疗开始后的 2～3 个月,当 WBC＜3.0×10⁹/L 或中性粒细胞＜1.5×10⁹/L 时应当停药。②皮疹发生率为 226～3%,可先试用抗组胺药,皮疹严重时

应及时停药,以免发生剥脱性皮炎。③中毒性肝病发生率为 0.1%～0.2%,多在用药后 3 周发生,表现为变态反应性肝炎,转氨酶显著上升,所以在用药前需要检查基础的肝功能以区别是否是药物的不良反应。

(4)停药指标:主要依据临床症状和体征,目前认为 ATD 维特治疗 18～24 个月可以停药。下述指标预示甲状腺功能亢进症可能治愈:①甲状腺肿明显缩小;②TSAb(或 TRAb)转为阴性。

2.放射碘治疗 利用甲状腺高度摄取和浓集碘的能力,^{131}I 释放出 β 射线(2mm)对甲状腺的毁损效应,破坏滤泡上皮细胞而减少甲状腺激素分泌。

(1)适应证:①中度甲状腺功能亢进症;②患者年龄在 25 岁以上;③经 ATD 治疗无效或对 ATD 过敏者;④不宜手术或不愿接受手术者。

(2)禁忌证:①妊娠、哺乳期妇女;②患者年龄在 25 岁以下;③严重心、肝、肾衰竭或活动性肺结核者;④外周血白细胞<$3×10^9$/L 中性粒细胞<$1.5×10^9$/L;⑤重症浸润性突眼;⑥甲状腺功能亢进症危象。

(3)剂量:根据甲状腺组织重量及甲状腺摄取率计算。(4)并发症:①甲状腺功能亢进症;②放射性甲状腺炎,一般发在治疗后的 7～10d;③个别诱发甲状腺功能亢进症危象;④有加重浸润性突眼。

3.手术治疗

(1)适应证:①中重度甲状腺功能亢进症、长期服药无效或复发,不能坚持服用者;②甲状腺增大显著,有压迫症状者;③胸骨后甲状腺肿;④结节性甲状腺肿伴甲状腺功能亢进症。

(2)禁忌证:①严重浸润性突眼者;②合并较重心、肝、肾疾病不能接受手术者;③妊娠前 3 个月和第 6 个月以后。

(3)手术方式:甲状腺次全切除术。

4.其他治疗

(1)碘剂:减少碘摄入量是甲状腺功能亢进症的基础治疗方法之一,作为碘剂的复方碘化钠溶液仅在手术前和甲状腺危象时使用。

(2)β 受体阻滞药:①阻断甲状腺激素对心脏的兴奋作用;②阻断外周组织 T4 向 T3 的转化,主要在 ATD 初治期使用,可较快控制甲状腺功能亢症的临床症状。通常应用普萘洛尔,每次 10～40mg,每日 3～4 次。对于有支气管疾病者,可选用 $β_1$ 受体阻滞药,如阿替洛尔、美托洛尔等。

5.甲状腺危象的治疗

(1)针对诱因治疗。

(2)抑制甲状腺激素合成:首选 PTU 600mg,口服或经胃管注入,以后给予 250mg 口服,每 6 小时 1 次,待症状缓解后减至一般治疗剂量。

(3)抑制甲状腺激素释放:服 PTU 1h 后再加用复方碘口服液 5 滴、每 8 小时 1 次;或碘化液 1.0g 加入 10%葡萄糖盐水溶液中静滴 24h,以后视病情逐渐减量,一般使用 3～7d。

(4)普萘洛尔:20～40mg 每 6～8 小时口服 1 次,或 1mg 稀释后静脉缓慢注射。

(5)氢化可的松:50～100mg,加入 5%～10%葡萄糖溶液中静脉滴注,每 6～8 小时 1 次。

（6）腹膜或血液透析：在上述常规治疗效果不满意时，可选用腹膜透析、血液透析或血浆置换等措施迅速降低血浆甲状腺激素浓度。

（7）降温：高热者给予物理降温，避免加用水杨酸类药物。

（8）其他支持治疗。

6.浸润性突眼的治疗

（1）一般治疗：①夜间高枕卧位，限制食盐，给予利尿药；②保护角膜，预防感染和损伤。

（2）药物治疗：①抑制甲状腺功能亢进症首选 ATD 治疗；②免疫抑制药：泼尼松 60～100mg/d，分 3 次口服，疗程 2～4 周，也可用环磷酰胺等；③可合用 L-T4，50～100μg/d。

（3）眼眶减压手术或球后放射治疗。

7.妊娠期甲状腺功能亢进症的治疗

（1）ATD 治疗：首选 PTU，因该药不易通过胎盘；PTU 初始剂量为 300mg/d，维持剂量为 50～150mg/d，对胎儿是安全的。

（2）手术治疗：发生在妊娠初期的甲状腺功能亢进症，经 PTU 治疗控制甲状腺功能亢进症症状后，可选择在妊娠中期手术。

（3）妊娠期禁忌 RAI 治疗。

8.甲状腺功能亢进症性心脏病的治疗

（1）放射碘治疗：首选放射碘治疗，不适合者使用 ATD 治疗。

（2）β受体阻滞药：普萘洛尔剂量相对增大，可每次 40～60mg/每 6～8 小时 1 次。

（3）抗心力衰竭治疗。

三、甲状腺功能减退症

甲状腺功能减退症，是由于甲状腺激素合成和分泌减少或组织利用不足导致的全身代谢降低综合征，其病理特征是黏多糖在组织和皮肤堆积，表现为黏液性水肿。临床甲状腺功能减退症的患病率为 1%，发病率为 3.5‰，女性较男性多见，且随年龄增长患病率上升。

【病因与发病机制】

1.原发性甲状腺功能减退症　此类甲状腺功能减退症是由于甲状腺本身的疾病导致，目前原发性甲状腺功能减退症的原因中自身免疫、甲状腺手术和甲状腺功能亢进症[131]I 治疗三大原因占 90% 以上，而缺碘导致的甲状腺功能减退症现已少见。碘过量可引起具有潜在性甲状腺疾病者发生甲状腺功能减退症，也可诱发和加重自身免疫性甲状腺炎。含碘药物胺碘酮诱发甲状腺功能减退症的发生率是 5%～22%。锂盐、硫脲类、咪唑类等抗甲状腺药物也可引起药物性甲状腺功能减退症。

2.继发性甲状腺功能减退症　又称中枢性甲状腺功能减退症，是由于垂体或下丘脑疾病导致 TRH、TSH 产生和分泌减少所致，多见于垂体瘤、颅咽管瘤、手术、垂体外照射及产后大出血（席汉综合征）等，其中由于下丘脑病变引起的甲状腺功能减退症称为三发性甲状腺功能减退症。

3.TSH 或 TH 不敏感综合征　又称甲状腺激素抵抗综合征，是由于 TH 受体减少或受体后缺陷导致甲状腺激素在外周组织生物效应下降引起的综合征。

【分类与分型】

1.分类 根据病变发生的部位分为原发性甲状腺功能减退症、继发性甲状腺功能减退症及甲状腺激素抵抗综合征;根据病变的原因分为药物性甲状腺功能减退症、手术后甲状腺功能减退症、^{131}I 治疗后甲状腺功能减退症、特发性甲状腺功能减退症、垂体或下丘脑肿瘤手术后甲状腺功能减退症等;根据甲状腺功能减退的程度分为临床甲状腺功能减退症和亚临床甲状腺功能减退症。

2.分型 甲状腺功能减退症可分为 3 型,即呆小症、幼年型甲状腺功能减退、成年型甲状腺功能减退症。呆小症只见于原发性甲状腺功能减退症,幼年型甲状腺功能减退症和成年型甲状腺功能减退症既可原发也可继发;病情严重时都可发生黏液性水肿。

【临床表现】

主要与年龄有关,成年型甲状腺功能减退症主要影响代谢和器官功能,是可逆性的;婴幼儿甲状腺功能减退症导致矮小和智低,为不可逆的;亚临床甲状腺功能减退症可无症状,T3、T4 正常,TSH 轻度升高,多见于桥本病或甲状腺功能亢进症治疗后。

1.成年型甲状腺功能减退症

(1)一般表现:易疲劳、怕冷、少汗、表情淡漠、面色苍白、颜面水肿、唇厚舌大、毛发稀疏、动作缓慢、体温低、体重增加。

(2)皮肤黏膜:苍白、发凉、干燥、脱屑、眉毛外 1/3 脱落;由于高胡萝卜素血症,手脚皮肤呈姜黄色。

(3)肌肉和关节:肌肉乏力,暂时性肌强直、痉挛、疼痛,嚼肌、胸锁乳突肌、股四头肌和手部肌肉可有进行性肌萎缩。腱反射的弛缓期特征性延长,超过 350ms(正常为 240～320ms),跟腱反射的半弛缓时间明显延长对诊断有特殊价值。

(4)心血管系统:心肌黏液性水肿导致心肌收缩力损伤、窦性心动过缓、心音减弱、心排血量下降。ECG 显示低电压。由于心肌间质水肿、非特异性心肌纤维肿胀、左心室扩张和心包积液导致心脏增大,冠心病可发生但无症状,补 TH 时应从小剂量开始,防止心绞痛发生。

(5)呼吸系统:可出现睡眠呼吸暂停。

(6)消化系统:食欲缺乏、腹胀、便秘,可能导致营养性贫血;严重者出现麻痹性肠梗阻或黏液水肿性巨结肠。

(7)神经系统:记忆力减退、智力低下、反应迟钝、嗜睡、抑郁。

(8)血液系统:由于甲状腺激素缺乏引起血红蛋白合成障碍以及肠道吸收铁和叶酸障碍引起铁、叶酸缺乏可导致贫血;自身免疫性甲状腺炎可伴发恶性贫血。

(9)内分泌系统:男性常有性欲降低、阳萎;女性常有月经过多或闭经。长期严重的病例可导致垂体增生、蝶鞍增大。部分患者血清催乳素水平增高,发生溢乳。

(10)黏液性水肿昏迷:见于病情严重的患者,多在冬季寒冷时发病。诱因为严重的全身性疾病、甲状腺激素替代治疗中断、寒冷、手术、麻醉和使用镇静药等。临床表现为嗜睡、低温(<35℃)、呼吸徐缓、心动过缓、血压下降、四肢肌肉松弛、反射减弱或消失;甚至昏迷、休克、肾功能不全危及生命。

2.呆小症　患儿表现为智力低下、表情迟钝、异常安静、不活泼、矮小、面部及手非凹陷性肿胀,常有聋哑症及锥体束征。

3.幼年型甲状腺功能减退症　介于成年型甲状腺功能减退症和呆小症的表现之间,倾向于哪一面取决于发病时的年龄。

【辅助检查】

1.甲状腺功检查　血清 TSH 和 TT4 和 FT4 是甲状腺功能减退症的第一线指标。原发性甲状腺功能减退症血清 TSH 增高,TT4 和 FT4 均降低,TSH 增高与 TT4 和 FT4 降低的水平与病情程度相关。由于 T3 活性比 T4 强,甲状腺功能减退症时更多 T4 在外周转换为 T3,所以 T4 下降更早,血清 TT3、FT3 早期正常,晚期 TT3、FT3 才降低;rT3 明显减少;因为 T3 主要来源于外周组织 T4 的转换,所以不作为诊断原发性甲状腺功能减退症的必备指标。亚临床甲状腺功能减退症仅有 TSH 增高,TT4 和 FT4 正常,此外甲状腺功能减退症患者摄碘率降低。

2.病变部位的确定　原发性甲状腺功能减退症 TSH 升高,继发性甲状腺功能减退症 TSH 降低;TRH 兴奋试验中 TSH 不升高(垂体性甲状腺功能减退症)、延迟升高(下丘脑性甲状腺功能减退症)、TSH 本来就高刺激后更高(原发性甲状腺功能减退症);虽 T3、T4 高,TSH 正常或高,但无甲状腺功能减退症表现或甲状腺功能减退症经大量 TH 治疗后无效,考虑为 TH 不敏感综合征。

3.相关抗体检查　甲状腺过氧化物酶抗体(TPOAb)、甲状腺球蛋白抗体是确定原发性甲状腺功能减退症病因和诊断自身免疫甲状腺炎(包括桥本甲状腺炎、萎缩性甲状腺炎)的主要指标,一般认为 TPOAb 的意义较为肯定。日本学者经甲状腺细针穿刺细胞学检查证实,TPOAb 阳性者的甲状腺均有淋巴细胞浸润,如果 TPOAb 阳性伴血清 TSH 水平增高,说明甲状腺细胞已经发生损伤。我国学者经过对甲状腺抗体阳性而甲状腺功能正常的个体随访 5 年,发现当初随访时 TPOAb>50U/mL 和 TgAb>40U/mL,临床甲状腺功能减退症和亚临床甲状腺功能减退症的发生率显著增加。

4.其他检查　轻、中度贫血,血清总胆固醇、心肌酶谱升高,部分病例血清催乳素升高、蝶鞍增大,需要与垂体催乳素瘤鉴别。

【诊断与鉴别诊断】

1.诊断　具有甲状腺功能减退症的症状和体征,血清 TSH 增高,FT4 降低,原发性甲状腺功能减退症即可以成立。进一步寻找甲状腺功能减退症的病因,如 TPOAb 阳性,可考虑自身免疫甲状腺炎;TSH 降低或者正常,TT4、FT4 降低,考虑继发性甲状腺功能减退症,可做 TRH 刺激试验证实进一步寻找垂体和下丘脑的病变。

2.鉴别诊断　贫血应与其他原因所致的贫血鉴别;蝶鞍增大应与垂体瘤鉴别,原发性甲状腺功能减退症时 TRH 分泌增加可以导致高 PRL 血症、溢乳及蝶鞍增大,酷似垂体催乳素瘤,MRI 可鉴别;心包积液需与其他原因所致的心包积液鉴别;水肿主要与特发性水肿鉴别。

【治疗】

1.治疗目标　左甲状腺素(L-T4)是本病的主要替代治疗药物,一般需要终身替代,但是也有桥本甲状腺炎所致甲状腺功能减退症自发缓解的报道。治疗的目标是临床甲状腺功能减退症症状消失,TSH、TT4、FT4 值维持在正常范围内,近年来一些学者得出应当将血清 TSH 的上限控制在<3.0mU/L。继发于下丘脑和垂体的甲状腺功能减退症,不能把 TSH 作为治疗指标,而是把血清 TT4、FT4 达到正常范围作为治疗的目标。

2.剂量　治疗的剂量取决于患者的病情、年龄、体重和个体差异,成年患者 L-T4 替代剂量 50～200μg/d,平均 125μg/d,按照体重计算的剂量是 1.6～1.8μg/(kg·d);儿童需要较高的剂量,约 2.0μg/(kg·d);老年患者则需要较低的剂量,约 1.0μg/(kg·d);妊娠时的替代剂量需要增加 30%～50%;甲状腺癌术后的患者需要大剂量替代,约 2.2μg/g/(kg·d),控制 TSH 在防止肿瘤复发需要的水平。T4 的半衰期是 7d,所以可以每天早晨服药一次。甲状腺片是动物甲状腺的干制剂,因其甲状腺激素含量不稳定和 T3 含量过高已很少使用。

3.服药方法　起始的剂量和达到完全替代剂量的需要时间要根据患者的年龄、体重和心脏状态确定。<50 岁、既往无心脏病史的患者可以尽快达到完全替代剂量。>50 岁的患者服用 L-T4 前要常规检查心脏状态。一般从 25～50μg/d 开始,每 1～2 周增加 25μg,直到达到治疗目标。缺血性心脏病患者起始剂量宜小,调整剂量宜慢,防止诱发和加重心脏病。理想的 L-T4 的服药方法是在饭前服用,与一些药物的服用间隔应当在 4h 以上,因为有些药物和食物会影响到 L-T4 的吸收和代谢,如肠道吸收不良、氢氧化铝、碳酸钙、考来烯胺、硫糖铝、硫酸亚铁、食物纤维添加剂等均可影响小肠对 L-T4 的吸收;苯巴比妥、苯妥英钠、卡马西平、利福平、异烟肼、洛伐他汀、胺碘酮、舍曲林、氯喹等药物可以加速 L-T4 的清除。甲状腺功能减退症病人同时服用这些药物时,需要增加 L-T4 用量。

4.监测指标　补充甲状腺激素,重新建立下丘脑-垂体-甲状腺轴的平衡一般需要 4～6 周的时间,所以治疗初期每间隔 4～6 周测定激素指标,然后根据检查结果调整 L-T4 剂量,直到达到治疗的目标。治疗达标后需要每 6～12 个月复查一次激素指标。

【预防】

碘摄入量与甲状腺功能减退症的发生和发展显著相关,我国学者发现碘超足量(MUI 201～300μg/L)和碘过量(MUI>300μg/L)可以导致自身免疫甲状腺炎和甲状腺功能减退症的患病率和发病率显著增加,促进甲状腺自身抗体阳性人群发生甲状腺功能减退症;碘缺乏地区补碘至碘超足量可以促进亚临床甲状腺功能减退症发展为临床甲状腺功能减退症。所以,维持碘摄入量在 MUI100～200μg/L 安全范围是防治甲状腺功能减退症的基础措施,特别是对于具有遗传背景、甲状腺自身抗体阳性和亚临床甲状腺功能减退症等易感人群尤其重要。

【甲状腺功能减退症的特殊问题】

1.亚临床甲状腺功能减退症　文献报道各国普通人群中的亚临床甲状腺功能减退症的患病率为 4%～10%,美国为 4%～8.5%,在我国为 0.91%～6.05%。患病率随年龄增长而增高,女性多见。超过 60 岁的妇女中患病率可以达到 20%左右。本病一般不具有特异的临床症状和体征。因为本病主要依赖实验室诊断,所以首先要排除其他原因引起的血清 TSH 增高如①TSH 测定干扰:被检者存在抗 TSH 自身抗体,可以引起血清 TSH 测定值假性增高;②T3 综合征的恢复期,血清 TSH 可以增高至 5～20mU/L,机制可能是机体对应激的一种调整;③中枢性甲状腺功能减退症的 25%病例表现为轻度 TSH 增高(5～10mU/L);④肾功能不全:10.5%的终末期肾病患者有 TSH 增高,可能与 TSH 消除减慢、过量碘摄入、结合于蛋白的甲状腺激素的丢失有关;⑤糖皮质激素缺乏可以导致轻度 TSH 增高;⑥生理适应:暴露于寒冷 9 个月,血清 TSH 升高 30%~50%。

本病的主要危害是:①血脂代谢异常及其导致的动脉粥样硬化。部分学者认为亚临床甲状腺功能减退症是缺血性心脏病发生的危险因素,本病可以引起脂类代谢紊乱和心脏功能异常。②发展为临床甲状腺功能减退症。单纯甲状腺自身抗体阳性、单纯亚临床甲状腺功能减退症、甲状腺自身抗体阳性合并亚临床甲状腺功能减退症每年发展为临床甲状腺功能减退症的发生率分别为 2%、3%、5%;我国学者随访 100 例未接受甲状腺激素治疗的亚临床甲状腺功能减退症患者 5 年,29% 的患者仍维持亚临床甲状腺功能减退症;5% 发展为临床甲减;其余 66% 患者甲状腺功能恢复正常。③妊娠期亚临床甲状腺功能减退症对后代智力的影响(见后述)。

对亚临床甲状腺功能减退症的治疗问题一直存在争论。目前共识为当 TSH>10mU/L,主张给予左甲状腺素替代治疗,治疗的目标和方法与临床甲状腺功能减退症一致。替代治疗中要定期监测血清 TSH 的浓度,因为左甲状腺素过量可以导致心房颤动和骨质疏松;当 TSH 处于 4.0~10mU/L,不主张给予左甲状腺素治疗,定期监测 TSH 的变化。对 TSH 4~10mU/L 伴 TPOAb 阳性的患者,要密切观察 TSH 的变化,因为这些患者容易发展为临床甲状腺功能减退症。

2. 妊娠与甲状腺功能减退症　临床甲状腺功能减退症患者生育能力降低,此外妊娠期母体甲状腺功能减退症与妊娠高血压综合征、胎盘剥离、自发性流产、胎儿窘迫、早产以及低出生体重儿的发生有关。近年来,妊娠早期母体亚临床甲状腺功能减退症对胎儿脑发育第一阶段的影响备受关注,在胎儿甲状腺功能完全建立之前(即妊娠 20 周以前),胎儿脑发育所需的甲状腺激素全部来源于母体,母体的甲状腺激素缺乏可以导致后代的神经智力发育障碍。

妊娠期间由于受多种因素的影响,TSH 和甲状腺激素的参考范围与普通人群不同。目前尚没有孕期特异性的 TSH 参考范围,一般认为在妊娠早期 TSH 参考范围应该低于非妊娠人群 30%~50%。目前国际上部分学者提出 2.5mU/L 作为妊娠早期 TSH 正常范围的上限,超过这个上限可以诊断为妊娠期亚临床甲状腺功能减退症。由于 FT4 波动较大,国际上推荐应用 TT4 评估孕妇的甲状腺功能。妊娠期间 TT4 浓度增加,约为非妊娠时的 1.5 倍,如妊娠期间 TSH 正常(0.3~2.5mU/L),仅 TT4 低于 100mmol/L,可以诊断为低 T4 血症。胎儿的初期脑发育直接依赖于母体循环的 T4 水平,而不依赖 T3 水平。

妊娠前已经确诊的甲状腺功能减退症需要调整左甲状腺素剂量,使血清 TSH 达到正常值范围内,再考虑怀孕。妊娠期间,左甲状腺素替代剂量通常较非妊娠状态时增加 30%~50%。既往无甲状腺功能减退症病史,妊娠期间诊断为甲状腺功能减退症,应立即进行 L-T4 治疗,目的是使血清 TSH 尽快达到妊娠时特异性正常值范围即 0.3~2.5mU/L,达标的时间越早越好(最好在妊娠 8 周之内),此后每 2~4 周测定一次 TSH、FT4、TT4,根据监测结果调整左甲状腺素剂量。TSH 达标以后,每 6~8 周监测一次 TSH、FT4 和 TT4。对于低 T4 血症和 TPOAb 阳性孕妇的干预目前尚无一致的治疗意见。

3. 黏液性水肿昏迷　黏液性水肿昏迷是一种罕见的危及生命的重症,多见于老年患者,通常由并发症所诱发。临床表现为嗜睡、精神异常、木僵,甚至昏迷,皮肤苍白、体温过低、心动过缓、呼吸衰竭和心力衰竭等。本病预后差,病死率达到 20%。治疗:①去除或治疗诱因,感染诱因占 35%。②补充甲状腺激素,左甲腺素 300~400μg 立即静脉注射,继之左甲腺素 50~100μg/d 静脉注射,直到患者可以口服后换用片剂。如果没有左甲腺素注射剂,可将左甲腺素片剂磨碎后由胃管鼻饲。如果症状没有改善,可用碘塞罗宁静脉注射,每次 10μg,每 4 小时 1 次;或者每次 25μg,每 8 小时 1 次。本病的甲状腺素代谢的特点是 T4 向 T3 转换受到严重抑制;口服制剂肠道吸收差;补充过急、过快可以诱发和加重心力衰竭。③保温,避免使用电热毯,否则可以导致血管扩张,血容量不足。④伴发呼吸衰竭者使用呼吸机辅助呼吸。⑤低血压和贫血严重者输注全血。⑥静脉滴注氢化可的松 200~400mg/d。⑦其他支持疗法。

4.中枢性甲状腺功能减退症　本病是由于垂体 TSH 或者下丘脑 TRH 合成和分泌不足而导致的甲状腺激素合成减少,典型病例表现为 TSH 降低,TT4 降低,但是约 20% 的病例基础血清 TSH 浓度也可以正常或者轻度升高(10mU/L)。本病的患病率是 0.005%,高发年龄在儿童和 30~60 岁成年人。先天性原因多由于垂体、下丘脑发育不全等;儿童的病因多源于颅咽管瘤;成年人的病因大多是垂体的大腺瘤、垂体接受手术和照射、头部损伤、席汉综合征、淋巴细胞性垂体炎等。接受多巴胺治疗时,由于多巴胺抑制垂体产生 TSH,TSH 和 T4 的产生量可以减少 60% 和 56%;在长期左甲腺素替代治疗的患者,撤除左甲腺素后垂体 TSH 抑制的状态可以持续 6 周。

5.甲状腺激素抵抗综合征(RTH)　本征有 3 个亚型:①全身型甲状腺激素抵抗综合征;②垂体选择型甲状腺激素抵抗综合征(PRTH);③外周组织选择型甲状腺激素抵抗综合征。

GRTH 的临床表现有甲状腺肿、生长缓慢、发育延迟、注意力不集中、好动和静息时心动过速。本病缺乏甲状腺功能减退症的临床表现,主要是被增高的甲状腺激素所代偿。75% 的患者具有家族史,遗传方式为常染色体显性遗传。实验室检查血清 TT4、TT3、FT4 增高(从轻度增高到 2~3 倍的增高),TSH 增高或者正常。

本病依据以下 4 点与垂体 TSH 肿瘤鉴别。①TRH 刺激试验:前者 TSH 增高,后者无反应;②T3 抑制试验:前者血清 TSH 浓度下降,后者不被抑制;③前者血清 α 亚单位与 TSH 的摩尔浓度比例<1;④垂体 MRI 检查:前者无异常,后者存在垂体腺瘤。

PRTH 临床表现有轻度甲状腺功能减退症症状,这是因为本病的外周 T3 受体是正常的,仅有垂体的 T3 受体选择性缺陷而导致 T3 浓度升高不能抑制垂体的 TSH 分泌,垂体不适当地分泌 TSH 引起甲状腺功能减退症和甲状腺肿。实验室检查血清 T3、T4 增高,TSH 增高或者正常。本病主要与垂体 TSH 肿瘤鉴别,依靠 TRH 刺激试验和垂体 MRI 鉴别。

perRTH 实验室检查结果取决于垂体和外周组织对甲状腺激素不敏感的程度和代偿的程度,GRTH 和 PRTH 的实验室结果都可以出现。有的患者基础 TSH 水平正常,但是相对于升高的循环 T3、T4 水平而言 TSH 水平是不适当的。TRH 刺激试验反应正常、T3 抑制试验可以抑制,临床有甲状腺功能减退症的表现。

6.甲状腺功能正常的病态综合征(ESS)　本征也称为低 T3 综合征、非甲状腺疾病综合征。本征非甲状腺本身病变,它是由于严重疾病、饥饿状态导致的血液循环中甲状腺激素水平的减降,是机体的一种保护性反应,包括营养不良、饥饿、精神性厌食症、糖尿病、肝病等全身疾病。某些药物也可以引起本征,例如胺碘酮、糖皮质激素、丙硫氧嘧啶、普萘洛尔、含碘造影剂等。本征 T4 向 rT3 转换增加,临床没有甲状腺功能减退症的表现。实验室检查的特征是血清 TT3 降低,rT3 增高,TT4 正常或者轻度增高,FT4 正常或者轻度增高,TSH 正常。疾病的严重程度一般与 TT3 降低的程度相关。严重病例可以出现 TT4 和 FT4 降低,TSH 仍然正常,称为低 T3-T4 综合征。患者的基础疾病经治疗恢复以后,甲状腺激素水平可以逐渐恢复正常,但是在恢复期可以出现一过性 TSH 增高,也需要与原发性甲状腺功能减退症相鉴别。本征不需要给予甲状腺激素替代治疗。

7.新生儿甲状腺功能减退症　本病的发生率是 0.025%,原因有甲状腺发育不良(75%)、甲状腺激素合成异常(10%)、下丘脑-垂体性 TSH 缺乏(5%),一过性甲状腺功能减退症(10%)。一过性甲状腺功能减退症发生的原因是药物性、高碘和母体甲状腺刺激阻断性抗体通过胎盘,抑制胎儿的甲状腺的功能,大多数的病例是散发的。发达国家和我国都实行对新生儿甲状腺功能减退症的常规筛查制度,目前认为测定足跟血 TSH(试纸法)是最可靠的筛查方法,可疑病例的标准是 TSH 20~25mU/L,进一步测定血清 TSH 和 T4。本病的诊断标准是:新生儿(1~4 周),TSH>7mU/L,TT4<84mmol/L。采集标本时间应当在产后 3~5d。采血过早,受到新生儿 TSH 脉冲分泌的影响,出现假阳性;筛查过晚则要延误启动治疗的时间,影响治疗效果。

治疗原则是早期诊断,足量治疗。甲状腺激素治疗启动得越早越好,必须在产后 4~6 周开始。随访研究发现,如果在 45d 内启动治疗,患儿 5~7 岁时的智商(IQ)与正常儿童相同,延迟治疗将会影响患儿的神经智力发育。治疗药物选择左甲状腺素(L-T4),起始剂量为 10~15μg/(kg·d)。治疗目标是使血清 TT4 水平尽快达到正常范围,并且维持在新生儿正常值的上 1/3 范围,即 10~16μg/dL。为保证治疗的确切性,达到目标后要再测定 FT4,使 FT4 维持在正常值的上 1/3 范围,血清 TSH 值一般不作为治疗目标值,因为增高的 TSH 要持续很长时间,源于下丘脑-垂体-甲状腺轴的调整需要时间。一过性新生儿甲状腺功能减退症治疗一般要维持 2~3 年,根据甲状腺功能的情况停药,发育异常者则需要长期服药。

四、亚急性甲状腺炎

亚急性甲状腺炎又称亚急性肉芽肿性甲状腺炎、(假)巨细胞甲状腺炎、非感染型甲状腺炎、移行性甲状腺炎、De Quervain 甲状腺炎等。本病是非常常见的甲状腺疼痛疾病,呈自限性。多由病毒感染引起,如柯萨奇病毒、腮腺炎病毒、流感病毒、腺病毒感染与本病有关,也可发生于非病毒感染(如 Q 热或疟疾等)之后,以短暂破坏性甲状腺组织损伤伴全身炎症为特征,持续甲状腺功能减退症发生率一般报道<10%。国外文献报道本病占甲状腺疾病的 0.5%~6.2%,年发病率为 4.9/10 万,男女发病比例为 1:4.3,30~50 岁女性为发病高峰。遗传因素可能参与发病,有与 HLA-B35 相关的报道。各种抗甲状腺自身抗体在疾病活动期可以出现,可能继发于甲状腺滤泡破坏后的抗原释放。

【临床表现】

常在病毒感染后 1~3 周发病,有研究发现该病有季节发病趋势(夏、秋季节,与肠道病毒发病高峰一致),不同地理区域有发病聚集倾向,起病形式及病情程度不一。

1.上呼吸道感染前驱症状　肌肉疼痛、疲劳、倦怠、咽痛等,体温不同程度升高,起病3～4d达高峰。可伴有颈部淋巴结肿大。

2.甲状腺区特征性疼痛　逐渐或突然发生,程度不等,转颈、吞咽动作可加重,常放射至同侧耳、咽喉、下颌角、颏、枕、胸背部等处。少数患者声音嘶哑、吞咽困难。

3.甲状腺肿大　弥漫或不对称轻、中度增大,多数伴结节,质地较硬,触痛明显,无震颤及杂音,甲状腺肿痛常先累及一叶后扩展到另一叶。

4.与甲状腺功能变化相关的临床表现

(1)甲状腺毒症阶段:发病初期50％～75％的患者体重减轻、怕热、心动过速等,历时3～8周。

(2)甲状腺功能减退阶段:约25％的患者在甲状腺激素合成功能尚未恢复之前进入功能减退阶段,出现水肿、怕冷、便秘等症状。

(3)甲状腺功能恢复阶段:多数患者短时间(数周至数月)恢复正常功能,仅少数成为永久性甲状腺功能减退症,整个病程6～12个月。有些病例反复加重,持续数月至2年不等,2％～4％的患者复发,极少数患者反复发作。

【实验室检查】

1.红细胞沉降率(ESR)　病程早期增快,>50mm/h时对本病是有力的支持,ESR不增快也不能除外本病。

2.双向分离现象　甲状腺毒症期呈现血清T_4、T_3浓度升高,甲状腺^{131}I摄取率降低(常低于2％)的双向分离现象。血清T_3/T_4比值<20。随着甲状腺滤泡上皮细胞破坏加重,储存激素殆尽,出现一过性甲状腺功能减退症,T_4、T_3浓度降低,TSH水平升高,而当炎症消退,甲状腺滤泡上皮细胞恢复,甲状腺激素水平和甲状腺^{131}I摄取率恢复正常。

3.甲状腺细针穿刺(FNAC)和细胞学检查　早期典型细胞学涂片可见多核巨细胞,片状上皮样细胞,不同程度炎性细胞;晚期往往见不到典型表现。FNAC检查不作为诊断本病的常规检查。

4.甲状腺核素扫描　甲状腺核素扫描(^{99m}Tc或^{123}I)早期无摄取或摄取低下对诊断有帮助。

5.其他　早期白细胞可增高;甲状腺过氧化物酶抗体、甲状腺球蛋白抗体阴性或水平很低;血清甲状腺球蛋白水平明显增高,与甲状腺破坏程度相一致,但均不作为本病的诊断指标。

【诊断】

根据急性起病、发热等全身症状及甲状腺疼痛、肿大且质硬,结合ESR显著增快,血清甲状腺激素浓度升高与甲状腺^{131}I摄取率降低的双向分离现象可诊断本病。

【鉴别诊断】

1.急性化脓性甲状腺炎　甲状腺局部或邻近组织红、肿、热、痛及全身显著炎症反应,有时可找到邻近或远处感染灶;白细胞明显增高,核左移;甲状腺功能及^{131}I摄取率多数正常。

2.结节性甲状腺肿出血　突然出血可伴甲状腺疼痛,出血部位伴波动感,但是无全身症状,ESR不高;甲状腺超声检查对诊断有帮助。

3.桥本甲状腺炎　少数病例可以有甲状腺疼痛、触痛,活动期 ESR 可轻度升高,并可出现短暂甲状腺毒毒和[131]I 摄取率降低,但是无全身症状,血清 TgAb、TPOAb 滴度增高。

4.无痛性甲状腺炎　本病是桥本甲状腺炎的变异型,有甲状腺肿,临床表现经历甲状腺毒症、甲状腺功能减退症和甲状腺功能恢复几个阶段,与亚急性甲状腺炎相似,但本病无全身症状、无甲状腺疼痛,ESR 不增快,FNAC 检查可见局灶性淋巴细胞浸润。

5.甲状腺功能亢进症　碘致甲状腺功能亢进症或者甲状腺功能亢进症时[131]I 摄取率被外源性碘化物抑制,出现血清 T4、T3 升高,但是[131]I 摄取率降低,需要与亚急性甲状腺炎鉴别。根据病程、全身症状、甲状腺疼痛,甲状腺功能亢进症时 T3/T4 比值及 ESR 等方面可以鉴别。

【治疗】

早期治疗以减轻炎症反应及缓解疼痛为目的,轻症可用阿司匹林(1～3g/d,分次口服)、非甾体消炎药(如吲哚美辛 75～150mg/d,分次口服)或环氧酶-2 抑制药。糖皮质激素试用于疼痛剧烈、体温持续显著身高、水杨酸或其他非甾体消炎药物治疗无效者,可迅速缓解疼痛,减轻甲状腺毒症症状。初始泼尼松 20～40mg/d,持续 1～2 周,根据症状、体征及 ESR 的变化缓慢减少剂量,总疗程 6 周以上。过快减量、过早停药可使病情反复,应注意避免。停药或减量过程中出现反复者,仍可使用糖皮质激素,同样可获得较好效果。

甲状腺毒症明显者,可以使用 β 受体阻滞药。由于本病并无甲状腺激素过量生成,故不使用抗甲状腺药物治疗。甲状腺激素扩于甲状腺功能减退症明显、持续时间久者;但由于 TSH 降低不利于甲状腺细胞恢复,故宜短期、小量使用;永久性甲状腺功能减退症需长期替代治疗。

五、慢性淋巴细胞性甲状腺炎

慢性淋巴细胞性甲状腺炎又称桥本甲状腺炎(HT),由日本学者 Hashimoto 于 1912 年首次报道,是自身免疫性甲状腺炎(AIT)的一个类型。除 HT 以外,AIT 还包括萎缩性甲状腺炎(AT)、无痛性甲状腺炎以及产后甲状腺炎(PPT)。本节主要论及 HT、AT 及无痛性甲状腺炎。

【流行病学】

按照 AIT 出现甲状腺功能减退症的病例计算,国外报道 AIT 患病率占人群的 1%～2%,发病率男性 0.08%,女性 0.35%,也有报道女性发病率是男性的 15～20 倍,高发年龄在 30～50 岁,若将亚临床患者包括在内,女性人群的患病率高达 3.3%～10%,且随年龄增长患病率增高。

【病因与发病机制】

HT 的发生是遗传和环境因素共同作用的结果。目前公认的病因是自身免疫,主要为1 型辅助性 T 淋巴细胞(Th1)免疫功能异常,可与其他自身免疫性疾病如恶性贫血、干燥综合征、慢性活动性肝炎、系统性红斑狼疮(SLE)等并存。患者血清中出现针对甲状腺组织的特异性抗体(TgAb 或 TPOAb)和甲状刺激阻断抗体(TSBAb)等,甲状腺组织中有大量淋巴细胞与浆细胞浸润。促使本病发生的机制迄今尚未明确,可能源于 T 淋巴细胞亚群的功能失平衡,尤其是抑制性 T 淋巴细胞的遗传性缺陷,使其对 B 淋巴细胞形成自身抗体不能发挥正常抑制作用,由此导致甲状腺自身抗体的形成。抗体依赖性细胞毒作用(ADCC)、抗原-抗体复合物激活自然杀伤(NK)细胞作用、补体损伤作用以及 Th1 型细胞因子的作用均参与甲状腺细胞损伤的过程。

【病理】

甲状腺多呈弥漫性肿大,质地坚韧或橡皮样,剖面呈结节状。镜检可见病变甲状腺组织中淋巴细胞和浆细胞呈弥漫性浸润。腺体破坏后,一方面代偿地形成新的滤泡,另一方面破坏的腺体又释放抗原,进一步刺激免疫反应,促进淋巴细胞的增殖,因而在甲状腺内形成具有发生中心的淋巴滤泡。甲状腺上皮细胞出现不同阶段的形态学变化,早期有部分滤泡增生,滤泡腔内胶质多;随着病变的进展,滤泡变小和萎缩,腔内胶质减少,进而细胞失去正常形态,滤泡结构破坏,间质有纤维组织增生,并形成间隔,但包膜常无累及。

【临床表现】

1.甲状腺肿大　HT 起病隐匿,进展缓慢,早期的临床表现常不典型。甲状腺肿达成弥漫性、分叶状或结节性肿大,质地大多韧硬,与周围组织无法黏连。常有咽部不适或轻度咽下困难,有时有颈部压迫感。偶有局部疼痛与触痛。随病症延长,甲状腺组织破坏出现甲状腺功能减退症。患者表现为怕冷、心率过缓、便秘甚至黏液性水肿等典型症状及体征。少数患者可以出现甲状腺相关眼病。AT 则常以甲状腺功能减退症为首发症状就诊,患者除甲状腺无肿大以外,其他表现类似 HT。

2.桥本甲状腺毒症　HT 与 Graves 病可以并存,成为桥本甲状腺毒症。血清中存在TSAb 和 TPOAb,组织学兼有 HT 和 Graves 病两种表现。临床上表现为甲状腺功能亢进症和甲状腺功能减退症交替出现,可能与刺激性抗体或阻断性抗体占主导作用有关。甲状腺功能亢进症症状与 Graves 病类似,自觉症状可较单纯 Graves 病时轻,需正规抗甲状腺治疗,但治疗中易发生甲状腺功能减退症;也有部分患者的一过性甲状腺毒症缘于甲状腺滤泡破坏甲状腺激素释放入血所致。

3.伴有其他自身免疫性疾病　HT 与 AT 患者也可以同时伴有其他自身免疫性疾病,HT与 AT 可为内分泌多腺体自身免疫综合征 Ⅱ 型的一个组成成分,即甲状腺功能减退症、1 型糖尿病、甲状旁腺功能减退症、肾上腺皮质功能减退症。近年来还发现与本病相关的自身免疫性甲状腺炎相关性脑炎(桥本脑病)、甲状腺淀粉样变和淋巴细胞性间质性肺炎。

【辅助检查】

1.血清甲状腺激素和 TSH　根据甲状腺破坏的程度可以分为 3 期,Ⅰ 期仅有甲状腺自身抗体阳性,甲状腺功能正常;Ⅱ 期发展为亚临床甲状腺功能减退症(FT4 正常,TSH 升高);Ⅲ期表现为临床甲状腺功能减退(FT4 降低,TSH 升高),部分患者可出现甲状腺功能亢进症与甲状腺功能减退症交替的病程。

2.甲状腺自身抗体　TgAb 和 TPOAb 滴度明显升高是本病的特征之一,尤其在出现甲状腺功能减退症以前抗体阳性是诊断本病的唯一依据。日本学者发现 TPOAb 的滴度与甲状腺淋巴细胞浸润的程度密切相关,TgAb 具有与 TPOAb 相同的意义,文献报道本病 TgAb 阳性率为 80%,TPOAb 阳性率为 97%,但年轻患者抗体阳性率较低。

3.甲状腺超声检查　HT 显示甲状腺肿,回声不均,多发性低回声区域或甲状腺结节;AT则呈现甲状腺萎缩的特征。

4.细针穿刺(FNAC)检查　诊断本病很少采用,但具有确诊价值,主要用于 HT 与结节性甲状腺肿等疾病相鉴别。

5.甲状腺^{131}I 摄取率　早期可以正常,甲状腺滤泡细胞破坏后降低,伴发 Graves 病可以增高。本项检查对诊断并没有实际意义。

6.甲状腺核素显像　可显示不规则浓聚与稀疏,或呈"冷结节"改变。本项目亦非 HT 或 AT 患者的常规检查。

【诊断】

1.HT　凡是弥漫性甲状腺肿大,质地较韧,特别是伴峡部锥体叶肿大,不论甲状腺功能有否改变,均应怀疑 HT。如血清 TPOAb 和 TgAb 阳性,诊断即可成立。FNAC 检查有确诊价值。伴临床甲状腺功能减退症或亚临床甲状腺功能减退症进一步支持诊断。

2.AT　临床一般以临床甲状腺功能减退症首诊,触诊和超声检查甲状腺无肿大或萎缩,血清 TPOAb 和 TgAb 阳性即可诊断。

【鉴别诊断】

1.结节性甲状腺肿　有地区流行病史,甲状腺功能正常,甲状腺自身抗体阴性或低滴度。FNAC 检查有助鉴别。结节性甲状腺肿则为增生的滤泡上皮细胞,没有淋巴细胞浸润。

2.甲状腺癌　甲状腺明显肿大,质硬伴结节者需要与甲状腺癌鉴别,但是分化型甲状腺癌多以结节首发,不伴甲状腺肿,抗体阴性,FNAC 检查结果为恶性病变;HT 与甲状腺淋巴瘤的鉴别较为困难。

【治疗】

1.随访　如果甲状腺功能正常,随访则是 HT 与 AT 处理的主要措施。一般主张 6 个月到 1 年随访一次,只要检查甲状腺功能,必要时可行甲状腺超声检查。

2.病因治疗　目前尚无针对病因的治疗方法,提倡低碘饮食。文献报道 L-T4 可以使甲状腺抗体水平降低,但尚无证据说明其可以阻止本病病情的进展。

3.甲状腺功能减退症和亚临床甲状腺功能减退症的治疗　L-T4 替代治疗。

4.甲状腺肿的治疗　对于没有甲状腺功能减退症患者,L-T4 可能具有减小甲状腺肿的作用,对年轻患者效果明显。甲状腺肿显著、疼痛或有气管压迫,经内科治疗无效者,可以考虑手术切除。术后往往发生甲状腺功能减退症,需要甲状腺激素长期替代治疗。

5.TPOAb 阳性孕妇的处理　对于妊娠前已知 TPOAb 阳性的女性,必须检查甲状腺功能,确认甲状腺功能正常后可以妊娠;对于妊娠前 TPOAb 阳性伴临床甲状腺功能减退症或者亚临床甲状腺功能减退症的妇女,必须纠正甲状腺功能至正常才能妊娠;对于 TPOAb 阳性、甲状腺功能正常的孕妇,妊娠期间需定期复查甲状腺功能,一旦发生甲状腺功能减退症或低 T4 血症,应该立即给予 L-T4 治疗,否则会导致对胎儿甲状腺激素供应不足,影响其神经发育。应当强调由于妊娠的生理变化,妊娠期的甲状腺功能指标需要采用妊娠期特异性的参考值范围。一般认为妊娠的血清 TSH 参考值范围示:妊娠 1~3 个月,0.3~2.5U/L;妊娠 4~10 个月,0.3~3.0mU/L。

六、无痛性甲状腺炎

【概述】

无痛性甲状腺炎又称亚急性淋巴细胞性甲状腺炎、安静性甲状腺炎,本病被认为是 AIT 的一个类型。与桥本 HT 相似,本病与 HLA-DR3、DR5 相关。有的学者也将产后甲状腺炎、胺碘酮致甲状腺炎、干扰素致甲状腺炎归入此类甲状腺炎。本病甲状腺的淋巴细胞浸润较 HT 轻,表现为短暂、可逆的甲状腺滤泡破坏,但以 30~50 岁人群为多,男、女之比为 1:2~1:5。

【临床表现】

1.甲状腺肿大　轻度甲状腺肿大存在于 50% 的患者,呈弥漫性,质地较硬,无结节、无血管杂音、无疼痛及伤痛为其特征,1/3 的患者甲状腺持续肿大。

2.甲状腺功能变化　典型的甲状腺功能变化类似于亚急性甲状腺炎,分为 3 个阶段,即甲状腺毒症期、甲状腺功能减退症期和恢复期,其严重程度与 TPOAb 滴度直接相关。若甲状腺功能减退症期持续 6 个月以上,成为永久性甲状腺功能减退症可能性较大。10 年后约 20% 的患者存在持续性甲状腺功能减退症,10%~15% 的患者复发。

【辅助检查】

1.^{131}I 摄取率　甲状腺毒症阶段,^{131}I 摄取率<3% 是重要的鉴别指标之一,恢复阶段甲状腺 ^{131}I 摄取率逐渐回升。

2.甲状腺激素　甲状腺毒症期,血清 T3、T4 增高,血清 T3/T4 比值<20 对诊断有帮助;甲状腺功能减退症期降低;恢复期逐渐正常。

3.甲状腺自身抗体　超过 50% 的患者 TgAb、TPOAb 阳性,滴度可较高,TPOAb 增高常更明显。少数患者血中存在 TSAb 或 TSBAb,自身抗体阳性不作为必备诊断条件。

4.甲状腺球蛋白　在甲状腺毒症症状出现之前 Tg 即已明显升高,可持续多至 2 年,Tg 升高对诊断意义不大。

5.甲状腺核素扫描　甲状腺核素扫描(^{99m}Tc 或 ^{123}I)无摄取或摄取低下对诊断有帮助。

6.FANC 检查　淋巴细胞浸润,鉴别有困难时可进行。

【诊断与鉴别诊断】

本病很难与无突眼、甲状腺肿大不显著的 Graves 病鉴别;后者病程较长,甲状腺毒症症状更明显,T3/T4 比值往往超过 20,甲状腺 ^{131}I 摄取率增高伴高峰前移,必要时可行 FANC 检查加以鉴别。

【治疗】

1.甲状腺毒症阶段　由于甲状腺毒症是甲状腺滤泡完整性受到破坏,甲状腺激素溢出至血液循环所致,而非激素生成过多,故避免应用抗甲状腺药物及放射性碘治疗。β 受体阻滞药或镇静药可缓解大部分患者的临床症状。糖皮质激素虽可缩短甲状腺毒症病程,并不能预防甲状腺功能减退症的发生,一般不主张使用。

2.甲状腺动能减退症期　一般不需要治疗,如症状明显或持续时间久,可短期小量应用甲状腺激素,数月后停用。永久性甲状腺功能减退症者需终身替代治疗。

3.随访 由于本病有复发倾向,甲状腺抗体滴度逐渐升高,有发生甲状腺功能减退症的潜在危险,故需在临床缓解后数年定期监测甲状腺功能。

第三节 甲状旁腺疾病

一、原发性甲状旁腺功能亢进症

甲状旁腺功能亢进症可分为原发性、继发性、三发性和假性4类。原发性甲状旁腺功能亢进症(PHPT)是由于甲状旁腺本身病变(肿瘤或增生)使甲状旁腺(PTH)过度合成和分泌引起的钙、磷和骨代谢紊乱的一种全身性疾病,主要临床表现为骨吸收增加的骨骼病变、反复发作的肾结石、消化性溃疡、精神改变等高钙血症和低磷血症。目前我国报道的主要是症状型PHPT,而无症状型PHPT并不多见,通常PHPT呈散发性,偶尔可呈家族性并成为多发性内分泌肿瘤(MEN)的一种表现。

【病因及病理】

1.病因

(1)家族性甲状旁腺功能亢进:①MEN为常染色体显性遗传,有明显的家族发病倾向,分为MEN 1型和MEN 2型;②基因突变;③伴下腭肿瘤者11p杂合性遗失(10H);④不伴其他内分泌疾病。(2)钙受体(CaR)缺陷:①新生儿PHPT;②家族性良性低尿钙性高钙血症。

(3)细胞外液离子钙升高:①迁移性钙化;②胃泌素和胃酸分泌增加;③胰蛋白酶原被激活;④PTH升高血FGF-23,导致磷利尿。

2.病理

(1)甲状旁腺腺瘤:大多单个腺体受累,少数有2个或2个以上腺瘤。瘤体一般较小,病变腺体中会存在部分正常组织或第2枚腺体正常者,可诊断为腺瘤。腺瘤常呈椭圆形、球形或卵圆形。色泽特点似鲜牛肉色,切除时呈棕黄色。

(2)甲状旁腺增生:原发性增生占7%～11%。所有腺体都受累(不论数目多少),但可以某腺体增大为主,可为正常大小的10～1000倍。原发性增生有两种类型,即透明主细胞和主细胞增生。

(3)甲状旁腺腺癌:少见,为0.5%～3%,比腺瘤大,颈部检查时可扪及,切除后可再生长,生长速度较一般癌症缓慢。甲状旁腺腺癌呈典型的灰白色,坚硬,可有包膜和血管的浸润或局部淋巴结和远处转移(以肺部最常见,其次为肝和骨骼)。

(4)骨骼:早期仅有骨量减少,以后骨吸收日渐加重,可出现畸形、骨囊性变和多发性病理性骨折,易累及颅骨、四肢长骨和锁骨等部位病程长和(或)病情重者,在破坏的旧骨与膨大的新骨处形成囊肿状改变,囊腔中充满纤维细胞、钙化不良的新骨及大量毛细血管,巨大多核的破骨细胞衬于囊壁,形成纤维性囊性骨炎,较大的囊肿常有陈旧性出血而呈棕黄(棕色瘤)色,故又名棕色瘤,此种纤维性囊性骨炎一般需3～5年或更久才能形成。

【临床表现】

4S(悲叹、呻吟、结石、骨病)是本病的典型症状。以往的 PHPT 主要是骨骼和泌尿系病变,患者可有多种症状和体征,包括复发性肾石病、消化性溃疡、精神改变以及广泛的骨吸收。近年来随着血钙筛选的应用,约 50% 的甲状旁腺功能亢进症患者无症状或诉说的症状含糊,只表现血清钙、磷生化改变和血 PTH 升高。精神神经症状较前多见(尤其在老年病例)。具有显著高钙血症的患者可表现出前述高钙血症的症状和体征。临床症状可分为高血钙、骨骼病变和泌尿系等 3 组,可单独出现或合并存在。一般进展缓慢,常数月或数年才引起患者的注意。在极少数情况下,该病可以突然发病,患者可有严重的并发症,如明显的脱水和昏迷(高钙血症性甲状旁腺危象)。

1.高钙血症

(1)中枢神经系统方面:淡漠、消沉、性格改变、反应迟钝、记忆力减退、烦躁、过敏、多疑多虑、失眠、情绪不稳定、衰老加速、幻觉、狂躁,甚至昏迷。

(2)消化系统表现:食欲缺乏、腹胀、便秘、恶心呕吐、反酸、上腹痛、消化性溃疡、急性或慢性胰腺炎。

(3)心血管症状:心悸、气短、心律失常、心力衰竭。

(4)眼部病变:结合膜钙化颗粒、角膜钙化及带状角膜炎。

2.骨骼系统表现

(1)骨质软化:呈广泛性骨密度降低,同时可合并长骨弯曲变形、三叶骨盆,双凹脊椎,胸部肋骨变形致胸廓呈钟状,可有假骨折线形成。

(2)骨膜下骨质吸收:骨膜下骨质吸收是甲状旁腺功能亢进症的可靠征象,常发生于双手短管状骨,亦可见于关节软骨下、锁骨近端或远端的软骨下骨、后肋上下缘骨膜下及指(趾)末节丛状部等处。

(3)骨囊性病变:包括破骨细胞瘤(或棕色瘤)和皮质囊肿。棕色瘤为甲状旁腺功能亢进症的特异表现,具有较高的诊断价值,但常被误诊为骨巨细胞瘤、骨囊肿或骨纤维异常增殖症。皮质囊肿为骨皮质膨起的多发小囊性改变。

(4)颅骨颗粒状改变:在骨密度降低的背景上,颅骨出现大小不等、界限不清的颗粒状高密度影。

(5)病理性骨折:骨折往往发生在骨棕色瘤部位,有时表现为明显弯曲变形,有如小儿的青枝骨折,常见为四肢长骨、肋骨、脊椎骨、锁骨、骨盆骨。常为反复多发骨折。骨折处有骨痂生成。

(6)牙周硬板膜消失:此一征象并非本病的特征性表现。

3.泌尿系统表现

(1)尿钙和磷排泄量增多,因此病人常有烦渴、多饮和多尿。

(2)可反复发生肾或输尿管结石,表现为肾绞痛或输尿管痉挛的症状、血尿或砂石尿等,也可有肾钙盐沉着症。

(3)结石反复发生或大结石形成可以引起尿路阻塞和感染。

(4)肾钙质沉着及肾功能不全。

4.其他 软组织钙化(肌腱,软骨等处)可引起非特异性关节痛,常先累及手指关节,有时主要在近端指间关节,皮肤钙盐沉积可引起皮肤瘙痒。新生儿出现低钙性手足抽搐要追查其母有无甲状旁腺功能亢进症的可能。软骨钙质沉着病和假痛风在原发性甲状旁腺功能亢进症中较常见。重症病人可出现贫血,系骨髓组织为纤维组织充填所致。

【辅助检查】

1.实验室检查

(1)血清钙:多数原发性甲状旁腺功能亢进症患者有高钙血症(正常值 2.1～2.55mmol/L),少数呈间断性高钙血症与正常血钙。甲状旁腺功能亢进症危象时,血钙可达 3.75～4.25mmol/L。

(2)血清磷:甲状旁腺功能亢进症病人的血清磷降低,为原发性甲状旁腺功能亢进症的特点之一,低血磷(<0.87mmol/L)常与高血钙共存。约 50% 的患者血磷可正常,但在肾功能不全、肾小球滤过率降低时,血清磷可正常或升高。血清磷应在空腹状态下测定,因餐后血清磷值低。

(3)血清碱性磷酸酶(ALP):原发性甲状旁腺功能亢进时,排除了肝胆系统的疾病存在,则ALP 增高反映骨病变的存在,骨病变愈严重,ALP 值愈高。

(4)血 PTH:测定血 PTH 水平可直接了解甲状旁腺功能,原发性甲状旁腺功能亢进症患者中 80%～90% 血 PTH 水平增高,可高于正常人 5～10 倍,腺瘤比增生升高更明显,无昼夜变化节律。血 PTH 升高的程度与血钙浓度、肿瘤大小和病情严重程度相平行。因肿瘤或维生素 D 过量等非甲状旁腺功能亢进引起的高钙血症,由于 PTH 分泌受抑制,血 PTH 低于正常或测不到;因此 PTH 与血钙同时测定具有较高的诊断与鉴别的价值。

(5)血氯及氯/磷比值:甲状旁腺功能亢进症时血氯可升高,常>106mmol/L,并可有轻度的代谢性酸中毒。氯/磷比值可>30。高血钙病人,血浆氯>102mmol/L 者提示为原发性甲状旁腺功能亢进症。原发性甲状旁腺功能亢进症时磷平均为 0.84mmol/L,氯为 107mmol/L,氯/磷比值为 31.8～80(其中 96% 在 33 以上);相反,其他原因高血钙病人氯/磷比值为 17～32.3(92% 病人的比值<33)。

(6)尿钙排泄量:甲状旁腺功能亢进症时因血钙增高,肾小球滤过钙增多致尿钙排泄量增加,但血清钙<2.87mmol/L 时,尿钙增加可不明显。做低钙试验时若最后 24h 尿钙排泄量>5mmol(200mg)应高度怀疑原发性甲状旁腺功能亢进症的可能,若>3.75mmol(150mg),则支持本病的诊断,阳性率 80% 左右。

(7)尿磷排泄量:甲状旁腺功能亢进症时,尿磷排出量常增高,24h 尿磷>193.7mmol/L,由于尿钙、磷值受饮食中摄入量的影响较大,因此,尿钙、磷测定仅作为代谢性骨病的初筛试验。

(8)尿羟脯氨酸排泄量:甲状旁腺功能亢进症时尿羟脯氨酸增高,常>330μmol/24h。

2.动态试验

(1)肾小管磷重吸收率(TRP)试验:正常人 TRP 为 84%～96%,甲状旁腺功能亢进症患者 TRP 为 60%～83%。此试验可用于肾小球滤过率>50mL/min 的病人,严重肾小球功能损害时无诊断价值。PTH 抑制肾小管对磷的重吸收,促进尿磷的排泄。正常人用固定钙磷饮食(钙 700mg/d,磷 1200mg/d)5d,肾小管磷重吸收率可降至 83% 以下(正常值为 84%～

96%);甲状旁腺功能亢进症时,可降至60%～83%,一般<78%。

(2)皮质醇抑制试验:皮质醇50～100mg/d或泼尼松30mg/d(分次服),连续10d。甲状旁腺功能亢进症患者血清钙不下降,而其他原因引起的高钙血症如类癌、结节病、多发性骨髓瘤和维生素D中毒等患者可见血钙降低,但部分假性甲状旁腺亢进症患者,血清钙也可不下降。

【诊断】

1.PHPT诊断标准一 具备以下第①～⑧项即可诊断。①血清钙经常>2.5mmol/L,且血清蛋白无显著变化,伴有口渴、多饮、多尿、尿浓缩功能减退、食欲缺乏、恶心、呕吐等症状。②血清无机磷低下或正常下限(<1.13mmol/L)。③血氯上升或正常上限(>106mmol/L)。④血ALP升高或正常上限。⑤尿钙排泄增加或正常上限(>200mg/d)。⑥复发性两侧尿路结石,骨吸收加速(广泛的纤维囊性骨炎、骨膜下骨吸收、齿槽硬线消失、病理骨折、弥漫性骨量减少)。⑦血PTH增高(>0.6ng/mL)或正常上限。⑧无恶性肿瘤。若偶然合并恶性肿瘤,则手术切除后上述症状依然存在。

2.PHPT诊断标准二 具备以下第①～③项及第④项中的a即可诊断,兼有第④项b及第⑤项可确诊,第⑥项可作为辅助诊断。①周身性骨质稀疏,以脊椎骨及扁平骨为最明显。②颅骨内外板模糊不清,板障增厚呈毛玻璃状或颗粒状改变。③纤维囊性骨炎样改变,可呈网格状及囊状改变。④骨膜下骨吸收:a.皮质的外缘密度降低或不规则缺失,呈花边状或毛糙不整,失去原有清晰的边缘。b.指骨骨膜下骨吸收最为典型,尤常见中指中节骨皮质外面吸收,出现微细骨缺损区。⑤软骨下骨吸收:锁骨外端、耻骨联合等处。⑥常伴有异位钙化及泌尿系结石。

3.定位诊断 PHPT的定位诊断对于PHPT的手术治疗非常重要,方法包括B超、CT、MRI、数字减影血管造影和核素扫描等。第1次颈部探查前的定位诊断主要是仔细的颈部扪诊,符合率约30%。高分辨B超可显示甲状旁腺腺瘤,其阳性率也较高。如第1次手术失败,则再次手术前的定位诊断尤其重要。

(1)颈部超声:B超(10Hz)可显示较大的病变腺体,定位的敏感性达89%,阳性正确率达94%。

(2)放射性核素检查:^{123}I和^{99m}Tc减影技术可发现82%的病变;^{99m}Tc和^{201}Tl双重核素减影扫描(与手术符合率可达92%),可检出直径1cm以上的病变,对于甲状腺外病变也特别敏感,阳性率83%,敏感性75%。

(3)颈部和纵隔CT:能发现纵隔内病变,对位于前上纵隔腺瘤的诊断符合率67%。可检出直径1cm以上的病变。对手术失败的病例,可利用高分辨CT检查以除外纵隔病变。

(4)选择性甲状腺静脉取血测iPTH:血iPTH的峰值点反映病变甲状旁腺的位置,增生和位于纵隔的病变则双侧甲状腺上、中、下静脉血的iPTH值常无明显差异。虽为创伤性检查,但特异性强、操作较易,定位诊断率70%～90%。国内用此方法定位正确率为83.3%。

(5)选择性甲状腺动脉造影其肿瘤染色的定位诊断率50%～70%。手术探查前1h静脉滴注亚甲蓝5mg/kg,可使腺体呈蓝色,有助于定位。再次探查的病例,亦可选择有创性检查方法如静脉插管可在两侧不同水平抽血查PTH;动脉造影可显示增大的腺体,70%～85%的患者可定位。

【鉴别诊断】

1.多发性骨髓瘤 可有局部和全身性骨痛、骨质破坏及高钙血症。通常球蛋白、特异性免疫球蛋白增高、血沉增快、尿中本-周蛋白阳性,骨髓可见瘤细胞。血 ALP 正常或轻度增高,血 PTH 正常或降低。

2.恶性肿瘤 恶性肿瘤性高钙血症可见于假性甲状旁腺功能亢进症(包括异位性 PTH 综合征),病人不存在溶骨性的骨转移癌,但肿瘤(非甲状腺)能分泌体液因素引起高血钙。假性甲状旁腺功能亢进症的病情进展快、症状严重、常有贫血。

3.结节病 有高血钙、高尿钙、低血磷和 ALP 增高,与甲状旁腺功能亢进症颇相似,但无普遍性骨骼脱钙,血浆球蛋白升高,血 PTH 正常或降低,类固醇抑制试验有鉴别意义。

4.维生素 A 或维生素 D 过量 有明确的病史可供鉴别,此症有轻度碱中毒,而甲状旁腺功能亢进症有轻度酸中毒,皮质醇抑制试验有助鉴别。

5.假性甲状旁腺功能亢进症 系由全身各器官,特别是肺、肾、肝等恶性肿瘤引起血钙升高,并非甲状旁腺本身病变,常有原发恶性肿瘤的临床表现,短期内体重明显下降、血清 iPTH 不增高。

6.良性家族性高钙血症 在年轻的无症状患者或血 PTH 仅轻度升高者,高钙血症很可能是家族性低尿钙性高钙血症而不是原发性甲状旁腺功能亢进症,但该病较少见,为常染色体显性遗传,无症状,高血钙,低尿钙<2.5mmol/24h(100mg/24h),血 PTH 正常或降低。

7.骨质疏松症 血清钙、磷和 ALP 都正常,骨骼普遍性脱钙。牙硬板、头颅、手等 X 线片显示无甲状旁腺功能亢进的特征性骨吸收增加的改变。

8.骨质软化症 血钙、磷正常或降低,血 ALP 和 PTH 均可增高,尿钙和磷排泄量减少。骨 X 线片显示有椎体双凹变形、假骨折等特征性表现。

【治疗】

治疗目标是控制病情,使症状缓解,血清钙纠正至正常低限或接近正常,尿钙排泄量<8.75mmol/24h(350mg/24h)。

1.一般治疗

(1)多饮水:限制食物中钙的摄入量如忌饮牛奶,注意补充钠、钾和镁盐等,并忌用噻嗪类利尿药、碱性药物和抗惊厥药物。慢性高血钙者,可口服 H_2 受体拮抗药,如西咪替丁(甲氰咪胍),0.2g,每日 3 次;或肾上腺能阻滞药,如普萘洛尔(心得安)10mg,每日 3 次;必要时加用雌激素、孕激素或结合雌激素治疗。

(2)降钙素:密钙息为人工合成之鲑鱼降钙素 4～8U/kg,肌内注射,每 6～12 小时 1 次或酌情增减剂量。益钙宁为合成的鳗鱼降钙素,每支 20U,与二磷酸盐共用时还能急速降低血清钙。

(3)磷酸盐:磷酸钠或磷酸钾,每日 1～2g。如血钙升高较明显,家用中性磷酸盐溶液治疗。二磷酸酯与内生焦磷酸盐的代谢关系密切,二磷酸酯与骨组织的亲和力大,并能抑制破骨细胞的功能,可望成为治疗本病的较佳磷酸盐类,其中应用得较多的有羟乙二磷酸盐(EHDP)和双氯甲基二磷酸盐(EHDP)。

2.高血钙危象的治疗

(1)输液:需输注大量 5% 葡萄糖溶液生理盐水,输液量控制在每 4 小时 1000mL。第 1 天需输给生理盐水 4～8L,最初 6h 输入总量的 1/3～1/2,小儿、老年人及心、肾、肺衰竭者应慎用,并将部分生理盐水用 5% 葡萄糖溶液代替。

(2)利尿:血钙过高,每日尿量过少者在补充血容量后予以利尿药,使尿量保持在 100mL/h 以上。可选用呋塞米(速尿)20～40mg,每日 3～4 次,或 40～100mg 静脉注射。如依地尼酸(利尿酸钠)50～200mg 静脉推注等,血清钙过高的患者每 1～2 小时可以重复注射,但应避免使用噻嗪类利尿药。利尿仅能暂时降低血钙,故应与其他治疗措施结合使用。治疗期间应每 4～6 小时测定知钙、镁、钠、钾,注意维持电解质平衡。一般情况下,每排尿 1000mL 须补充 20mmol 氯化钾和 500mmol 氯化钠。

(3)磷酸盐:如依地酸二钠(EDTA 钠盐)50mg/kg,加入 5% 葡萄糖溶液 500ml 中静脉滴注,4～6h 滴完,亦可用硫代硫酸钠 1.0g 加入生理盐水 100ml 中静脉滴注,紧急情况下可直接以 5% 浓度静脉注射,输液过程中要监测血清钙。

(4)二磷酸酯:可口服或静脉注射,每日 1600mg 或 1～5mg/kg。

(5)西咪替丁(甲氰咪胍):西咪替丁 200mg,每 6 小时 1 次,可阻止 PTH 的合成和(或)释放,降低血钙,也可作为甲状旁腺功能亢进症患者手术前的准备或不宜手术治疗的甲状旁腺增生患者,或甲状旁腺癌已转移或复发的患者。服用西咪替丁后血浆肌酐上升,故肾功能不全或肾病继发甲状旁腺功能亢进症高血钙患者要慎用。

(6)透析:首选血液透析,无条件时亦可采用腹膜透析,但必须采用无钙透析液。

(7)普卡霉素(光辉霉素):常用量 10～25μg/kg,用适量生理盐水稀释后静脉滴注,若 36h 后血钙下降不明显,可再次应用。每周 1～2 次,用药后 2～5d 血钙可降到正常水平。拟较长期使用时,每周不得超过 2 次,必要时可与其他降血钙药同用。

(8)糖皮质激素:病情容许时可口服,紧急情况下可用氢化可的松或地塞米松静脉滴注或静脉注射。

(9)降钙素:适用于静脉滴注二磷酸盐无效者,剂量根据反应而定(最大可达鲑鱼降钙素 400U/6h,大剂量无效时改用综合治疗),作用强度不如二磷酸盐类药物,维持时间短,停药后易反弹,久用后因逸脱现象而疗效降低。

3.手术治疗

(1)术前准备:血钙明显升高者,应先行内科治疗,将高血钙控制在安全范围内,并加强支持治疗,改善营养,纠正酸中毒。注意中性磷酸盐的补充,缩短术后骨病和血生化的恢复时间。根据病情和心律失常的性质给予相应治疗。进行相应甲状腺、甲状旁腺和声带功能检查。

(2)术中注意事项:术中应做好高血钙危象的抢救准备,包括各种降血钙药物,进行血钙、磷和心电图监测。术中仔细检查甲状旁腺,如属腺瘤,不论单发或多发,应全部切除,仅保留 1 枚正常腺体;如系增生,常为多枚腺体同时累及,故宜切除其中的 3 枚,第 4 枚切除 50% 左右;如属异位腺瘤,多数位于纵隔,可沿甲状腺下动脉分支追踪搜寻。有时异位甲状旁腺包埋在甲状腺中,应避免遗漏。

(3)术后处理:由于术后钙、磷大量沉积于脱钙的骨组织,故术后数日内可发生手足搐搦症,故必须定期检查血生化指标。每日需缓慢静脉注射 10％葡萄糖酸钙 10～20mL 数日到数周,并口服补充钙剂和维生素 D 数月到 1 年以上,较重者应给予活性维生素 D 制剂如 1α-$(OH)D_3$ 或 $1,25$-$(OH)_2D_3$。

二、继发性甲状旁腺功能亢进症

继发性甲状旁腺功能亢进症(SHPT),系在慢性肾功能不全、肠吸收不良综合征、Fanconi 综合征和肾小管酸中毒、维生素 D 缺乏或抵抗以及妊娠、哺乳等情况下,甲状旁腺长期受到低血钙、低血镁或高血磷的刺激而分泌过量的 PTH,以提高血钙、血镁和降低血磷的一种慢性代偿性临床综合征。伴有不同程度的甲状旁腺增生,但并非甲状旁腺本身疾病所致。临床除原发病外,可出现甲状旁腺功能亢进症样骨病如骨质软化、骨质硬化、骨质疏松、纤维囊性骨炎等,亦可发生肾石病及其他临床表现。多数继发性甲状旁腺功能亢进症对药物治疗有效,症状能够缓解。部分患者(5％～10％)可因症状明显或代谢并发症而需手术治疗。

【病因】

1.维生素 D 或钙缺乏　①摄入不足或妊娠、哺乳期钙需要量增多;②胃切除术后、脂肪泻、肠吸收不良综合征、短肠综合征以及影响消化液分泌的肝、胆、胰疾病均可引起钙吸收障碍或因肠内钙结合蛋白合成缺陷(基因突变)致继发甲状旁腺功能亢进症等;③慢性肝病或长期服用抗癫痫药造成肝内 25 羟化酶不足;④药物引起钙、磷代谢紊乱和 SHPT;⑤维生素 D 受体(VDR)基因型与 SHPT 有关;⑥慢性肾衰竭在肾透析过程中补钙不足;⑦长期透析患者可有甲状旁腺增生所致的 SHPT。

2.慢性电解质代谢紊乱　①高磷酸盐血症(肾衰竭、尿毒症);②低磷酸盐血症(口服大量氢氧化铝凝胶、Fanconi 综合征);③低镁血症;④锂盐(可导致甲状旁腺增生或甲状旁腺瘤)。

3.内分泌疾病　①过量皮质醇、降钙素都能引起 SHPT;②甲状旁腺功能低下母亲引起产后新生儿 SHPT;③长期大量应用降钙素、甲状腺髓样癌分泌大量降钙素;④甲状旁腺细胞调定点发生改变;⑤PTH 降解受损;假性甲状旁腺功能亢进症;⑥成年人起病的低血磷性软骨病。

4.PTH 抵抗　①假性甲状旁腺功能亢进症及低镁血症;②氟中毒。

5.Ca 受体异常　①新生儿甲状旁腺功能亢进症;②使用重组的人 IFN-α 治疗。

6.其他因素　①慢性肾小球肾炎;②绝经后骨质疏松症;③失用性骨质疏松症;④生长激素治疗;⑤肾移植后;⑥甲状腺切除术后。

【临床表现】

1.肾衰竭症状　贫血、高血压、心血管疾病、肌病、骨痛、衰弱和瘙痒。

2.继发性甲状旁腺功能亢进症和高血钙症状　头痛、体重减轻、易疲乏、软组织(血管、心脏、心包、皮肤、眼)钙化,引起皮肤坏死和坏疽、关节痛、巩膜角膜钙化、肌腱断裂、假性痛风及股骨头无菌性坏死。

3.混合型肾型骨病和铝中毒性骨质软化　骨膜下骨吸收、骨硬化、棕色瘤、骨膜反应、佝偻病、骨质软化、迁移性钙化及骨质疏松等。

4.其他　淀粉沉积病(可沉积于骨)、移植后股骨头坏死(与应用糖皮质激素有关)、跟腱炎等。

【诊断】

1.慢性肾衰竭及肌酐清除率低于 40mL/min 者均有不同程度的 SHPT,肾衰竭患者有 PTH 增高时即可诊断。

2.骨痛和病理性骨折是重症 SHPT 的主要表现。

3.血磷增高为早期表现。慢性肾衰竭开始时血钙正常或稍低。

4.甲状旁腺增生者可伴结节或腺瘤。

【治疗】

SHPT 的治疗包括内科治疗和手术治疗,内科治疗的目的是纠正代谢紊乱,使血钙、磷和 PTH 浓度保持在正常范围内。

1.内科治疗

(1)一般治疗:①去除诱因;②血液透析及肾移植;③增加户外活动;④减少糖皮质激素的用量,并缩短用药间期。

(2)低磷饮食:①减少摄入含磷高的肉类及奶制品,使每日磷摄取量保持在 0.6～0.9g;②不主张口服磷结合剂(如氢氧化铝胶),因其可致铝中毒性骨病。

(3)补充钙和维生素 D 制剂:①钙摄入量应达到 1.2～1.5g/d,品种以碳酸钙为首选,补钙过程中,每 2 周左右测定 1 次血清钙、磷浓度,防止补钙过量致高血钙,保持血钙、磷乘积(血钙浓度 mg/dL、血磷浓度 mg/dL)<55,以防止软组织异位钙化;②骨化三醇[1,25-$(OH)_2D_3$]剂量为 0.25～2.0αg/d,也可用维生素 D 油剂 4 万～8 万 U/d 口服,或 30 万 U 肌内注射,每个月 1 次;③也可尝试不含铝的磷酸盐结合剂、镁盐、低磷膳食、超声引导下的乙醇注射治疗、无钙无铝不吸收的磷结合剂等治疗。

2.甲状旁腺切除术　手术适应证为:①慢性肾衰竭及 SHPT 有症状及并发症(严重瘙痒、广泛软组织钙化、骨痛、病理性骨折、精神神经疾病等);血清钙磷乘积持续>70 或血清钙>2.75mmol/L者。②经 B 超、核素扫描及 CT 等检查证实甲状旁腺明显增大及 PTH 明显增高者。③肾移植后持续高血钙(钙>2.87mmol/L)6 个月以上,病人有复发高血钙及 ALP 增高,特别是肾功能损害加重者。④临床和实验室检查确诊为三发性甲状旁腺功能亢进症者。⑤当病人有全身乏力、高血钙,尽管 PTH 正常也是手术指征之一。手术采取甲状旁腺次全切除或全切除后自体移植。

甲状旁腺次全切除或全切除后可能发生明显低血钙,需要立即治疗。若血钙在 1.62～2.00mmol/L,可口服钙剂,每 4 小时 2.5g。若低血钙较更明显,应给予 10%氯化钙 10～20mL 静脉注射,每 5～10min 1 次,直至手足抽搐停止。然后以 10%氯化钙 10～50mL 加于 5%葡萄糖溶液 1000mL 中静脉滴注,滴速控制在保持血清钙在 1.75mmol/L 以上。维生素 D 首选骨化三醇[1,25-$(OH)_2VD_3$],最初剂量为 0.25μg,每日 2 次,因其反应出现快而半衰期短,即使病人已无低血钙症状,仍需继续补充,以防止残存的甲状旁腺过度增生。

第七章 神经系统疾病

第一节 脊髓疾病

一、概述

【脊髓的大体解剖】

(一)脊髓的外形

脊髓的外形呈扁圆形的长柱,脊髓的上端与延髓相连接,相当于枕大孔或第一颈神经根处,脊髓的最下端逐渐变细而呈圆锥形称脊髓圆锥。圆锥以下的脊髓极细称为终丝附着于第2尾锥骨膜。终丝与脊髓一样具有神经细胞和纤维,但无脊髓实际功能,故脊髓的尖端即为脊髓的下端,其部位相当于第12胸椎中部至第1腰椎下1/3的水平,大多数位于第1腰椎1/3水平。脊髓的表面有6条纵行的沟裂:①前正中裂,深达脊髓前后径的1/3,由脊前动脉经过;②后正中沟,较浅,沟底有脊正中隔伸入脊髓分为左右两侧;③后外侧沟左右各一后根在此纵线上;④前外侧沟,左右各一条前根在此纵线上。脊髓的主要功能是上传下达,即向大脑传达人体对内外环境的感知,同时把大脑所做出的反应信号传达至效应器官,而产生运动。同时作为人类神经系统的第二中枢神经,完成一些简单的反射活动。

(二)脊髓的节段

脊髓外观并无节段,脊髓左右两侧呈节段排列的31对脊神经,把脊髓分为31个节段。每一对脊神经的相应脊髓为1个节段,在颈髓(C)有8个节段,胸髓(T)12节,腰(1)5节,骶(S)5节,尾(O)为一个节段。相当于上下肢神经发出的脊髓部明显增粗,分别称为颈膨大和腰膨大,相当于C_5-T2和L1-S2。颈膨大受损出现四肢瘫(上肢为周围性,下肢为中枢性),腰膨大受损出现双下肢周围性瘫。由于脊髓终止于腰椎上端,下腰髓与骶尾髓发出的神经根在离开脊髓后须在椎管内继续下行相当的距离,才能经相应的椎间孔穿出椎管,这部分脊神经根称为马尾。马尾病变特征为鞍区感觉障碍和疼痛。

(三)脊髓与脊柱的关系

1.脊髓节段与脊柱节段 由于脊髓与脊柱在生长发育的速度上不一致,脊柱较脊髓生长的较快而长,因而脊髓的节段与脊柱的节段不一致。颈段脊髓较颈段脊柱高1个节段,上胸髓高 2 个节段,下胸髓高 3 个节段。

2.脊柱的体表标志 常用的标志有,颈部最高的一个棘突是第 7 颈椎,平甲状软骨上缘是第 4 颈椎,平肩胛冈为 T4,平肩胛骨下缘为 T10,平髂前上嵴为 L4,平髂后上嵴为 S1。

(四)脊髓的被膜

脊髓的被膜把脊髓包围在中央对脊髓起保护作用,分为硬脊膜、蛛网膜和软脊髓 3 层。

1.硬脊膜 位于脊髓的最外层的结缔组织被膜。

2.硬膜外腔 在硬膜外面与脊柱骨之间有 1 个潜在的间隙,系由脂肪组织所占据,称为硬膜外间隙,又称为硬膜外腔。是手术硬膜外麻醉注射麻药的部位。其中有脊髓椎前、后等静脉丛埋藏其中,此静脉丛与邻近体循环相通,是脊髓转移瘤及栓塞好发部位,具有重要意义。

3.硬膜下腔 硬脊膜与蛛网膜之间有一个潜在腔隙,称硬膜下腔。正常的仅有少量湿润脊髓的液体,当其中有血液或其他液体积聚时,可压迫脊髓。

4.蛛网膜 其位于硬脊膜与软脊膜之间,紧贴于硬膜内面的一层透明膜。

5.蛛网膜下隙 位于蛛网膜与软脊膜之间,腔内为脑脊液,是腰椎穿刺的部位,对神经系统疾病的诊断与治疗具有非常重要的意义。

6.软脊膜 软脊膜紧贴于脊髓的表面,因富含血管,又称血管膜,对脊髓有支持和保护作用。

【脊髓的内部结构】

整个脊髓的内部结构基本是相同的,在脊髓的横断面上可见灰质和白质两种不同的组织。

(一)灰质

灰质在脊髓的中央,呈"H"形,其中心有中央管。灰质主要由神经细胞组成,按其神经元功能特点分为三部分。

1.前角(前柱) 主要为前角运动细胞构成,即下运动神经元,把来自大脑运动皮层的神经冲动传达至效应器官。当其受损,产生下运动神经元性瘫痪。

2.后角(后柱) 后角主要为具有感觉传导功能的后角细胞组成。为痛、温度觉和部分触觉等感觉传导系统的第二级神经元。后角损害时发生相应皮节的痛、温度觉障碍。

3.侧角(裸柱) 位于前后角(柱)之间,主要为自主神经元所在。其受损将产生自主神经功能障碍。

(二)白质

脊髓的白质被前根和后根分为前索、后索和侧索 3 部分。其间有上行束、下行束和节间束(联系上下节段)。

1.前索 位于前正中沟与前根之间,主要为传导感觉的脊髓丘脑前束的神经纤维。其次还有皮质脊髓前束、顶盖脊髓束等。

2.后索 位于后正中沟和后跟之间,主要为传导深感觉的上行传导束(薄束和楔束)的神经纤维组成,其受损后表现病变水平以下同侧深感觉障碍。

3.侧索 侧索在前根和后根之间。主要为皮层传出运动神经(上运动神经元)的纤维组成。传导痛温度觉(浅感觉)的传导束位于侧索的前外方,因此一侧侧索损害,表现为病变水平以下同侧上运动神经元性瘫痪和对侧痛温觉障碍。双侧侧索损害可引起膀胱随意控制障碍。

另外在皮质脊髓束的后外侧和脊髓丘脑束的外侧尚有脊髓小脑后束和前束,其脊髓段损害因常伴有截瘫,故多无明显共济运动障碍的症状。

【脊髓的功能】

1.感觉传导。

2.运动传导。

3.躯体营养。

4.支配内脏活动。

5.反射运动。

二、急性脊髓炎

【概述】

急性脊髓炎又称急性非特异性脊髓炎,系指一组原因不明的脊髓急性横贯性损害的炎症性脊髓疾病。临床表现为病损水平以下的肢体瘫痪,传导束性感觉障碍和膀胱、直肠功能障碍为主的自主神经功能障碍。一年四季均可发病,但以冬末春初或秋末冬初较为常见。

【病因病机】

病因至今尚未明了。目前多数学者认为本病可能是病毒感染后所诱发的一种自身免疫性疾病,外伤和过度疲劳可能为其诱因。

【病理】

1.病变部位 脊髓炎症可累及脊髓全长任何一个节段,以胸段(74.5%)最多见。其次为颈段(12.7%)和腰段(11.7%)。病变可累及脊髓的灰质、白质,亦可累及相应区的脊膜和神经根,少有涉及脑干、大脑者。

2.病理 可见受损部脊髓肿胀,质地变软,软脊膜充血,或有炎性渗出物附着。脊髓断面可见病变脊髓软化,边缘不光整,灰质、白质间分界不清。显微镜下可见软脊膜及脊髓内血管扩张、充血,血管周围有炎性细胞浸润,以淋巴细胞及浆细胞为主,灰质中神经细胞肿胀,虎斑消失、胞核偏位以及细胞碎裂、溶解、消失。白质中髓鞘肿胀、变性和脱失。病灶中胶质细胞增生。

【临床表现】

1.急性横贯性脊髓炎 各年龄组均可发病,以青壮年为多;散在发病,无性别差别。部分患者在脊髓症状出现之前1~4周有发热,全身不适等上呼吸道感染或腹泻病史,或有负重、扭伤等诱因。急性起病,常在数小时至数日内发展为完全性瘫痪,部分患者在出现瘫痪前、后有背部疼痛、腰痛和束带感,肢体麻木、乏力、步履沉重等先兆症状。

2.运动障碍 脊髓炎以胸段最常见,约占全部脊髓炎患者的74.5%。常表现为双下肢截瘫,早期呈迟缓性瘫痪,肢体肌张力降低,腱反射减弱或消失,病理反射阴性,腹壁及提睾反射均消失,此期为脊髓休克期。脊髓休克期持续时间差异很大,数天至数周不等,以1~2周最多见,休克期越长说明脊髓损害越严重。完全性损害,休克期长。

3.感觉障碍 为传导束型,急性期病变节段以下所有深、浅感觉缺失,有些患者在感觉缺失区上缘可有1~2个节段的感觉过敏区。在病变节段可有束带感觉异常。局灶性脊髓炎可表现为脊髓半切综合征型的感觉障碍,即病变的同侧深感觉缺失和对侧浅感觉缺失。

4.自主神经功能障碍 脊髓炎的自主神经功能障碍主要为括约肌功能障碍。早期主要表现为大小便潴留。个别少数脊髓横贯性损害和骶段脊髓损害的患者,长期呈现迟缓性瘫痪,膀胱功能长期不能恢复,肛门括约肌长期松弛,结肠蠕动减弱而无排便反射和排便能力。其他还有病变节段以下的皮肤干燥、不出汗、热天可因出汗不良而致体温升高等。颈段脊髓炎病者,常因颈交感神经节和颈髓损害出现 Homer 综合征。

5.急性上升性脊髓炎 起病急骤,瘫痪和感觉障碍从足部开始,在一至数日内迅速向上蔓延,出现呼吸困难、吞咽困难和言语不能,甚则影响到脑干致呼吸中枢麻痹而死亡。临床少见。预后不良。

6.弥散性脑脊髓炎 当上升性脊髓炎的病变进一步上升累及脑干时,出现多组脑神经麻痹,累及大脑出现精神异常或意识障碍者,病变弥散超出脊髓的范围,故称为弥散性脑脊髓炎。

7.脊膜脊髓与脊膜脊神经根脊髓炎 为病变影响到脊膜和脊神经根时,患者可出现脑膜和神经根刺激症状,体格检查时可有项强,Kernig 征、lasegue 征阳性等,分别被称为脊膜脊髓炎和脊膜脊神经根脊髓炎。

【实验室及特殊检查】

1.周围血常规 病程早期可有轻度白细胞增高,当合并感染时可明显增高。

2.脑脊液 压力正常。脑脊液外观无色、透明,常有轻至中度白细胞增高。蛋白质和白细胞数的增高的程度与脊髓的炎症程度和血-脑脊液屏障破坏程度相一致。

3.X 线 脊柱摄片检查无异常改变,或可见与脊髓病变无关的轻度骨质增生。可除外骨转移瘤、骨结核等引起的脊髓病。

4.CT 可除外继发性脊髓病,如脊柱病变性脊髓病等,对脊髓炎本身诊断意义不大。

5.磁共振(MRI) 对于早期明确脊髓病变的性质、范围、程度和确诊急性非特异性脊髓炎是最可靠的措施。急性横贯性脊髓炎 MRI 表现为急性期可见病变脊髓节段水肿,增粗;受累脊髓内显示斑片状长 T1 长 T2 异常信号,在 T1 加权像上呈 T1 低信号、T2 高信号。对鉴别多发性硬化更可靠。

6.脑干诱发电位检查 可排除脑干和视神经病变,对早期鉴别视神经脊髓炎有帮助。

【诊断与鉴别诊断】

(一)诊断标准

1.发病前1~3周可有腹泻、上感等非特异性感染史。

2.急性发病。

3.迅速发生的截瘫,传导束型感觉障碍。

4.膀胱直肠功能障碍,早期大小便潴留,晚期则失禁。

5.CSF 改变符合脊髓炎。

6.X 线、CT、MRI、VEP、MEP 等检查可排除其他脊髓病。

（二）鉴别诊断

1.与常见脊髓疾病鉴别

2.脊髓压迫症　常见的有脊柱转移瘤、脊髓硬膜外血肿、脓肿和脊柱结核。查体时可见脊柱畸形、棘突压痛,叩击痛,X线显、示脊椎破坏,椎旁脓肿,腰穿显示椎管完全性或不完全性阻塞,脑脊液蛋白含量增高可资鉴别。

3.急性脊髓灰质炎　常见于儿童,夏秋季节流行,先有发热、腹泻,热退时出现四肢迟缓性、不完全性、不对称性的瘫痪,无传导束型感觉障碍,无括约肌功能障碍,可与脊髓炎鉴别。脊髓型则需进行血清学检测方可确诊。

4.脊髓血管病　大多数的临床特点是急性起病,常有剧烈背痛,出血者多有外伤史,脊髓血管梗死可找到主动脉及其分支血管的病变,或血压骤降而发病。病情时轻时重,与血压波动有密切关系。血管造影可确诊。

【治疗】

无特效治疗。治疗原则为减轻脊髓损害,防止并发症,促进脊髓功能恢复。

（一）急性期治疗

1.肾上腺糖皮质激素　常用氢化可的松 200～300mg/d 或地塞米松 10～20mg/d,10～20天为 1 个疗程;或甲泼尼龙 500～1000mg,缓慢静滴,1 次/d,连用 3～5 天,然后改为泼尼松 30～60mg/d顿服,每周减量 5mg,5～6 周逐步停用。大剂量激素连续应用超过 1 个月,病情无任何改善者,应判为无效,可逐渐减量后停用。

2.大量免疫球蛋白　免疫球蛋白每日 0.4g/(kg·d),静脉滴注,连用 3～5 天。

3.细胞活化剂和维生素的应用　辅酶 A、三磷腺苷、肌苷、胰岛素、氯化钾等加入 10% 的葡萄糖溶液内组成能量合剂,静脉点滴,1 次/d,10～20 天为 1 个疗程;大剂量的维生素,如维生素 B_1、B_6、B_{12} 及维生素 C 等,能加速周围神经的增生,促进神经功能的恢复,多被常规应用。胞磷胆碱、醋谷胺也有类似作用,亦可用来促进脊髓功能的恢复。

4.抗生素的应用　根据细菌学检查,按药物敏感状况选用敏感抗生素。

5.脱水剂　20% 甘露醇,每次 1～2g/kg,2～3 次/d,连用 4～6 天。

6.其他治　疗转移因子、干扰素、聚肌胞可调节机体免疫力;对脊髓病变治疗可能是有益的,但确切疗效目前尚难肯定。另外还可用血液疗法、高压氧疗法等。

（二）恢复期治疗

1.预防痉挛状态　鼓励患者积极锻炼,避免发生屈曲性截瘫,使瘫肢置于功能位,防止肢体挛缩和畸形。肌张力增高者给予推拿按摩,同时采用针灸、理疗等治疗。

2.痉挛状态的康复　除推拿、按摩、理疗外,可口服安定 2.5～5mg/次,3 次/d,脑脉宁 50～100mg/次,37 次/d,或中药外洗方等,可减轻痉挛状态。

3.功能训练　当肌力开始恢复时,即鼓励患者多动,充分发挥已恢复的肌力,以上带下,以强带弱,促使瘫肢功能的恢复。当肌力达到一定程度时给予合理的医疗体育,加强功能训练。以最大限度地减少后遗症。

【预后】

急性脊髓炎首次发病的预后与下列因素有关：①病前有否先驱症状，凡有发热等上呼吸道感染等先兆的病者，预后较好；②脊髓受损程度，部分性或单一横贯损害的病者，预后较好；上升性和弥散性受累者预后较差；③并发压疮、尿路或肺部感染者预后较差，并发症不仅影响预后，还常常是脊髓炎致命的主要原因；④早期糖皮质激素治疗预后较好。

三、脊髓血管病

脊髓血管病可分为缺血性、出血性及血管畸形等三大类。发病率远低于脑血管病，但因脊髓内结构紧密，较小血管损害就可造成严重后果。

【病因与发病机制】

脊髓动脉粥样硬化、动脉炎、蛛网膜黏连、严重的低血压均可导致缺血性脊髓血管病；外伤是出血性疾病最主要病因；脊髓血管畸形常以病变压迫、血液凝固、血栓形成及出血导致脊髓功能受损，常合并有皮肤血管瘤，颅内血管畸形等。

【病理】

脊髓前动脉血栓形成常见于胸段，此段是血供的薄弱区；脊髓后动脉左、右各一，其血栓周围淋巴细胞浸润，晚期血栓机化被纤维组织取代，并有血管再通。脊髓内出血常侵及数个节段，中央灰质居多，脊髓外出血形成血肿或出血进入蛛网膜下隙，出血灶周围组织水肿、淤血及继发神经变性。

【临床表现】

1.缺血性脊髓血管病

(1)脊髓短暂性缺血发作：类似短暂脑缺血发作，脊髓间歇性跛行和下肢远端发作性无力是本病的典型临床表现。起病突然，持续时间短暂，不超过24h，恢复完全，不遗留任何后遗症。脊髓间歇性跛行表现是行走一段距离后迅速出现单侧或双侧下肢沉重、无力，休息或使用血管扩张剂可缓解，部分病例伴轻度锥体束征和括约肌功能障碍，间歇期症状消失。或仅有自发性下肢远端发作性无力，非运动诱发，反复发作，并自行缓解。

(2)脊髓梗死：卒中样急骤起病，脊髓症状在数分钟或数小时达高峰，因闭塞的供血动脉不同而分为①脊髓前动脉综合征，以中胸段或下胸段多见，出现病灶水平以下的上运动神经元瘫、分离性感觉障碍及括约肌功能障碍等。首发症状多为突发病变节段背痛、麻木等。短时间内出现病灶水平以下弛缓性瘫痪，进行性加重，早期表现脊髓休克期，后转为痉挛性瘫痪。痛温度觉消失而深感觉存在，尿便障碍较明显，即脊髓前2/3综合征。②脊髓后动脉综合征，表现为病变水平以下深感觉障碍，不同程度上运动神经元瘫、轻度尿便障碍等。脊髓后动脉有良好侧支循环，极少发生闭塞，即使出现因其侧支循环良好表现较轻且恢复较快。③中央动脉综合征，解剖学上指沟连合动脉，通常出现病变水平相应节段的下运动神经元瘫痪、肌张力减低和肌萎缩等，多无感觉障碍和锥体束损伤。

(3)脊髓血管栓塞：常与脑栓塞同时发生，临床表现为根痛、下肢单瘫或截瘫、括约肌障碍等。转移瘤所致的脊髓血管栓塞,由于伴发脊髓和椎管内广泛转移,特点是明显根痛及迅速发生的瘫痪。

2.出血性脊髓血管病　脊髓的硬膜下和硬膜外出血,均可突然出现剧烈的背痛、截瘫、括约肌功能障碍,病变以下感觉缺失等急性横贯性脊髓损伤表现。脊髓蛛网膜下隙出血表现为突然背痛、脑膜刺激征和截瘫等,如仅为脊髓表面血管破裂可能只有背痛而无脊髓受压表现。

3.脊髓血管畸形　脊髓血管畸形以动静脉畸形多见,病变多见于胸段和腰段背面,以突然发病和症状反复出现为特点。多数患者以急性疼痛起病,有不同程度的截瘫、呈根性或传导束性分布的感觉障碍及尿便障碍,少数以脊髓蛛网膜下隙出血为首发症状。动静脉畸形症状的周期性加剧与妊娠有关,可能妊娠期内分泌改变使静脉压增高所致。

【辅助检查】

1.腰穿　椎管内出血,脑脊液压力增高,血肿形成可造成不同程度阻塞,使蛋白增高,压力降低,蛛网膜下隙出血则 CSF 呈均匀血性。

2.CT 和 MRI　可显示脊髓局部增粗、出血、梗死,增强后可以发现畸形血管。

3.脊髓造影　可确定血肿部位、显示脊髓表面血管畸形的位置和范围,但不能区别病变类型,选择性脊髓动脉造影对诊断脊髓血管畸形最有价值,可明确显示畸形血管的大小、范围、类型与脊髓的关系,有助于治疗方法的选择。

【诊断与鉴别诊断】

根据发病突然,脊髓损伤的临床特点结合脑脊液和脊髓影像学可以做出临床诊断,完全确定诊断有时很困难,需与下列疾病鉴别:

1.间歇性跛行　血管性间歇性跛行,系下肢动脉脉管炎或微栓子反复栓塞所致,下肢间歇性疼痛、无力、苍白、皮肤温度降低、足背动脉搏动减弱或消失,超声多普勒检查有助于诊断;马尾性间歇性跛行,是由于腰椎管狭窄所致。常有腰骶区疼痛,行走后症状加重,休息后减轻或消失,腰前屈时症状可减轻,后仰时则加重,感觉症状比运动症状重。

2.急性脊髓炎　可表现急性起病的横贯性脊髓损守,但病前多有感染史或接种史,起病不如血管病快,无急性疼痛或根性疼痛等首发症状,CSF 细胞数可明显增加,预后相对较好。

3.亚急性坏死性脊髓炎　Foix 认为是一种脊髓的血栓性静脉炎,以成年男性多见,缓慢进行性加重的双下肢乏力伴有肌萎缩、反射亢进、锥体束征阳性、损害平面以下感觉障碍。病情加重呈完全性截瘫、尿便障碍、肌萎缩明显、肌张力低、腱反射减弱、腰骶段最易受累、胸段少见。脑脊液内仅蛋白含量增多,脊椎管碘油造影可见脊髓表面有扩张血管。

【治疗】

缺血性脊髓血管病治疗原则与缺血性脑血管病相似,低血压者应纠正血压,应用血管扩张药及促进神经功能恢复的药物,疼痛时给予镇静止痛药,硬膜外或硬膜下血肿,应紧急手术以清除血肿,解除对脊髓的压迫,显微手术切除畸形血管。截瘫患者应避免压疮和尿路感染。

四、脊髓压迫症

【概述】

脊髓压迫症是椎管内占位性病变、脊髓的多种病变引起脊髓受压,随病情进展脊神经根及脊髓血管不同程度受累,出同脊髓半切或横贯性损害及椎管阻塞等特征性综合征。

【病因及发病机制】

(一)病因

1.肿瘤　约占1/3以上。绝大多数起源于脊髓组织及邻近结构,神经鞘膜瘤约占47%,其次为脊髓肿瘤。

2.炎症　蛛网膜黏连或囊肿压迫血管影响血液供应,引起脊髓、神经根受损症状。化脓性病灶血行播散导致椎管内急性脓肿或慢性肉芽肿而压迫脊髓,以硬脊膜外多见,硬脊膜下与脊髓内脓肿则罕见。有些特异性炎症如结核、寄生虫性肉芽肿等亦可造成脊髓压迫。

3.脊柱病变　脊柱骨折、结核、脱位、椎间盘脱出、后纵韧带骨化和黄韧带肥厚均可导致椎管狭窄,脊柱裂、脊膜膨出等,也能损伤脊髓。

4.先天性畸形　颅底凹陷、脊柱裂、颈椎融合畸形等。

(二)发病机制

脊髓受压早期可通过移位,排挤脑脊液及表面的血液供应得到代偿,外形虽有明显改变但神经传导通路并未中断,可不出现神经功能受损。后期多有明显神经系统症状与体征。

1.急性压迫　脊髓遭受急性压迫使静脉出现回流受阻,导致动脉供血障碍,细胞组织缺氧致脊髓的水肿进一步加剧。最终形成纤维结缔组织样瘢痕与蛛网膜、硬脊膜黏连、脑脊液循环受阻。一般在受压的中心区病变较为严重。

2.慢性压迫　病变发展速度缓慢,脊髓慢性受压时能充分发挥代偿机制,预后较好。

【临床表现】

1.急性脊髓压迫症　起病急骤,进展迅速,表现为脊髓横贯性损伤,出现脊髓休克,病变以下呈迟缓性瘫痪,各种感觉消失,各种反射不能引出,尿潴留等。

2.慢性脊髓压迫症　进展缓慢,通常分为早期根痛期、脊髓部分受压期、脊髓完全受压期三期。表现并非孤立,常相互重叠。

(1)早期根痛期:表现神经根痛及脊膜刺激症状。

(2)脊髓部分受压期:表现脊髓半切综合征。

(3)脊髓完全受压期亦称麻痹期。出现脊髓完全横贯性损害及椎管完全梗阻。

3.主要症状及体征

(1)神经根症状:表现根性痛或局限性运动障碍。根性痛是早期病变刺激引起沿受损后根分布的自发性疼痛,根痛有时可表现相应节段"束带感",疼痛部位固定,咳嗽、排便等可诱发或加重,改变体位可使症状加重或减轻;脊髓腹侧病变使前根受压,可出现运动神经根刺激症状,支配肌群出现肌束震颤、肌无力或肌萎缩。根性症状对病变水平有定位价值。

(2)感觉障碍:脊神经后根、髓内各种传导束受到刺激或损害均可引起感觉障碍。包括疼痛、感觉过敏、感觉减退或缺失、感觉分离等。根性疼痛最为常见且剧烈。根痛分布区早期常有感觉异常如麻木、蚁行感、针刺感等,后期因神经根功能丧失而出现根性感觉缺失区。感觉传导束受压时出现受压阶段以下感觉减退或消失,在感觉减退平面的上方常有一感觉过敏带,代表脊髓受压阶段的上缘。一侧脊髓丘脑束受压产生对侧 2～3 个节段以下的痛温觉障碍;灰质后角或脊髓丘脑侧束受损时出现节段性分离性感觉障碍,即痛温觉丧失,触觉及深感觉存在;后索受损时产生受损平面以下触觉及深感觉丧失。

(3)运动和腱反射障碍:前根、前角及皮质脊髓束受累时,产生瘫痪、肌张力和反射改变。早期出现无力、持物不稳、精细动作难以完成、行走易疲劳等,后期则瘫痪。前根与前角的损害为下运动神经元性损害,即肌无力、肌张力减低、腱反射减弱或消失、肌肉萎缩等;皮质脊髓束以及与运动有关的其他下行传导束受损时为上运动神经元性损害,即肌无力、肌张力增高、腱反射亢进、病理反射阳性等。脊髓颈膨大部位的病变,既累及支配上肢的前根和前角,又累及支配下肢的皮质脊髓束,从而产生上肢的下运动神经元瘫痪和下肢的上运动神经元性瘫痪。圆锥与马尾受压时均表现为下运动神经元瘫痪。脊髓压迫所造成的瘫痪一般为截瘫与四肢瘫,单肢瘫少见,偏瘫更少见。

(4)括约肌功能障碍:早期表现为排尿急迫、排尿困难,多在感觉与运动障碍之后出现,渐为尿潴留、顽固性便秘,最终大小便失禁。脊髓圆锥部位病变,括约肌功能障碍出现较早。病变在圆锥以上时,由于膀胱呈痉挛状态,患者有尿频、尿急、便秘。病变在圆锥以下时,膀胱松弛,产生尿潴留,呈充溢性尿失禁,肛门括约肌松弛,大便失禁。

(5)自主神经功能障碍:脊髓 $T_2 \sim L_2$ 的灰质侧角内有交感神经细胞,骶段内有副交感神经细胞,当受压或与高级中枢失去联系时,出现多汗、无汗、血管舒缩功能障碍,没有寒战及立毛反射等,常伴有双下肢水肿、腹胀,皮肤潮红,受损部位体表温度增高。$C_8 \sim T_1$ 脊髓灰质侧角睫状脊髓中枢损害时,出现 Horner 征。

(6)营养障碍:出现于肢体的感觉、运动障碍之后,皮肤干燥,皮下组织松弛,指(趾)甲干枯无泽,增厚或脱落,关节常呈强直状态。

4.脊髓受压的定位症状

(1)脊髓节段病变的定位

①上颈段($C_1 \sim C_4$)。主要临床表现是颈枕部放射性疼痛、强迫头位,排汗障碍、高热,四肢痉挛性瘫逐渐加重,四肢腱反射亢进,出现病理反射;颈以下感觉障碍;严重者可因肋间肌及膈神经麻痹发生呼吸困难,括约肌功能障碍较轻。

②下颈段($C_5 \sim T_1$)。上肢根性神经痛及感觉障碍,病变以下传导束型感觉障碍,上肢不同肌群出现弛缓性瘫,下肢呈痉挛性瘫,肋间肌瘫痪时呈腹式呼吸,病侧出现霍纳征,排汗障碍,括约肌功能轻度障碍。当髓外压迫致肢体瘫痪的顺序是:病侧上肢、病侧下肢、对侧下肢、对侧上肢。颈5颈6节段受损时肱二头肌反射消失,肱三头肌反射增强,肘关节伸屈力均减弱。颈7颈8损害时肱二头肌反射正常,肱三头肌腱反射消失,屈肌力强、伸肌力弱,下肢腱反射亢进,病理反射阳性。

③胸段($T_2 \sim T_{12}$)。两上肢不受影响,两下肢痉挛性瘫痪,肋间神经痛常见,可有束带感,

部分肋间肌麻痹,病变平面以下传导束型感觉障碍,两下肢腱反射亢进,病理反射阳性,括约肌功能障碍。胸 10 阶段受压时,可见 Beevor 征;脊髓完全横断时可出现总体反射。

④腰膨大（$L_1 \sim S_2$）。大小便失禁或潴留,两下肢根性疼痛及感觉障碍,出现下肢不同肌群弛缓性瘫痪。

⑤圆锥（S_3 以下）。有显著的膀胱直肠功能障碍,大小便失禁或潴留,可有会阴部疼痛,出现马鞍形感觉障碍,即对称性两侧臀部、会阴部、肛门生殖器区域感觉障碍;可有肛门、性器官的肌麻痹、性功能障碍,下肢无瘫痪,膝腱反射存在,跟腱反射及肛门反射消失。

⑥马尾（腰 2 及尾 1 的神经根及终丝）。早期出现剧烈的单侧或双侧不对称性神经根痛,常在夜间加剧,活动后减轻,卧床较久可加剧疼痛,见于会阴、大腿及小腿伸侧等。有明显肌萎缩,感觉、运动障碍不对称,膝和跟腱反射消失,无病理反射,若支配直肠和膀胱的神经受损时可发生大小便失禁。

（2）脊髓横断面上病变的定位

①脊髓半侧损害综合征。可见于髓外硬膜内肿瘤等。表现为病变同侧受损平面以下的上运动神经元性瘫痪、深感觉障碍、感觉性共济失调,由于同侧血管舒缩纤维被阻断,早期表现为皮肤潮红、皮温增高,后期皮肤紫绀、肢体冰冷;病变对侧出现痛觉、温度觉丧失而触觉存在。

②脊髓前部损害综合征。可见于锥体骨折、脱位、中央型椎间盘突出等压迫脊髓前部或前动脉。表现为受压平面以下两侧肢体痉挛性截瘫,痛温觉消失,触觉和深感觉存在。

③脊髓后部损伤综合征。见于脊髓后方肿瘤、椎板骨折等。表现为深感觉障碍,两点辨别觉障碍,浅感觉正常或减退,感觉性共济失调,Romberg 阳性,可有两侧运动障碍、锥体束征阳性。

④脊髓横贯性损害综合征。见于脊髓外伤、硬脊膜外脓肿、转移癌等。表现为受损平面以下肢体早期出现弛缓性瘫痪,后期出现痉挛性屈曲性或伸直性瘫痪,深浅感觉消失,直肠、膀胱功能障碍,由于自主神经功能异常,出现排汗障碍、皮肤发绀发冷等;当颈胸段脊髓完全性横断时,刺激下肢引起总体反射。

【实验室及特殊检查】

（一）脑脊液检查

脑脊液动力改变、常规生化检查对判定脊髓受压程度很有价值。椎管严重梗阻时脑脊液蛋白-细胞分离,细胞数正常,蛋白含量超过 10g/L 时黄色的脑脊液流出后自动凝结称为 Fromn 征。通常梗阻愈完全,时间愈长,梗阻平面愈低,蛋白含量愈高。

（二）放射性检查

1.脊柱 X 线平片　脊柱损伤重点观察有无骨折、脱位、错位等。肿瘤压迫可使椎弓根变形或间距增宽、椎间孔扩大、椎体后缘凹陷等。

2.脊髓造影　髓外硬膜内肿瘤显示蛛网膜下隙内充盈缺损,出现杯口征或帽样征,脊髓受压移位;髓外硬膜外占位显示脊髓旁蛛网膜下隙随占位的推移而受压变形,出现尖角征;髓内占位显示脊髓明显增宽增大,蛛网膜下隙明显变窄,呈梭形充盈缺损,完全阻塞时呈柱形充盈缺损。

3.CT 及 MRI 可显示脊髓受压,MRI能清晰显示椎管内病变的性质和周围结构变化。

【诊断与鉴别诊断】

（一）诊断

依据病史、症状与体征、辅助检查结果综合分析,才能得出正确的诊断。首先必须辨别脊髓损害是压迫性的还是非压迫性的,通过必要的检查确定脊髓压迫的部位或平面,进而分析压迫是在髓内还是髓外以及压迫的程度,最后确定压迫病变的性质。

（二）鉴别诊断

1.脊髓压迫与非压迫的鉴别　脊髓压迫症的早期有根痛症状,须与能引起疼痛的内脏疾病相鉴别,如心绞痛、胸膜炎、胆囊炎、肾结石等。一般经对症治疗及神经系统查体发现有脊髓损害的体征,便可鉴别。当脊髓出现受压症状或横贯性损害时,则需进一步与非压迫性脊髓病变相鉴别,如急性脊髓炎、脊髓空洞症、脊髓蛛网膜炎、肌萎缩侧索硬化等。

（1）急性脊髓炎起病急,常有发热、肌肉酸痛、全身不适等前驱症状。受累平面较清楚,可有肢体瘫痪、感觉和括约肌功能障碍,脊髓蛛网膜下隙无阻塞,脑脊液压力正常或轻度升高,脑脊液外观无色透明,偶尔出现外观混浊,白细胞数增多,以淋巴细胞为主,蛋白含量可有轻度升高。

（2）脊髓空洞症起病隐匿,病程较长,主要是见病变节段的节段性感觉分离,即痛、温觉消失,触觉、位置觉和振动觉保存。脑脊液检查一般正常,MRI检查可以确诊。

（3）脊髓蛛网膜炎起病缓慢,病程长,症状可有起伏,如有根痛,则范围较广泛。脊髓 X 线平片多正常,脑脊液细胞增多,蛋白可明显增高,脊髓造影可见不规则点滴状、蜡泪状、串珠状或分叉成数道与不关联的充盈缺损。

（4）肌萎缩侧索硬化临床以运动障碍为主,多见上运动神经元损害或上运动神经元损害与下运动神经元损害同时并存,一般无感觉障碍,括约肌功能障碍较少见,可见痉挛性疼痛。脊髓腔无阻塞,脑脊液常规、生化检查正常,MRI多无异常,肌电图可见神经原性异常。

2.髓内与髓外压迫的鉴别　虽然根据临床症状出现的顺序如根痛、运动、感觉障碍的发展、括约肌功能障碍的早晚等可做适当的鉴别,但有时难免出错,用脊髓造影、CT 及 MRI 检查比较可靠。

3.脊髓压迫的性质鉴别　髓内或髓外硬脊膜下压迫一般以肿瘤为常见;髓外硬脊膜外压迫,多见于椎间盘突出,颈下段及腰段多见;转移性肿瘤,如淋巴瘤、肉瘤等,起病快,根痛明显,常有脊柱骨质破坏;血肿压迫,常有外伤史,症状、体征进展快;炎性压迫,发病快,多伴有发热等其他炎性特征。

【治疗】

1.一般治疗　患者应适当休息,吃含纤维素多的蔬菜,防止出现大便干燥,排便困难;脊柱破坏性病变,应睡硬板床;适当进行体育锻炼,有肢体功能障碍者,应鼓励进行肢体运动。

2.手术治疗　治疗原则是祛除压迫病因,手术是有效的治疗方法,要早期诊断,及早手术。手术效果与肿瘤的性质、生长部位、病程、术前一般情况及神经功能状态、手术操作技巧等有关。

除髓内肿瘤浸润性生长,界限不清难以完全切除外,大多数肿瘤均可手术切除,对晚期患者或肿瘤难以全切除者,行椎板减压术常可获得近期疗效。先天畸形或脊柱外伤引起的脊髓压迫,前入路行椎间盘切除或后入路行椎板切除。炎症所致的压迫,应在切除前后给予抗生素治疗。

3.药物治疗　恶性肿瘤手术前后或非手术者都可进行化疗;脊柱结核性压迫,应在手术前后给予抗结核药物治疗;炎症所致的压迫应针对性地使用抗生素治疗;非肿瘤性质的压迫症,给予 B 族维生素及改善循环药物治疗。

4.其他疗法

(1)离子导入疗法:在脊髓患病区域的上下或前后放置大小合适的电极,进行钙或碘离子导入,电流强度根据电极面积大小而定,15～20min/次,每天或隔天 1 次。15～20 次为一疗程。

(2)中波-直流电离子导入法:选用适当的电极,有受损脊髓区域前后对置,脊柱部位电极加 10%碘化钾溶液阴极导入,前面电极衬垫加 10%氯化钠溶液,先通中波电流,几分钟后通直流电流,15～30min/次,电流强度根据电极面积而定,直流电密度比单用时略小。每天 1 次。

(3)超声波疗法:以脉冲超声波在脊柱区域采取转动法,声强 $0.75～1.25W/cm^2$,10～20min/次,1 次/d,10～15 次为 1 个疗程。

第二节　脑血管疾病

一短暂脑缺血发作

短暂脑缺血发作(TIA)是颈动脉或椎-基底动脉系统的短暂性血液供应不足,临床表现为突然发病的、几分钟至几小时的局灶性神经功能缺失,多在 24 小时以内完全恢复,但可有反复的发作。

【病因和发病原理】

关于短暂脑缺血发作的病因和发病原理,目前认识上还存在分歧和争论。多数认为:①虽然短暂脑缺血发作是一种多病因的综合征,但绝大多数患者的病因与主动脉-颅脑动脉的粥样硬化有关;②这种反复发作主要是供应脑部的小动脉中发生微栓塞所致;③此外,这种发作也有可能由于血流动力学的、血液成分的异常等触发因素所引起。也有极少数患者是因微、小量脑出血所致。在动脉粥样硬化的病因基础上,由于下列一种或几种触发因素的作用,使某些脑小动脉闭塞而引起小动脉—毛细血管床中的局限性低氧、缺血发作症状。如微栓子很快崩解或移向远端,或小动脉痉挛解除,或因侧支循环的及时建立而纠正了这种局限性脑低氧,症状可在 24 小时以内消失,即称为短暂脑缺血发作。虽然,这种发作的时间限度是人为规定的,但如症状持续更长的时间,往往脑部已发生或轻或重的梗死性病灶,故不应再称为短暂脑缺血发作。

1.微栓塞主动脉　颅脑动脉粥样硬化斑块的内容物及其发生溃疡时的附壁血栓凝块的碎片可散落在血流中成为微栓子。这种由纤维素、血小板、白细胞、胆固醇结晶所组成的微栓子循血流进入视网膜或脑小动脉,可造成微栓塞,引起局部缺血症状。微栓子经酶的作用而分解,或因栓塞远端血管缺血扩张,使栓子移向末梢而不足为害,则血供恢复症状消失。由于血管内血流呈分层流动,故可将同一来源的微栓子一次又一次地送入同一脑小动脉。这也可能是有些患者的症状在反复发作中刻板式地出现的原因。

2.小动脉痉挛 脑小动脉的痉挛与高血压视网膜小动脉的痉挛相似。这种小动脉痉挛如果程度严重而持续较久,则可引起神经组织的局限性低氧。常由于严重的高血压,和微栓子对附近小动脉床的刺激所致。

3.心功能障碍 引起短暂性神经功能缺失的心脏病有:①心瓣膜病;②心律失常;③心肌梗死;④心肌炎或感染性心内膜炎;⑤心血管手术操作所致的空气、脂肪、去沫剂等栓子;⑥心脏内肿瘤如黏液瘤发生的瘤栓;⑦心力衰竭导致肺静脉淤血、血栓形成、栓子等。心功能障碍或其他原因所致的急性血压过低的患者有脑动脉粥样硬化时,也可能触发短暂脑缺血发作。

4.头部血流的改变和逆流 急剧的头部转动和颈部伸屈,可能改变脑血流量而发生头昏和不平衡感,甚至触发短暂脑缺血发作,特别是有动脉粥样硬化、颈部动脉扭曲、颈椎病(增生性骨刺压迫椎动脉)、枕大孔区畸形、颈动脉窦过敏等情况时更易发生。主动脉弓、锁骨下动脉的病变有时可影响供应脑部血流的正常压力梯度和流向而逆流进入上肢,使部分血液背离头流向影响脑部血供。

5.血液成分的改变 各种影响血氧、血糖、血脂、血蛋白质的含量,以及凝固性的血液成分改变和血液病理状态,如严重贫血,以及血液黏度和红细胞增多症、白血病、血小板增多症、异常蛋白质血症、高脂蛋白质血症等,均可能成为短暂脑缺血发作的触发因素。

有时,虽经全面而详尽的检查,包括全脑血管造影和一长时间心电图监视等仍不能发现短暂脑缺血发作的病因。这种患者的病变有可能位于脑部微循环系统之中。这一系统虽占脑血管床的80%～90%,但在脑血管造影上却不能显示。

【临床表现】

短暂脑缺血发作的特点是起病突然,历时短暂。大多无意识障碍而能诉述其症状,常为某种神经功能的突然缺失,历时数分钟或数小时,无后遗症。常呈反复发作。并在24h以内完全恢复而发作次数多则一日多次,少则数周、数月甚至数年才发一次。各个患者的局灶性神经功能缺失症状常按一定的血管支配区而反复刻板地出现。

(一)颈动脉系统的缺血发作

1.特点 较多见持续时间较短、发作频率少,易进展为完全性卒中。

2.常见症状 对侧单肢无力或轻偏瘫可伴对侧面部轻瘫为大脑中动脉供血区或大脑中动脉一前动脉皮质支分水岭区缺血表现。

3.特征性症状 ①眼动脉交叉瘫:病变侧单眼一过性黑矇＋对侧偏瘫及感觉障碍,Homer征交叉瘫:病变侧Homer征＋对侧偏瘫;②主侧半球受累出现失语症为大脑中动脉皮质支及大脑外侧裂周围区缺血表现,Broca失语或Wernicke失语、传导性失语。

4.可能出现的症状 ①对侧偏身麻木或感觉减退为大脑中动脉供血区或大脑中-后动脉皮质分水岭区缺血;②对侧同向性偏盲较少见,为大脑中-后动脉皮质支或大脑前-中-后动脉皮质分水岭区缺血而使顶、枕、颞交界区受累所致。

(二)椎-基底动脉系统的短暂脑缺血发作

1.特点　较少见、发作频繁、持续时间较长，进展至脑梗死机会少。有时仅表现为头昏、眼花、走路不稳等含糊症状而难以诊断。

2.常见症状　眩晕、平衡障碍、大多不伴耳鸣(脑干前庭系统缺血)、少数伴耳鸣(内听动脉缺血)。

3.特征性症状　①跌倒发作：为脑干网状结构缺血；②短暂性全面性遗忘症(TGA)：为大脑后动脉颞支缺血而累及颞叶内侧、海马引起；③双眼视力障碍为双侧大脑后动脉距状支缺血累及枕叶所致。

4.可能出现的症状　①急性发生的吞咽困难、饮水呛咳、构音障碍为椎动脉或小脑后下动脉缺血而引起短暂的延髓性麻痹；②小脑共济失调，为椎基底动脉小脑分支缺血或小脑-脑干联系纤维受损所致；③意识障碍伴或不伴瞳孔缩小，是高位脑干网状结构缺血而累及网状激活系统及交感神经下行纤维造成；④一侧或双侧面、口周麻木，交叉性感觉障碍，由于小脑后下动脉或椎动脉缺血造成病侧三叉神经脊束核和对侧已交叉的脊髓丘脑受损而导致延髓背外侧综合征；⑤眼外肌麻痹及复视。是脑干旁中线动脉缺血而累及动眼、滑车及展神经核所致；⑥交叉性瘫痪。为一侧脑干缺血典型表现，如 Webe,(动眼神经交叉瘫综合征或大脑脚综合征，病变位于中脑的基底部大脑脚的髓内，表现为同侧动眼神经麻痹；对侧偏瘫包括中枢性面瘫和舌瘫)、Foville 综合征(脑桥旁正中征群：表现为病侧面神经麻痹和向病侧之水平性凝视麻痹以及对侧偏瘫)等。

【检查】

1.CT 或 MRI、EEG 检查　大多正常，部分可见小的梗死灶或缺血灶。CT 10%～20%，MRI 可达 20%可见腔隙性梗死。

2.弥散加权 MRI　可见片状缺血区。

3.SPECT　可有局部血流下降。

4.PET　可见局限性氧与糖代谢障碍。

5.DSA/MRA 或彩色经颅多普勒　显示血管狭窄、动脉粥样硬化症、微栓子(TCD)。

6.心脏 B 超、心电图及超声心动图　可以发现动脉硬化，心脏瓣膜病变及心肌病变。

7.血常规、血脂及血液流变学、血液成分及流变学的关系。

8.颈椎 X 线　颈椎病变对椎动脉的影响。

【诊断和鉴别诊断】

(一)诊断要点

1.多数在 50 岁以上发病。

2.有高血压、高脂血、糖尿病、脑动脉粥样硬化症、心脏病史及吸烟史等。

3.突然局灶性神经功能缺失发作，持续数分钟，或可达数小时，24 小时内完全恢复。

4.不同患者的局灶性神经功能缺失症状常按一定的血管支配区刻板地反复出现。

5.发作间歇期无神经系统定位体征。

（二）鉴别诊断

1.局限性癫痫 癫痫发作常为刺激性症状，如抽搐、发麻，症状常按皮质的功能区扩展。局限性癫痫大多为症状性，并可能查到脑部器质性病灶。如过去有全身性癫痫发作史或有舌咬伤、尿失禁、意识障碍等症状，或脑电图有明显异常，可助鉴别。

2.心脏病脑动脉硬化患者常同时有冠状动脉硬化性心脏病 心律失常、心肌梗死伴血压过低、心力衰竭等既可诱发短暂脑缺血发作，同时也需要明确诊断和适当处理。

3.昏厥 亦为短暂性发作，但多有意识丧失而无局灶性神经功能缺失，发作时血压过低。

4.内耳眩晕症 常有眩晕、耳鸣、呕吐。除眼球震颤、共济失调外，少有其他神经功能缺失体征和症状。发作时间可能较长而超过24小时，反复发作后常有持久的听力减退。一般起病年龄较轻。

5.偏头痛 其先兆期易与短暂脑缺血发作混淆。但多起病于青春期，常有家族史。发作以偏侧头痛和畏食、呕吐等自主神经症状为主。较少表现局限性神经功能缺失。发作时间可能较长。

6.眼科病 视神经炎、青光眼、视网膜血管病变等有时因突然出现视力障碍而与颈内动脉眼支缺血症状相似，但多无其他局灶性神经功能缺失。

7.颅内占位病 偶有颅内肿瘤、脑脓肿、慢性硬膜下血肿等颅内占位病，在早期或因病变累及血管时引起短暂性神经功能缺失。但详细检查常可发现体征，严密随访可见症状逐渐加重或出现颅内压增高。脑成像和血管造影都有助于鉴别。

8.精神因素 癔症性发作、严重的焦虑症、过度换气综合征等神经功能性紊乱有时类似短暂脑缺血发作，应注意鉴别。更要避免将脑缺血发作误诊为神经官能症。猝倒症常在狂喜、受惊等精神刺激时发病，可伴有发作性睡病，罕有局灶性神经功能缺失。

【治疗】

（一）去除危险因素

1.积极治疗高血压。

2.积极纠正血流动力学异常，包括低血压。

3.停止吸烟。

4.合理治疗冠心病、心律失常、心衰和瓣膜病。

5.禁止过度饮酒。

6.治疗高脂血症。

7.脑供血动脉狭窄的治疗。

（二）药物治疗

1.抗血小板药物 使用抗血小板制剂能预防动脉粥样硬化所致的血栓性TIA进一步发展为卒中。首选环氧化酶抑制剂——阿司匹林，开始300mg/d，2周后改为80mg/d。阿司匹林对血小板的作用取决于药物的吸收率。

阿司匹林＋双嘧达莫（环核苷磷酸二酯酶抑制剂）联合应用，药理上胜过单独制剂。几乎是阿司匹林、双嘧达莫的2倍，阿司匹林-双嘧达莫合剂耐受好，是阿司匹林预防卒中的又一种替代制剂。如出现下列两种情况,服用阿司匹林过程中仍有发作:因为消化道不良反应,患者不能耐受治疗,改为氯吡格雷75mg/d,或盐酸噻氯匹定250mg/d。

噻氯匹定、硫酸氯吡格雷、奥扎格雷是血栓素A_2(TXA_2)合成酶抑制剂,是一种新型的血小板聚集抑制剂,疗效显著,作用持久,优于阿司匹林,服用阿司匹林疗效不理想者仍有效。可以特异性地抑制体内TXA_2合成酶,降低TXA_2浓度;对抗血小板凝聚及脑血管痉挛;并具有促进前列环素(PGI_2)的生成通过改善TXA_2和PGI_2的平衡关系而起到抑制血小板凝聚,阻滞血栓形成作用。

(1)优点

①TXA_2合成酶抑制剂的抗栓作用较阿司匹林更强,且能减轻脑缺血后脑水肿和脑组织的损伤。②TXA_2与迟发性神经元死亡的发生有关,合成酶抑制剂能改善迟发性神经元坏死的作用。

(2)不良反应

①噻氯匹定不良反应有腹泻、食欲缺乏、皮疹,偶见白细胞减少和消化道出血。不良反应发生在3个月内,若治疗早期能够耐受,通常可持续服用。②氯吡格雷与噻氯匹定的化学构造类似,抑制ADP凝聚血小板。不良反应较噻氯匹定少。氯吡格雷安全性强于阿司匹林。鉴于氯吡格雷无过多的骨髓毒性,不必像噻氯匹定那样经常血常规检查。

2.抗凝药　不主张常规抗凝治疗TIA。

(1) TIA抗凝治疗的适应证①怀疑心源性栓子引起,慢性心房纤颤者,机械性心瓣膜存在;②既往大血管狭窄,症状频繁发作或症状持续时间超过平均时间(前组血管超过14min,后组血管超过12min)。③其他颅外颈内动脉内膜剥脱,严重的颈内动脉狭窄需行内膜剥脱术,抗磷脂抗体综合征,脑静脉窦血栓形成。亦适用于抗凝治疗。

(2)禁忌证血液病,有出血性疾病或创口、消化性溃疡的活动期,严重肝、肾疾病,高血压,孕妇及产后,有感染性血管栓塞,高龄,高度脑动脉硬化和缺乏必要的化验条件者。

(3)治疗方法

①可用肝素100mg加入5%葡萄糖或0.9%生理盐水500mL内,以10～20滴/min的滴速静脉滴注,若情况紧急可用肝素50mg静脉推注,其余50mg静脉滴注维持(按凝血酶原时间进行调整);②低分子肝素4000U,2次/d,腹壁皮下注射,较安全;③华法林6～12mg,口服,每晚1次,3～5日后改为2～6mg维持。凝血酶原的国际标准化比值(INR)目标是2.5(范围2.0～3.0)。

(4)注意事项

①治疗期间应注意出血并发症;需反复检查小便有无红细胞、大便有无隐血,密切观察可能发生的其他脏器的出血。如有出血情况即停抗凝治疗,如为口服抗凝剂者停药后即予维生素K1 10～40mg肌内注射,或25～50mg加于葡萄糖或生理盐水静脉滴注,每分钟不超过5mg。用肝素抗凝出现出血情况时则用硫酸鱼精蛋白锌,其用量应与最后一次所用的肝素量相当,但一次不超过50mg。必要时给予输血;②最好在进行抗凝治疗前先做CT检查,以除外脑出血性病变;③抗凝治疗期间应避免针灸、腰椎穿刺和任何外科小手术,以免引起出血而被迫中止抗凝治疗;④在长期应用抗凝治疗的患者中发生出血性并发症的发生率约为每年3%。目前倾向于应用抗凝治疗至发作停止后维持半年至一年。决定终止治疗后应逐步减少药量,

使凝血酶原时间逐步回升正常。不可突然停药,或急于使用维生素 K,以免发生凝固性增高的所谓"回跳作用"。

(三)其他治疗方法

1.血管扩张药和扩容药物　早期用血管扩张药物,可使微栓子向远端移动,从而缩小缺血范围,同时血管扩张药物可促进侧支循环的建立。低分子右旋糖酐可扩充血容量,稀释血液,降低血液黏稠度,抑制血小板第Ⅲ因子释放,产生抗凝作用,500mL 加罂粟碱 60mg 静脉滴注,1 次/d,7～10 日为 1 个疗程。

常用中药制剂具有一定作用:①川芎嗪注射液。有抗血小板聚集、扩张小动脉、改善微循环的作用;②复方丹参注射液。具有扩张血管、活血化瘀等作用;③通心络胶囊。可有效解除脑血管痉挛,改善脑微循环,从而改善局部脑缺血。

2.脑保护治疗　缺血再灌注使钙离子大量内流引起细胞内钙超载,可加重脑组织损伤,可用钙离子通道拮抗剂防止脑血管痉挛,增加脑血流量,改善微循环,保护脑组织。临床适用于频繁发作的 TIA,神经影像学检查显示有缺血或脑梗死病灶者,尼莫地平 20～40mg,3 次/d。氟桂利嗪 5～10mg,1～2 次/d 等。

3.尿激酶及降纤酶　①近期频繁发作的可用尿激酶,1 次/d,连用 2～3 天;②高纤维蛋白原血症可选用降纤药改善血液高凝状态,如巴曲酶、安克洛和蚓激酶等。

(四)外科治疗

频繁发作者,如以上治疗效果不佳,且动脉狭窄程度超过 70%,可进行手术治疗。采用手术的方法有动脉内膜剥离-修补术、血管重建术,如动脉切除-移植术、动脉搭桥短路术等两类。治疗目的为恢复、改善脑血流量,建立侧支循环和消除微栓子来源。一定掌握好其指征和禁忌证,慎重选择。

【预后】

已有此病发作时,如未经适当的治疗而任其自然发展,则约有 1/3 的患者在数年之内有发生完全性脑梗死的可能,约有 1/3 经历长期的反复发作而损害脑的功能,可导致严重的脑功能损害,亦有 1/3 可能出现自然的缓解。

三、动脉硬化性脑梗死

【概述】

脑梗死又称缺血性脑卒,是指各种原因引起的脑局部血液供应障碍,使局部脑组织发生不可逆性损害,导致脑组织缺血、低氧性坏死。

血液供应障碍的原因,有以下三个方面:

1.血管病变最重要而常见的血管病变是动脉粥样硬化和在此基础上发生的血栓形成。其次是高血压伴发的脑小动脉硬化。其他还有血管发育异常,如先天性动脉瘤和脑血管畸形可发生血栓形成,或出血后导致邻近区域的血供障碍;脉管炎,如感染性的风湿热、结核病、钩端螺旋体病和国内已极罕见的梅毒等所致的动脉内膜炎;一些非感染性的脉管炎、动脉炎;动脉壁创伤如损伤、手术、导管、穿刺等创伤后的血管闭塞;少见的主动脉、颈部大动脉的夹层动脉瘤等。

2.血液成分的改变血管病变处内膜粗糙,使血液中的血小板易于附着、积聚以及释放更多的五羟色胺等化学物质;血液成分中脂蛋白、胆固醇、凝血因子Ⅰ等含量的增加,可使血液黏度增高和红细胞表面负电荷降低,致血流速度减慢,以及血液病如白血病、红细胞增多症、严重贫血等和各种影响血凝固性增高的因素均使血栓形成易于发生。如无充分的及时的侧支循环建立,则常导致脑梗死。

3.血流改变脑血流量的调节,受到多种因素的影响。血压的改变是影响脑局部血流量的重要因素,当平均动脉压低 70mmHg 和高于 180mmHg 时,由于血管本身存在的病变,管腔狭窄,自动调节功能失效,局部脑组织的血供即将发生障碍。

一些全身性疾病如高血压、糖尿病等可加速或加重脑动脉粥样硬化,亦与脑梗死的发生密切相关。

动脉粥样硬化性血栓形成性脑梗死(简称动脉硬化性脑梗死),是脑梗死中最常见的类型。供应脑部的动脉系统中的粥样硬化和血栓形成使动脉管腔狭窄、闭塞,导致急性脑供血不足所引起的局部脑组织坏死,临床上常表现为偏瘫、失语等突然发生的局灶性神经功能缺失,旧称脑血栓形成。

脑动脉硬化性脑梗死是脑部供应动脉病变引起脑局部血流量减少,和侧支循环及血流量的代偿性增加这两种对立的病理生理过程之间的矛盾发展的结果。动脉粥样硬化和血栓形成并不一定使脑血流量减少,脑血流量减少并不一定就发生脑梗死,即使发生了脑梗死也并不一定就引起临床症状。因为脑的病变和功能障碍的程度还要取决于:血供不足的发生快慢与时间久暂、受损区域的大小与功能以及个体血管结构型式和侧支循环的有效性等因素。

动脉硬化性脑梗死的病史中,约有一小半脑梗死患者曾有短暂脑缺血发作史,脑梗死发生后有的表现为恶化型卒中,有的在 1～3 周内完全恢复,称为可逆性缺血性神经功能缺失(RIND),一部分表现为稳定型卒中。

【病因和病理】

(一)病因

1.动脉硬化性脑梗死的基本病因是动脉粥样硬化,最常见的伴发病是高血压,高血压常使动脉粥样硬化的发展加速、加重。动脉粥样硬化是可以发生于全身各处动脉管壁的非炎症性变性,其发病原因与脂质代谢障碍和内分泌改变有关。

2.脑动脉粥样硬化是全身性动脉粥样硬化症的组成部分,主要发生在管径 $500\mu m$ 以上的供应脑部的大动脉和中等动脉。脑动脉粥样硬化的好发部位为供应头颈部动脉的主动脉弓起始部、锁骨下动脉的椎动脉起始部、椎动脉各段特别是在枕大孔区进入颅内的部分、基底动脉的起始段和分叉部及其分支、颈总动脉的分叉部、颈动脉窦、颈内动脉虹吸部、脑底动脉环、大脑(前、中、后)动脉起始段等,亦可见于软脑膜动脉。

3.脑动脉的粥样硬化和全身各处的动脉粥样硬化相同,主要改变是动脉内膜深层的脂肪变性和胆固醇沉积,形成粥样硬化斑块及各种继发病变,使管腔狭窄甚至闭塞。管腔狭窄须达 80%～90% 方才影响脑血流量。如病变逐步发展,则内膜分裂、内膜下出血(动脉本身的营养血管破裂所致)和形成内膜溃疡,内膜溃疡处易发生血栓形成,使管腔进一步变窄或闭塞,硬化斑块内容物或血栓的碎屑可脱入血流形成栓子。

(二)病理

大脑病理检查时,可见硬化血管呈乳白色或黄色,粗细不匀,管壁变硬,血管伸长或弯曲,有的部分呈梭形扩张,血管内膜下可看到黄色的粥样硬化斑块,有的血管改变明显,但脑部却无甚异常,有的脑部表现为脑回变窄、脑沟深宽、脑膜增厚而不透明。脑回表面可有粟粒状或虫咬样萎缩区,脑重量减轻。切面上可见脑室扩大,灰质变薄,白质内可见血管周围间隙扩大,并有灶性硬化小区。发生脑梗死处的脑组织软化、坏死,并可发生脑水肿和毛细血管周围点状渗血。后期病变组织萎缩,坏死组织由格子细胞所清除,留下有空腔的瘢痕组织,空腔内可充满浆液。病理上由于供血不足引起的脑梗死为缺血性梗死,出血性梗死表现为红色梗死。

三、临床表现

1.动脉硬化性脑梗死 占卒中的60%～80%。症状脑动脉粥样硬化的发展,较同样程度的冠状动脉粥样硬化一般在年龄方面约晚10年。60岁以后动脉硬化性脑梗死发病率增高。男性较女性稍多。高脂肪饮食者血胆固醇高而高密度脂蛋白胆固醇偏低时易有动脉粥样硬化形成。其他如在高血压、糖尿病、吸烟、红细胞增多症患者中均有较高发病率。本病起病较其他脑卒中稍慢些,常在数分钟到数小时、半天,甚至一二天达到高峰。数天到一周内逐渐加重到高峰极为少见。不少患者在睡眠中发生。约占小半数的患者以往经历过短暂脑缺血发作。

起病时可有轻度头痛,可能由于侧支循环血管代偿性扩张所致。头痛常以缺血侧头部为主,有时可伴眼球后部疼痛。动脉硬化性脑梗死发生偏瘫时,意识常很清楚。如果起病时即有意识不清,要考虑椎-基底动脉系统脑梗死。大脑半球较大区域梗死、缺血、水肿可影响间脑和上脑干的功能,而在起病后不久出现意识障碍。

脑的局灶损害症状主要根据受累血管的分布而定。例如颈动脉系统动脉硬化性脑梗死的临床表现主要为病变对侧肢体瘫痪或感觉障碍,主侧半球病变常伴不同程度的失语,非主侧半球病变伴偏瘫无知症。患者的两眼常向病灶侧凝视。如病灶侧单眼失明伴对侧肢体运动或感觉障碍,即为颈内动脉病变无疑。颈内动脉狭窄或闭塞可使整个大脑半球缺血造成严重症状,也可仅表现轻微的症状。这种变异极大的病情取决于前、后交通动脉、眼动脉、脑浅表动脉等侧支循环的代偿功能状况。如瘫痪和感觉障碍限于面部和上肢,以大脑中动脉供应区缺血的可能性为大。大脑前动脉的脑梗死可引起对侧的下肢瘫痪,但由于大脑前交通动脉的侧支循环供应,这种瘫痪亦可不发生。大脑后动脉供应大脑半球后部、丘脑及上脑干,脑梗死可出现对侧同向偏盲,如病变在主侧半球时除皮质感觉障碍外还可出现失语、失读、失写、失认和顶叶综合征。椎-基底动脉系统动脉的脑梗死主要表现为眩晕、眼球震颤、复视、同向偏盲、皮质性失明、眼肌麻痹、发音不清、吞咽困难、肢体共济失调、交叉性瘫痪或感觉障碍、四肢瘫痪。可有后枕部头痛和程度不同的意识障碍。有时呈睁眼昏迷或不动性缄默状态。

2.体格检查 大多数患者存在不同程度的心脏变化和心律失常、心肌梗死、心脏扩大、冠状动脉供血不足等。通过扣触颈部、上肢和下肢动脉搏动情况有助于了解周围血管系统的病理变化。颈内动脉搏动消失提示该动脉狭窄或闭塞。上肢动脉搏动消失可能为无名动脉或锁骨下动脉等主动脉弓的主要分支管腔狭窄或闭塞所致。下肢动脉搏动消失可能为主动脉、髂动脉、股动脉或窝动脉粥样硬化使管腔闭塞的缘故。颈部动脉听诊有时可听到血管杂音，对了解颅外段动脉狭窄的存在和部位有一定帮助。锁骨上窝的杂音与椎动脉或锁骨下动脉狭窄有关。下颌角杂音与颈动脉狭窄有关。脑动脉硬化与视网膜动脉硬化的程度较接近，在糖尿病患者中更是如此，因此视网膜动脉的检查很重要。轻度的视网膜动脉硬化时视网膜动脉稍呈细直，反光稍增强，重则可见动、静脉交叉压迫现象，视网膜动脉普遍变细、发直、反光增强甚至可呈银丝状。

体温一般正常，或于起病时体温较平时稍低。在其后 1～2 天内往往出现低热、呼吸、脉搏正常。病变范围较大或脑干受累时可见呼吸不规则，有时出现潮式呼吸。

3.实验室检查　动脉硬化性脑梗死患者常有其他部位的动脉病变、如糖尿病、高脂血症等。白细胞计数和分类大致正常，明显增高常提示并发感染（肺炎、泌尿道感染、压疮等）。范围较广泛的脑梗死有时可伴血糖升高和出现尿糖。

4.CT 检查　发病 24 小时内，特别是 6 小时以内多正常。24～48 小时后出现低密度灶，脑干梗死，CT 显示不佳，可做核磁共振检查。

5.MRI　脑梗死发病数小时后，即可显示 T1 低信号，T2 高信号的病变区域。MRI 可以发现脑干、小脑梗死及小灶梗死较 CT 更具优势。功能性 MRI，如弥散加权成像（DWI）和灌注加权成像（PWI），可以在发病后的数分钟内检测到缺血性改变，DWI 与 PWI 显示的病变范围相同区域，为不可逆性损伤部位，DWI 与 PWI 不一致区，为缺血性半暗带。功能性 MRI 对超早期溶栓治疗提供了科学的依据。MRI 最大的缺陷是诊断急性脑出血不如 CT 灵敏。

脑血管造影：数字减影法（DSA）、CT 血管造影（CTA）和磁共振动脉成像（MRA）可以显示脑部大动脉的狭窄、闭塞、血栓形成的部位、程度、侧支循环情况——可见病灶处动脉骤然中断，远端不充盈或充盈不良可见管型狭窄或血栓形成影像，血管内有血栓造成的缺陷。

6.脑脊液（CSF）检查　一般正常，当有出血性脑梗死时，CSF 中可见红细胞。少数较大范围脑梗死伴明显脑水肿者压力也可超过 $200mmH_2O$。细胞数和蛋白可增高。目前已不再广泛用于诊断一般的脑卒中。

7.心电图　约半数患者的心血管系统有病理变化，如高血压、心肌供血不足、心房纤颤、心律失常、束支传导阻滞、房室传导阻滞、心内膜炎等。急性脑血液循环障碍时可同时发生心肌梗死。

8.其他　如经颅多普勒超声检查（TCD）

脑局部血流量测定对了解脑血管疾病、评估颅内外血管狭窄、闭塞、痉挛或侧支循环建立的程度有帮助。应用于溶栓治疗的检测，对预后判断有参考意义。

【诊断和鉴别诊断】

（一）诊断

动脉硬化性脑梗死的诊断要点是：

1.可能有前驱的短暂脑缺血发作史多。

2.安静休息时发病者较多，常在晨间睡醒后发现症状。

3.症状常在几小时或较长时间内逐渐加重,呈恶化型卒中。

4.意识常保持清晰,而偏瘫、失语等局灶性神经功能缺失则比较明显。

5.发病年龄较高。

6.常有脑动脉粥样硬化和其他器官的动脉硬化。

7.常伴有高血压、糖尿病等。

8.脑脊液清晰,压力不高。

(二)鉴别诊断

1.出血性卒中 约有10%左右的脑出血患者发病时意识清晰而脑脊液不含血。动脉硬化性脑梗死与脑出血的临床鉴别诊断。

2.颅内占位性病变 少数的脑肿瘤、慢性硬膜下血肿和脑脓肿的患者可以突然起病,表现局灶性神经功能缺失,而易与脑梗死相混淆。

3.颅脑损伤 脑卒中发病时患者常有突然摔倒,致有头面部损伤。于是常有是因损伤而致神经功能障碍还是因脑卒中而导致摔跌的问题。如患者有失语或意识不清,不能自述病史时,尤应注意鉴别。

对上述情况的鉴别诊断,主要是根据临床表现和一般检查,全面地进行分析研究。必要时,结合患者的具体情况和条件选用适当的特殊检查法进一步明确诊断。

【防治】

患动脉粥样硬化者应摄用低脂饮食,多吃蔬菜和植物油,少吃胆固醇含量丰富的食物如动物内脏、蛋黄和动物油等。如伴发高血压、糖尿病等,应重视对该病的治疗。注意防止可能引起血压骤降的情况,如降压药物过量、严重腹泻、大出血等。生活要有规律,注意劳逸结合、避免身心过度疲劳。经常进行适当的保健体操,加强心血管的应激能力。对已有短暂脑缺血发作者,应积极治疗。这是防止发生动脉硬化性脑梗死的重要环节。

(一)急性期治疗

治疗原则:调整血压,防治并发症,防止血栓进一步发展及减小梗死范围,对大面积梗死应减轻脑水肿,必要时手术治疗防止脑疝。

1.一般处理

(1)卧床休息,加强皮肤、口腔、呼吸道及排便护理,防治各种并发症。保持呼吸道通畅,通过血氧饱和度和氧分压测定发现低氧血症的患者,要给予吸氧治疗,如果仍不能纠正者,辅以机械通气。气道阻塞可能是急性脑血管病的主要问题,特别是有意识障碍的患者。通气不足可造成低氧血症及高碳酸血症,导致心肺功能的不稳定。分泌物及胃内容物的吸入是严重的并发症,可造成气道阻塞及死亡。必须确保患者的气道通畅,呼吸循环稳定。充足的氧供应及过度通气对半暗带的保护可能是重要的。

(2)注意水、电解质的平衡:起病24~48h仍不能自行进食者,应予鼻饲流质饮食。

(3)调控血压抗高血压治疗可能是有害的。避免使用过量的抗高血压药物,过度的降压治疗可因降低脑灌注压而导致卒中的恶化,此外卒中患者对降压药的反应可能会过度。短效心痛定是禁忌的,因为动脉阻塞的患者维持足够的侧支血流是最重要的。但需溶栓治疗者,应严格控制血压以减少潜在出血的危险。

合理使用降压药,在发病 3 天内一般不用抗高血压药,除非出现下列七种情况:

①平均动脉压大于 130mmHg;

②出现梗死后出血;

③合并高血压脑病;

④合并夹层动脉瘤;

⑤合并肾衰竭;

⑥合并心脏衰竭;

⑦需要溶栓治疗。

若收缩压高于 220mmHg,舒张压高于 120mmHg,缓慢降压。

(4)抗感染出现下列两种要使用抗生素:①出现感染的证据,如肺部和泌尿系感染;②明显的意识障碍。

(5)纠正血糖控制血糖,血糖升高可使梗死灶扩大,除非知道患者的血糖水平,否则不能给予含糖溶液。当血糖为 200mg/dL 或更高时,需立即应用胰岛素。很多脑血管病患者既往有糖尿病史,部分是在脑梗死后首次发现。脑血管瘤急性期可使原有的糖尿病恶化,而高糖水平对卒中不利,所以短期胰岛素治疗是必须的,如血糖>200mg/dL 给予胰岛素。急性脑梗死患者很少发生低血糖,如发生则最好给予 10%～20% 的葡萄糖静脉输液,或静脉推注 50% 葡萄糖溶液纠正。

2.溶栓治疗

(1)溶栓制剂

1)第 3 代溶栓制剂 rt-PA(重组组织型纤溶酶原激活剂),直接激活纤溶酶而溶解血栓。

2)尿激酶(UK)

UK 的半衰期约 146min,入血后它直接作用于纤溶酶原,纤溶酶原主要溶栓机制是溶解血栓成分中的纤维蛋白,半衰期过后 UK 迅速被清除出血液,但其溶栓和抗凝作用仍可能继续维持 6～8h,疗效确切。

3)不推荐使用链激酶进行静脉溶栓治疗。

(2)静脉溶栓(梗死发作 6 小时内)

1)溶栓时机对于急性缺血性梗死发病 3 小时内,无溶栓禁忌证者,推荐静脉内使用rt-PA,rt-PA 0.9mg/kg(最大用量 90mg),UK（100～150)万 U。10%静脉推注>1min,其余静脉点滴=1 小时。治疗后,前 24 小时内不得使用抗凝药或阿司匹林。24 小时后 CT 显示无出血,可行抗血小板和(或)抗凝治疗。如轻度皮肤黏膜及胃出血,出血停止 1 周后继续给予维持量。梗死发作后 3～6 小时,不推荐常规 rt-PA、UK 静脉给药,若应用可在特殊影像(PWI、DWI)指导下应用。溶栓治疗的前提是可逆性缺血半暗带的存在。DWI、PWI 的综合应用,在确定半暗带是否存在、在溶栓治疗时间窗的把握、治疗的个体化、除外 TIA 方面极占优势,是影像下指导溶栓治疗的得力工具。

虽然国际公认的治疗时间窗在卒中后 3 小时,但挽救缺血组织的时间窗更取决于充分的侧支循环和代谢状态,这在不同个体、不同部位是可变的,即使在相同血管供血区域也可极为不同,每个个体均有对干预治疗潜在有效的自己的时间窗。部分患者虽发病仍在时间窗内,但CT已显示早期改变、PWI、DWI以及末端血管闭塞者,其缺血脑损伤已达最终结局,此时治疗已无效,并增加出血的风险。部分超过治疗时间窗的患者,仍存在可挽救的缺血半暗带;另外需要对时间窗重新判定,因有些患者、家属不能及时发现卒中早期神经功能缺损的症状。因此对发病3～6小时者,可根据PWI、DWI重新判断。存在下列情况时可以溶栓:①PWI>DWI;②DWI面积<1/3 MCA分布区。

2)溶检适应证急性缺血性卒中;发病3小时内,MRI指导下可延长至6小时;年龄≥18岁。

3)溶栓禁忌证

①绝对禁忌证。a.TIA或迅速好转的卒中以及症状轻微者;b.病史和体检符合蛛网膜下隙出血;c.两次降压治疗后血压仍高于185/110mmHg;d.治疗前CT检查发现有出血、占位效应、水肿、肿瘤、AVM;e.在过去14天内有大手术和创伤;f.活动性内出血;g.7天内进行过动脉穿刺;h.病史中有血液学异常以及任何原因的血液凝固、抗凝血疾病(PT>15sec,INR>1.4,PTT>40sec,血小板<100×10^9/L);i.正在应用抗凝剂或卒中发作前48小时内应用肝素者。②相对禁忌证。a.意识障碍;b.CT显示早期大面积病灶(超过MCA分布区的1/3);c.2个月内进行过颅内和脊髓内手术;d.过去3个月患有卒中或头部外伤;e.前21天有消化道和泌尿系出血;f.血糖<2.7mmol/L(50mg%)或>22.2mmol/L(400mg%);g.卒中发作时有癫痫;h.以往有脑出血史;i.妊娠;j.心内膜炎、急性心包炎;k.严重内科疾病,包括肝肾功能衰竭。

溶栓同时不可合并使用的药物:禁用普通肝素、其他抗凝剂、溶栓制剂及蛇毒制剂!

4)溶栓的并发症①脑梗死病灶继发出血;②致命的再灌注损伤和脑组织水肿;③再闭塞。

5)溶栓后继发性出血的问题

①溶栓后继发性出血分颅外和颅内两大类 a.颅外出血:多表现为上消化道出血(不少见;多数在用药后24～48小时内发生。与应激性溃疡的区别)。其次是皮下出血、牙龈出血等。一般轻微,不需特殊处理。b.颅内出血分为两类:一类是新鲜死灶(责任灶)内出血(多发生在24小时之内);另一类是责任病灶以外的脑出血。

②溶栓后继发脑出血的易发因素:a.伴有陈旧性腔隙梗死的老年患者;b.缺血时间超出时间窗,溶栓后因再灌注更易引起出血;c.大面积梗死和严重的神经功能损失,不仅容易造成继发脑出血,而且溶栓效果也不理想;d.脑栓塞因组织水肿严重,容易出血。

③脑出血及严重全身出血并发症的处理 a.继发脑出血:有突然的意讯障碍、血压升高、头痛吐、肢体障碍加重者,应考虑出血并发症,停止使用rt-PA;b.即刻复查CT;c.查血小板及凝血象;d.可输冻血浆:新鲜冻血浆(每袋100mL,提前通知血库需溶解40min),使凝血因子1>100mg;e.可输1U的血小板,特别是近期使用抗血小板治疗者(提前通知血库,需找临时献血员,4小时以上的制备)。

6)溶栓后复发血栓问题急性脑梗死超早期溶栓治疗被认为是理想的抗栓治疗手段,成功的病例溶栓后1小时即可戏剧性见效。溶栓成功后,12小时内出现复发脑梗死,称之为"复栓"。血管再闭塞或持续加重的处理:在排除脑出血的前提下,给予低分子肝素(速避凝),5000U,皮下注射,2次/d,7~10天。如血小板计数<8万 mm³,则停用。禁用普通肝素。

(3)动脉溶栓

1)大脑中动脉阻塞发病3~6小时者基底动脉阻塞≤12小时者可行动脉溶栓治疗。具体方法是经股动脉行选择性脑血管造影,明确脑血管闭塞的部位及程度,即经导引管放入3F导管,尽可能地前进接近血栓部位或用多侧孔的显微导管穿入栓子,在X线监视下,从导管直接向栓子内注射5mg rt-PA,然后以每分钟1~2mg的速度滴注,维持20~30min,总量5mg。注入完毕后,经微导管注入少量造影剂,在X线荧屏下观察闭塞血管再通情况。

2)大脑中动脉阻塞者

发病3~6小时溶栓可能有益。基底动脉阻塞者,动脉内给予pro-UK和rt-PA即使发病超过12小时仍可能有益。

3.抗凝治疗

(1)不推荐缺血性卒中后全部使用肝素、低分子肝素或肝素类物质。

(2)有些情况可以使用肝素,如房颤、其他有高危再栓塞危险的心原性病因、动脉夹层或高度狭窄。

(3)肝素抗凝方法:

1)抗凝治疗的禁忌证(相对禁忌证)

大面积脑梗死、脑部肿瘤、脑动脉瘤、大于6cm的腹主动脉瘤、发热、新出现的心脏杂音(是否为脓毒性的栓子栓塞所致)、血小板减少症、SBP>210mmHg、近期手术创伤、脑出血或严重的胃肠道出血、脂肪栓塞。

2)并发症的预防:预防胃肠道出血,反复多次检查全血细胞记数、大便隐血。监测相应的凝血指标(Pr、PTT或抗因子Xa)。

3)肝素使用方法除以下情况下,使用肝素时,要求PTT达到60~80。注意肝素引起的血小板减少症。①剂量用法:除非脑卒中患者存在脑干缺血或神经系统查体发生变化,否则禁用。常用剂量为3000~5000U;②初始速度:一般每小时1000U;如果患者为小儿、老人或身体虚弱的患者则每小时600~800U;对于体格健壮的年轻患者每小时给予1300~1500U。按比例增减剂量,以达到所要求的PTT指标。

4.抗血小板治疗 不能进行溶栓治疗或肝素治疗者,在排除脑出血性疾病的前提下,应尽快给予阿司匹林300mg/d,推荐剂量范围50~325mg。静脉溶栓24小时后,加用阿司匹林、氯吡格雷、噻氯匹定。

推荐使用阿司匹林50~325mg,持续至二级预防措施制定。可以减少早期再缺血的危险,而无早期出血并发症的大危险,并可改善长期预后。

阿司匹林能增加rt-PA的出血,并抑制rt-PA的溶栓效应。尽管48小时内服用阿司匹林有一定的疗效,但最好还是在rt-PA结束后再应用。

5.降纤治疗 各种蛇毒酶制剂(不适合溶栓治疗者),目前常用的蛇毒制剂有巴曲酶等。

能降解凝血因子Ⅰ,抑制红细胞聚集,增强红细胞的血管通透性和变形能力,降低血小板黏附力,抑制血栓形成。应在发病 6 小时内应用。降纤酶隔日 1 次,共 3 次,剂量为 10U、5U、5U,需在用药前后监测 FIB。发病 3 小时内应用蛇毒并持续 5 天可改善急性缺血性卒中的预后。

6.神经保护剂 使用方法最好联合用药。

(1)钙离子通道阻滞剂:

1)作用机制①能选择性地作用于细胞膜的钙通道,阻滞钙离子从细胞外流入细胞内,有防止脑动脉痉挛、扩张血管、维持红细胞的变形能力等作用,具有选择性扩张脑血管作用,特别是对 $70\sim100\mu m$ 的微血管和穿支动脉能增加血流量;②改善脑缺血区的低代谢状态,抑制缺血"瀑布效应"启动;③改善再灌注损伤;④明显减少 ATP 的消耗;⑤降低血液黏度;⑥阻止脑梗死的发展,保护脑神经元。

2)常用药物①尼莫地平 $20\sim40mg$,3 次/d;②尼卡地平 $20\sim40mg$,3 次/d;③氟桂利嗪 5mg,1 次/d,此药更适合于椎-基底动脉系统病变。

(2)兴奋型氨基酸拮抗剂评价最好的氨基酸受体损坏拮抗剂 Mg^{2+} 是其中之一。

(3)自由基清除剂维生素 E、维生素 C、依达拉奉、丙戊茶碱是黄嘌呤衍生物。

(4)阿片受体拮抗剂纳洛酮能改善脑缺血后的神经损伤症状,促进神经功能恢复,降低死亡率。纳洛酮主要拮抗 β-内啡肽对中枢神经系统的抑制,增加缺血区的血流量,促使脑神经细胞的功能恢复。

7.脑代谢活化剂 能促成大脑乙酰胆碱合成,具有能清除自由基,又能稳定细胞膜具有双重保护作用。可恢复缺血时膜磷脂的合成,抑制磷脂酶 A_1、A2 活性,减少花生四烯酸聚集,增加血流,减少乳酸的合成,恢复 Na^+,K^+-ATP 酶活性。如萝巴新加阿米三嗪、毗拉西坦、胞磷胆碱、脑活素、细胞色素 C 等。

8.血管扩张药

(1)不用于急性期,因为有可能导致"脑内盗血"现象;有引起颅内压增高的危险;在出血性梗死时,有可能扩大出血灶;在已有系统性低血压者,由于全身血压降低可能产生脑循环的不足。

(2)适用于病变轻、无脑水肿的小梗死;起病极慢的病例;脑梗死发病 3 周以后脑水肿已消退的患者。

(3)常选用的药物有:吸入含 $5\%\sim7\%$ 二氧化碳及氧的混合气体;罂粟碱 $30\sim90mg$ +低分子右旋糖酐中静滴;已酮可可碱 $200\sim250mL$ 静滴;血管舒缓素等。

9.防治脑水肿 梗死区域大或发病急骤时均可能产生脑水肿,更加剧病灶区灌注不足而加重缺血缺氧,甚至导致脑组织移位而产生脑疝。可用 20% 甘露醇 $125ml\sim250mL$ 快速静脉滴注,注意对心功能的影响,肾功能不良者禁用。

10% 甘油 200mL,静脉滴注,$3\sim4$ 次/d。甘油作用时间长,反跳现象少,还可供给一定的热量,但滴速过快时,可发生溶血、肾衰竭等副作用。

肾上腺素皮质激素:有足够的证据证实,使用肾上腺素皮质激素无效甚至有害(继发感染及消化道出血)。

10.抑酸及胃黏膜保护剂　西咪替丁、雷尼替丁、法莫替丁等。预防和治疗消化道出血、胃黏膜糜烂。

11.中药治疗　中医认为缺血中风辨证分型为:肝肾阴虚,肝风内动;肝肾阴虚,风痰上扰;肝风内动,痰浊壅闭;气虚血滞,络脉瘀阻。

(1)肝肾阴虚:肝风内动

①症侯猝然昏仆,口眼歪斜,半身不遂,肢体麻木,头痛头昏,舌强难言,舌红少苔,脉弦细数;

②治法滋阴潜阳,平肝熄风;

③方药天麻钩藤饮:天麻、钩藤、生石决明、川牛膝、桑寄生、杜仲、山栀、黄芩、益母草、朱茯苓、夜交藤便结者加玄参、生地、麻仁(养阴生津、润肠通便);肩关节痛者加独活、青木香(通经活络止痛)。

(2)肝肾阴虚,风痰上扰

①症候:突发眩晕,视物不清,声音嘶哑,吞咽困难,口眼歪斜,走路不稳,半身不遂,四肢瘫痪,头晕耳鸣,五心烦热,舌红或暗红,苔黄或黄腻,脉弦滑或细数;②治法:滋阴潜阳,镇肝熄风。③方药:镇肝熄风汤:怀牛膝、龙骨、生白芍、天冬、麦芽、代赭石牡蛎、玄参、川楝子、茵陈、甘草、龟板,若便秘加生大黄;失眠加夜交藤、酸枣仁。

(3)肝风内动,痰浊壅闭

①症候:突然昏仆,意志不清,口眼歪斜,半身不遂,痰涎上升,面色潮红,呼吸气促,舌质红,苔白或滑,脉滑或弦滑;②治法:辛温开窍,豁痰熄风;③方药:急用苏合香丸,继服涤痰汤:制半夏、制南星、陈皮、枳实茯苓、人参、石菖蒲、竹茹、甘草、生姜如痰涎壅盛加蛇胆、皂角(加强化痰之力);风盛者加天麻、钩藤、石决明。

(4)气虚血滞,脉络瘀阻

①症候:后遗偏枯,肢软无力,口眼歪斜,偏身麻木,口角流涎,言语塞涩,心慌气短,手足肿胀,舌淡或紫暗,苔白,脉细涩或虚弱;②治法:益气活血,通经活络;③方药:补阳还五汤:当归、川芎、桃仁、红花、地龙、赤芍、黄芪;言语塞涩加菖蒲、郁金;便溏去桃仁,加炒白术;便秘加火麻仁;手足肿胀加桑枝、茯苓、桂枝。

(5)中药制剂通心络胶囊、川芎嗪注射液、葛根素注射液、复方丹参注射液等可选择应用。

(二)恢复期治疗

1.主要目的是促进神经功能的恢复,早期对瘫痪肢体进行按摩及被动运动,开始有助动运动时即应按康复要求按阶段进行训练,避免出现关节挛缩、肌肉萎缩和骨质疏松。

2.对失语患者应加强言语康复训练,以促进神经功能恢复。

3.同时可用针灸、理疗,服用促进神经代谢药物、血管扩张剂、钙离子拮抗剂以及抗血小板聚集剂,服用中药活血化瘀通络类药物,以防止复发。

四、脑栓塞

由于异常的物体(固体、液体、气体)沿血液循环进入脑动脉成供应脑的颈部动脉,造成血流阻塞而产生脑梗死,称为脑栓塞,亦属于缺血性卒中。

脑栓塞约占卒中发病率的 15%～20%。从近代有关脑检塞的概念来看这显然是远远低于实际发生的情况。只要产生栓子的病原不消除,脑栓塞就有反复发病的可能。2/3 的复发均发生在第一次发病后的一年之内。

【病因和病理】

脑栓塞的栓子来源可分为心源性、非心源性、来源不明性三大类。

(一)心源性

系脑栓塞的最常见原因。

1.风湿性心脏病 在发生脑栓塞的患者中约一半以上为风湿性心脏病伴二尖瓣狭窄。风湿性心脏病患者中发生脑栓塞占 14%～48%。不管有无临床表现,脑部病理检查发现有脑栓塞者达 50%。当二尖瓣狭窄时,左心房扩大以致血流缓慢淤滞而易于促使血液凝固和血栓形成,血流的不规则更易使它散落成栓子,导致脑栓塞。当心房颤动时,发生的机会更多。

2.心肌梗死 心肌梗死可使心内膜变质,以致血小板可黏附在上面发生血栓形成。心肌梗死范围越大,血栓形成机会越大。如果心肌梗死后发生充血性心力衰竭,血液循环淤滞,更易在增厚肥大的左心室内发生壁血栓形成。心肌梗死后如果发生周围血管(脑、肾、脾、肢体等)栓塞,则绝大多数发生在心肌梗死后的第 4～20 天内,多发性栓塞时,诊断易明。至于后期发生的脑栓塞,在老年患者中与脑动脉硬化性脑梗死不易鉴别。

3.亚急性细菌性心内膜炎 亚急性细菌性心内膜炎一般均在风湿性心脏瓣膜病或先天性心脏病的基础上发生。细菌附着在病变内膜上繁殖,并与血小板、纤维蛋白、红细胞等结成细菌性赘生物,脱落后即可循血流发生脑栓塞。亚急性细菌性心内膜炎发生脑.栓塞者占 10%～50%,其中约 1/5 的患者在发生脑栓塞之前无临床症状或以往病史。

有血栓形成的非细菌性心内膜炎,在脑栓塞的病因中约占 10%。这些病变包括风湿性心肌炎、红斑狼疮、肿瘤等慢性消耗性疾病。可能与凝血过程失常有关。

4.其他 近代心脏手术的发展,也增添了一部分心源性脑栓塞的发病。罕见的原发心脏肿瘤如黏液瘤、肉瘤引起脑栓塞也偶有报道。

(二)非心源性

由于心脏以外来源的栓子造成脑栓塞较心源性要少得多。但是在研究短暂脑缺血发作的发病原因的推动下,有关微栓塞的一系列研究可能使传统的非心源性脑栓塞发病率很低的看法逐渐改变。反常脑栓塞发生在体循环静脉内循行的栓子,由于心隔缺损,可不经肺循环直接穿过卵圆孔或室间孔到达体循环的动脉内而造成脑栓塞。在心脏中隔缺损时,平时心内血流的方向自左向右,当左心衰竭、肺动脉压增高或其他原因引起右心压力高于左心时,则心内血流的方向改变为自右向左,如血流中有栓子存在就发生反常栓塞。气栓塞可发生于胸外科手术、潜水员或高空飞行员、气脚、气腹、须静脉或硬脊膜外静脉损伤、肾周围充气、右心导管、剧烈咳嗽等各种情况。潜水员或高空飞行员所发生的气栓塞又称减压病,在潜水员中又称潜水员病或潜水员麻痹。减压病主要由于大气压突然显著的减低以致体内氮气释放而造成气栓塞,脂肪栓塞见于长骨骨折、长骨手术、油剂注射等。

（三）来源不明的脑栓塞

有的脑栓塞虽经仔细检查也未能找到栓子来源。

脑栓塞的病理改变大体上与动脉粥样硬化性脑梗死相似。脑动脉栓塞后造成该血管供应的脑组织发生梗死,可呈红色充血性梗死或白色缺血性或混合性梗死。红色充血性梗死常提示脑栓塞,此乃由于栓子一时堵塞稍大动脉造成血管壁破坏,而后栓子可分解而流向远端较小动脉,在原先栓塞处因血管壁受损而在血流恢复时发生出血。病理范围常较动脉粥样硬化性缺血性脑梗死要大,因此种脑栓塞的发生比动脉粥样硬化所致者来得突然,使侧支循环难以建立。

【临床表现】

脑栓塞的起病年龄不一。因多数与心脏病尤其是风湿性心脏病有关,所以发病年龄以中青年居多。起病极急骤,大多数并无任何前驱症状。起病后常于数秒钟或很短时间内症状发展到高峰。个别患者可在数天内呈阶梯式进行性恶化,系由反复栓塞所致。脑栓塞可仅发生在单一动脉,也可广泛多发,因而临床表现不一。除颈内动脉栓塞外患者一般并不昏迷。一部分患者可在起病时有短暂的意识模糊、头痛或抽搐。神经系统局灶症状突然发生,并限于一个动脉支的分布区。因栓塞约 4/5 发生在脑底动脉环前半部的分布区,因而临床表现是面瘫、上肢单瘫、偏瘫、失语、局灶性抽搐等颈内动脉-大脑中动脉系统病变的表现。偏瘫也以面和上肢为重,下肢相对较轻,感觉和视觉可能有轻度影响。但一般不明显。抽搐大多数为局限性,如为全身性大发作,则提示栓塞范围广泛,病情较重。1/5 的栓塞发生在脑底动脉环的后半部的分布区,可出现眩晕、复视、共济失调、交叉性瘫痪等椎-基底动脉系统病变的表现。

【诊断】

可通过询问有关心脏病、骨折、气胸等栓子发源的病史而考虑脑部症状系由栓塞引起。患有静脉血栓性脉管炎或肺栓塞而突然发生偏瘫者需考虑脑反常栓塞的可能。心肌梗死发生脑栓塞的情况大多数在急性期,但有约 1/4 的患者在心肌梗死痊愈期发生脑栓塞。约 1/5 的亚急性细菌性心内膜炎患者以脑栓塞为该病的首先表现。老年人常患有动脉粥样硬化而使脑栓塞的诊断增加了困难。其他脏器包括肾、脾、肠、肢体、视网膜等栓塞的存在有助于脑栓塞的诊断。心电图的异常有诊断参考意义。脑脊液检查一般无色透明,并无异常,但脑脊液镜检有红细胞者远较动脉硬化性脑梗死来得多见。亚急性细菌性心内膜炎伴发脑栓塞和发生感染性动脉瘤破裂时,可表现为蛛网膜下隙出血或脑内出血。脑成像检查对明确脑栓塞性梗死的部位、范围、数目和是否伴有出血有决定性意义。

【治疗】

1.防治 防治心脏病是防治脑栓塞的一个重要环节。一旦发生脑栓塞,其治疗原则上与动脉硬化性脑梗死相同,可参阅。患者应取左侧侧卧位。右旋糖酐 40、扩血管药物、激素均有一定作用。由于风湿性二尖瓣病变等心源性脑栓塞的充血性梗死区极易出血,故溶栓治疗和抗凝治疗必须慎用。

2.抗凝治疗和抗血小板治疗 能防止被栓塞的血管发生逆行性血栓形成和防止脑栓塞的

反复发生。使用方法见动脉硬化性脑梗死的治疗。但脑成像检查提示出血或蛛网膜下隙出血者,脑脊液中含红细胞者,伴有高血压者或由亚急性细菌性心内膜炎并发脑栓塞者,均禁忌用抗凝治疗。关于脂肪栓塞,有人主张应用小剂量肝素注射,如 10~50mg,每隔 6~8 小时 1 次,右旋糖酐 40 以及二氧化碳混合气体吸入等扩张血管也有作用。5%碳酸氢钠注射液 250mL 静脉滴注,2 次/d。有助于脂肪颗粒的溶解。气栓塞的治疗与心源性引起的脑栓塞治疗基本相仿。

3.星状神经节封闭 可能有助于解除由栓子刺激所致的反射性脑血管痉挛,对脑栓塞有一定的疗效。应在起病后尽早采用,1~2 次/d,10 天为 1 个疗程。每次间隔 3~7 天。

4.普鲁卡因注射皮丘,然后以 20 号针头垂直穿入,待针尖触及第 7 颈椎横突时,再将针头后退约 0.5cm,然后向内向下再进 1cm 左右,以盐水或普鲁卡因滴人针头中,观察有无损伤胸膜,在证明无损伤后即可注入 0.5%~1.0%普鲁卡因 10mL 注射后即可出现注射侧的眼裂缩小,瞳孔缩小,眼球稍有内陷,同侧上肢及结合膜稍有充血(Homer 征)。

五、腔隙性梗死

腔隙性梗死是指发生在大脑深部的小型软化灶。在 CT 问世前,腔隙性脑梗死只能依靠病理检查才能证实。Fisher 在 1042 例尸检中,发现 11%有这种局限性小软化灶,大多数腔隙直径在 0.5cm 左右,最大直径可到 1.8cm,绝大多数腔隙分布在壳核、尾状核、丘脑、脑室旁白质,也见于脑桥、小脑,但大脑皮质少见。腔隙性梗死的病因包括继发于高血压、血管炎、动脉硬化玻璃样变和淀粉样血管变性所引起的微动脉粥样硬化、脂质透明变性、纤维素样坏死;但大多数与高血压有关。在所有的梗死类型中,腔隙性梗死预后最好。

【诊断】

CT 显示出低密度软化灶可以证实临床诊断,CT 未显示出来也不能排除腔隙性梗死的存在。CT 的阳性检出率平均为 50%,它主要取决于 3 个因素:一是腔隙灶的部位,凡内囊、丘脑区者易于显示,而脑桥区不易显示;二是腔隙灶的大小,有症状者腔隙灶直径一般都大于 0.71cm,而无症状者一般都小于 0.63cm;三是扫描时间,最早期软化的脑组织对 X 线的吸收率与正常脑组织差别不大,CT 难以分辨。过晚又容易与出血灶形成的囊腔混淆。以 10 天左右进行 CT 扫描其检出的阳性率与准确率最高(超过 58%)。

【治疗】

同动脉硬化性脑梗死类似,不用脱水治疗。虽然预后良好,但易反复发作,故预防复发更为重要,应积极控制高血压,处理各种危险因素,做好脑血管病的二级预防。可用改善红细胞变形能力的药物,如己酮可可碱等。

六、分水岭梗死

分水岭梗死占缺血性脑血管病的 10%,若有颈内动脉狭窄或闭塞,可占 40%。

临床诊断线索包括:①病史中有全身血压下降的佐证;②由坐位或卧位变为直立位使起

病;③病史中反复一过性黑矇;④颈动脉检查发现有高度狭窄;⑤影像学上发现符合分水岭梗死的表现。

治疗首先要提高灌注压药物,纠正低血压,补充血容量,并改善患者的高凝状态,适当扩容治疗,也可用生理盐水、右旋糖酐或其他血浆代用品,分水岭梗死治疗禁用降压药,慎用钙拮抗剂。其他治疗同动脉硬化性脑梗死。

七、脑出血

脑实质内的出血称为脑出血。虽然脑出血可来源于脑内动脉、静脉或毛细血管的坏死、破裂,但以动脉出血最为多见而重要。

在所有脑卒中患者中,脑出血占 10%～20%,脑出血患者中 80% 发生于大脑半球,其余 20% 发生于脑干和小脑。

发生于硬膜内、硬膜外、蛛网膜下隙和脑实质内。非损伤性脑,出血又称原发性或自发性脑出血,系指脑内的血管病变、坏死、破裂而引起的出血,绝大多数是高血压伴发的脑小动脉病变在血压骤升时破裂所致,称为高血压性脑出血。其他可能引起脑出血的病因虽不少,然而发病患者数却不多。

【病因和发病原理】

高血压是脑出血的最常见的和主要病因。一般认为单纯的血压升高或脑血管病变都不足以引起血液外溢。脑出血的发病是在原有高血压和脑血管病变基础上,血压进一步骤升所致。其发病原理可能与下列因素有关。

1.高血压使脑小动脉中形成微动脉瘤。这种微动脉瘤多见于 50 岁以上的患者,主要分布于基底神经节豆纹状动脉供应区及脑桥。大脑白质和小脑中亦可发生。在血压骤升时,微动脉瘤可能破裂而引起脑出血。

2.高血压引起的脑小动脉痉挛可能造成其远端脑组织缺氧、坏死,发生点状出血和脑水肿。这一过程若持久而严重,坏死、出血区融合扩大即成大片出血。

3.脑动脉的外膜和中层在结构上远较其他器官的动脉为薄弱,可能是脑出血比其内脏出血多见的一个原因。

4.高血压可加重、加速或引致脑小动脉玻璃样变或纤维样坏。这一病变使脑动脉管壁中发育得最完善的内膜大为削弱。高血压可促使这种有病变的小动脉内膜破裂形成夹层动脉瘤,继而破裂出血。

5.此外,有人认为脑内静脉循环障碍和静脉破裂也与脑出血的发病有关。

【病理】

高血压性脑出血症状的产生主要由于脑组织局部出血,水肿,脑组织受压、推移、软化、坏死等。高血压性脑出血在大脑基底节处最常发生,约占脑出血的 2/3。出血常侵入内囊、丘脑,可破入侧脑室而使血液充满脑室系统和蛛网膜下隙。基底节的壳核出血较多见,约占 44%,丘脑出血约占 13%,脑桥出血约占 9%,小脑出血约占 9%,其他出血约占 25%。若脑桥或小脑出血,则可直接破入到蛛网膜下隙或第四脑室。在新近出血的病例中,受出血破坏的脑组织呈现不规则的腔,充满冻状液化血液,腔的周围为软化带。由于出血水肿造成局部静脉引流受碍而致软化带有较多斑点状出血,出血侧大脑半球水肿肿胀明显,可致该侧脑室明显变形以及向对侧推移。往后血块收缩及破碎,周围组织水肿消失,斑点状出血消退,囊腔内血块溶解消失使囊腔缩小,腔壁受血块内血红蛋白分解所形成的含铁血黄素沾染呈黄橙色,可保留数月甚至数年不退。囊腔内血块溶解时含微黄色水样液体。腔壁原先表面不规则,其后软化坏死和斑点状出血受大量吞噬细胞清除。星形胶质细胞肥大、增生产生胶质纤维构成平整的囊腔壁。

【临床表现】

高血压性脑出血以 50 岁左右高血压患者发病最多。由于与高血压的密切关系以致在年轻的高血压患者中,个别甚至仅 30 余岁也可发生。脑出血虽有时在休息或睡眠中也会发生,但通常是在白天情绪激动、过分兴奋、使劲排便、过度用力等体力或脑力紧张活动时刻发病。除可有头昏、头痛、工作效率差、鼻出血等高血压症状外,平时身体一般情况常无特殊。脑出血发生前常无预感。极个别患者在出血前数小时或数天诉有瞬时或短暂意识模糊、手脚动作不便或说话含糊不清等脑部症状。高血压性脑出血常突然发生,起病急骤,往往在数分钟到数小时内病情发展到高峰。经较长病程发展到严重程度者极为少见。临床表现视出血部位.出血范围、机体反应、全身情况等各种因素而定。一般在发病时常突然感到头部剧烈疼痛,随即频频呕吐,重者合并胃肠道出血而使呕吐物呈咖啡色。继则意识逐渐模糊,常于数分钟或数十分钟内意识转为昏迷。呼吸深沉带有鼾声,重则呈潮式呼吸或不规则呼吸。脉搏缓慢有力。面色潮红或苍白,全身大汗淋漓,大小便失禁,血压升高,偶见抽搐等。如脉搏增快,体温升高,血压下降,则生命危险。患者在深度昏迷时四肢呈迟缓状态,局灶性神经体征不易确定,此时需与其他原因引起的昏迷相鉴别。如果昏迷不深,或在起病后数天进行检查可能发现轻度脑膜刺激症状以及局灶性神经受损体征,兹分述如下。

（一）内囊出血

大脑基底节为最常见的出血部位,由于损及内囊故称内囊出血。除脑出血所具有的一般症状以外,内囊出血的患者常有头和眼转向出血病灶侧,呈"凝视病灶"状和"三偏"症状,即偏瘫、偏身感觉障碍和偏盲。

1.偏瘫 出血对侧的肢体发生瘫痪,瘫痪侧鼻唇沟较浅,呼气时瘫侧面颊鼓起较高。如昏迷不深或在压眶或疼痛刺激时可见健侧肢体自发动作而瘫痪侧肢体无动作。不等程度的偏瘫在内囊出血是几无幸免的。完全迟缓的偏瘫,腱反射消失,甚至病理反射也引不出来。但一般在数天或数周后偏瘫肢体的肌张力就渐渐增高。瘫痪肢体由迟缓性逐渐转为痉挛性,上肢呈屈曲内收,下肢强直,腱反射转为亢进,可出现踝阵挛,病理反射阳性,呈典型的上运动神经源性偏瘫。

2.偏身感觉障碍 出血灶对侧偏身的感觉减退。针对肢体、面部时并无反应或反应较另一侧为迟钝。

3.偏盲 在患者意识状态能配合检查时还可发现病灶对侧同向性偏盲,主要是经过内囊的视放射受累所致。

4.伴失语症　主侧大脑半球病变常伴失语症。脑出血患者亦可发生顶叶综合征,如体象障碍(偏瘫无知症、幻多肢、错觉性肢体移位等)、失结构症、地理定向障碍等。记忆力、分析理解、计算等智能活动往往在脑出血后明显减退。个别可发生癫痫发作。约占半数患者于眼底检查可见到视网膜动脉变细,管径粗细不匀,反光增强,与静脉交叉处有压迫现象。还可见到视网膜出血或渗出物。大量脑内出血者早期即可出现视乳头水肿。也有少数脑出血患者眼底检查中并未见到任何明显异常。

(二)脑桥出血

常突然起病,出现剧烈头痛、头晕、眼花、坠地、呕吐、复视、呐吃、难咽、一侧面部发麻等症状。意识于起病初可部分保留,但常在数分钟内进入深度昏迷。出血往往先自一侧脑桥开始,表现为交叉性瘫痪,即出血侧面部瘫痪和对侧上下肢迟缓性瘫痪。头和两眼转向非出血侧,鼻"凝视瘫肢"状。局限于此类较小范围出血的约占1/5。桥脑出血常迅即波及两侧,出现两侧面部和肢体均瘫痪,瘫肢大多数呈迟缓性,少数为痉挛性或呈去大脑强直,双侧病理反射阳性。头和两眼位置回到正中,两侧瞳孔极度缩小。这种"针尖样"瞳孔见于1/3的脑桥出血患者,为特征性症状,系由于脑桥内交感神经纤维受损所致。桥脑出血常阻断丘脑下部对体温的正常调节而使体温严重上升,呈持续高热状态。由于脑干呼吸中枢的影响常出现不规则呼吸,可于早期就出现呼吸困难。桥脑出血后,如两侧瞳孔散大,对光反射消失,呼吸不规则,脉搏和血压失调,体温不断上升或突然下降则病情危重。但一侧性桥脑出血,病情较轻,有的类似内囊出血,需经脑影像检查方可鉴别。

(三)小脑出血

大多数小脑出血发生在一侧小脑半球,可导致急性颅内压增高,脑干受压,甚至发生枕大孔。起病急骤,少数病情凶险异常,可立即意识深度昏迷,短时间内呼吸停止。多数患者于起病时意识清楚,常诉一侧后枕部剧烈头痛和眩晕,呕吐频繁,发音含糊。瞳孔往往缩小,两眼球向病变侧同向凝视。病变侧肢体动作共济失调,但瘫痪可不明显。可有脑神经麻痹症状、颈项强直等。病情逐步加重,意识渐趋模糊或昏迷,呼吸不规则。拥有少数的临床表现类似小脑半球肿瘤。由于临床表现并不具有明确特征,诊断存在一定困难。凡高血压患者突然发生一侧后枕部剧痛,频频呕吐,严重眩晕,瞳孔缩小,凝视麻痹,意识障碍逐步加重,无明显瘫痪者必须警惕小脑出血的可能。

(四)脑室出血

脑室出血大多数由于大脑基底节处出血后破入到侧脑室,以致血液充满整个脑室和蛛网膜下隙系统。小脑出血和脑桥出血也可破入到第四脑室。这种情况极其严重。意识往往在起病后1～2小时内陷入深度昏迷,出现四肢抽搐发作或四肢瘫痪。双侧病理反射阳性。可有皮肤苍白、发绀或充血、呕吐、多汗、脑膜刺激症状等。四肢瘫痪常呈迟缓性,所有腱反射均引不出,可阵发出现强直性痉挛或去大脑强直状态。呼吸深沉带有鼾声,后转为浅速和不规则,脉搏也由缓慢有力转为快速微弱和不规则。血压不稳定,如血压下降、体温升高则病势危重。

【实验室检查】

1.血　脑出血患者血常规检查常可见白细胞增高,超过10×10^9以上者占61%～86.3%;

尿素氮、肌酐均可较正常为高。

2.尿　急性脑血管病时常可发生轻度糖尿与蛋白尿。

3.脑脊液　脑出血由于脑水肿而颅内压力一般较高。如临床诊断明确,则不做腰椎穿刺以防脑疝。疑有小脑出血者更不可做腰椎穿刺。如出血与缺血鉴别上存在困难时应审慎地做腰椎穿刺。脑出血患者的脑脊液,在发病 6h 后 80％以上由于血自脑实质内破入到脑室、蛛网膜下隙系统而呈血性;蛋白增高,脑脊液压力一般高于 200mmH$_2$O。由于脑实质内出血不一定均流入脑脊液或需数小时才破入脑室蛛网膜下隙系统,故脑出血起病初期腰椎穿刺时脑脊液中可无红细胞,但数小时后复查脑脊液仍不含血者仅占 10％左右。

4.CT　是确认脑出血的首选检查。早期血肿在 CT 上表现为圆形或椭圆形的高密度影,边界清楚。MRI 对幕上出血的诊断价值不如 CT,对幕下出血的检出率优于 CT。MRI 的表现主要取决于血肿所含血红蛋白量的变化。发病 1 天内,血肿呈 T1 等或低信号,T2 呈高或混合信号;第 2 天~1 周内,T1 为等或稍低信号,T2 为低信号;第 2~4 周,T1 和 T2 均为高信号;4 周后,T1 呈低信号,T2 为高信号。CT 和 MRI,不仅能早期显示颅内、脑内出血的部位、范围、数量,明确鉴别脑水肿、梗死,了解血肿溃破走向脑室和(或)蛛网膜下隙,有助于处理的决策和诊断预后,有时也能提示病因,如血管畸形、动脉瘤、肿瘤等。

【诊断】

关于病因诊断,因自发性脑出血中绝大多数为高血压所致故一般多无困难。但需注意,除高血压而外,还有许多其他较不常见的病因可以引起脑出血。有时高血压只是引起脑出血的一个触发因素,而脑血管病变另有原因。有时血压过高是继发于脑出血后颅内压增高的代偿现象而非高血压,所以临床上见到脑出血患者时,不能单凭一次血压检查结果偏高就诊断为高血压性脑出血。特别是对 50 岁以下发病的青壮年患者更应全面考虑有无其他病因存在。现将较不常见的脑出血病因列举如下,以供参考。

1.脑实质内小型动静脉畸形或先天性动脉瘤破裂。由于病变较小,破裂后形成脑内血肿而不一定发生蛛网膜下隙出血。这种小型病变往往在破裂、出血时已毁损无遗,即使做详尽的尸检,有时亦不能辨识。但有时可在脑血管造影中显示出来。

2.结节性动脉周围炎、病毒、立克次体感染等可引起动脉炎,导致管壁坏死、破裂。

3.细菌性感染累及脑血管如脓毒血症等。

4.维生素 C 和 B 族缺乏,脑小血管内膜坏死,可发生点状出血亦可能融合成血肿。

5.化学中毒,如砷中毒,可使动脉内膜坏死、出血。

6.血液病,如白血病、血友病、血小板缺乏性紫癜、红细胞增多症、镰状细胞病等。

7.颅内肿瘤出血。颅内肿瘤可侵蚀脑血管引起出血。有的是肿瘤内新生血管破裂造成脑出血。易发生出血的颅内肿瘤有胶质母细胞瘤、黑素瘤、绒毛膜上皮癌、肾上腺癌、乳癌、肺癌的脑转移。

8.抗凝治疗过程中,脑出血可偶尔发生于抗凝药物剂量并不过大时,值得注意。

9.过敏反应可产生脑部点状出血。

10.脱水、败血症所致脑静脉血栓形成有时可引起脑出血。

总之,对脑出血患者应加强整体观念,在了解全身情况的基础上明确脑出血的部位,病情发展的主要矛盾所在和可能的病因,以利及时抢救和治疗。

【鉴别诊断】

1.短暂脑缺血发作史少见于脑出血而较多见于脑梗死。

2.卒中早期的意识障碍与局灶症状的相对严重程度有助于鉴别。一般说来,意识障碍较轻而局灶症状较重者以脑梗死的可能性为大,反之则支持脑出血的诊断。

3.临床鉴别不明确而又需要考虑采用特殊疗法时,应行腰椎穿刺检查脑脊液。起病6小时以后,只有10%左右的脑出血患者脑脊液中不含血液,但压力大都增高。少数的出血性脑梗死患者脑脊液压力亦可增高而含血,但离心沉淀后其上清液因常有红细胞溶解而略呈橙黄色。

4.卒中早期(24小时内)颅脑超声波检查有明显中线偏移者以脑出血的可能性为大。病程稍晚时,脑梗死伴有脑水肿则亦可出现中线偏移。

【治疗】

如果病情和检查所见均难以鉴别时,则暂按脑出血处理较为安全,同时严密观察随访,进一步明确诊断。对已发生脑出血的患者,首先应加强卒中急性期的一般处理。同时,根据病情采取以下治疗。

(一)急性期处理

1.一般治疗

(1)最初的治疗是保持气道通畅、呼吸和循环功能稳定。确定局灶神经功能损伤,注意外部创伤征象,检查是否合并压疮。同时控制血压、高颅压、液体治疗、预防癫痫、控制体温。

(2)支持治疗:全面护理、监护。开放气道,纠正呼吸、循环,必要时气管插管。

(3)保持呼吸道通畅和稳定血压:通过血氧饱和度和动脉血氧分压测定发现有低氧证据时,要给予吸氧治疗,如果仍不能纠正者,辅以机械通气。

2.合理使用降压药　对高血压性脑出血,应及时应用适当的降压药物以控制过高的血压,使逐渐下降到脑出血前原有的水平或160/90mmHg左右。降压不可过速、过低。舒张压较低,脉压过大者不宜用降压药。

在发病3天内不要将血压降低到正常高限(140/90mmHg)。不要马上降血压。临床观察表明:认真治疗器质性高血压有利于控制持续出血,特别是:①收缩压>200mmHg或舒张压>110mmHg,30～60min重复检查;②心力衰竭、心肌缺血或动脉内膜剥脱,血压>200/110mmHg者,血压水平应控制收缩压在130mmHg以下。

在应用药物降压的同时,应密切观察血压的变化和调整头位(床头高度)。血压过高时,应抬高床头30°～45°。血压下降接近正常时,即将床头放平。如血压下降过低,则需将头位放低。如血压持续过低,尚需适当应用升压药以维持上述水平。

3.控制脑水肿、降低颅内压　脑出血后,脑水肿逐步加重,常在3～4天内达高峰,可引起脑疝而危及生命。故控制脑水肿,降低颅内压是脑出血急性期处理的一个重要环节。当过高的血压已经控制或正在进行控制而颅内压增高的表现加重时,应及时采取措施,控制脑水肿。

(1)10%甘油静脉用制剂500mL静脉滴注,按1.2g/kg,1次/d。

(2)20%甘露醇250mL静脉滴注(20~40min内滴完),2次/d,可以快速降低颅内压,每隔6小时给1次。通常每天的最大量是2g/kg,输入后4h内如尿量少于250mL,要慎用或停用,检查肾脏情况。静脉内给予40mg呋塞米,可以应用在治疗那些症状进行性恶化的患者中,但不能用在长期治疗中,并且应监测电解质。

(3)类固醇激素对预后无明显益处。ICH预后不良的原因还不十分清楚,特别是脑组织变化导致神经元坏死、血肿周围胶质增生。大多数ICH患者死于颅内压增高或局部占位效应,而这些情况可紧急用药治疗。若患者血肿巨大、同时颅内压增高(ICP)导致昏迷,药物治疗将非常困难。对这类病例,需监测ICP,因为脑自身调节使得CPP、ICP和收缩压遵从以下公式:CPP=MAP-ICP。CPP应维持在至少70mmHg水平。有证据表明30%以上的丘脑血肿或神经节血肿在24小时内增大是由于不断出血所致。这支持了早期手术血肿清除并仔细止血的观点。

4.降温治疗 体温降低后,脑代谢率降低,耗氧量减少,有利于脑细胞恢复和减轻脑水肿。但对脑出血,应用药物作冬眠降温时副作用很多,如冬眠合剂中的哌替啶可抑制呼吸,氯丙嗪可有血压降低过度等副作用。全身降温可影响心脏功能,易发生肺炎等并发症,故以冰帽做局部物理降温为宜。

5.止血药和血液凝固药 一般认为脑内动脉出血难以药物制止,不宜使用,但对点状出血、渗血,特别是合并消化道出血时,止血药和血液凝固药的应用可能发挥一定的作用。

6.抗生素 脑出血发病初期除非有并发感染,一般不需常规应用抗生素。如昏迷时间较长,虽已重视护理但仍难免有部分患者并发肺部、泌尿系统感染,应及时发现并尽可能查明致病菌以利于抗生素的正确选用。

7.外科开颅手术治疗

(1)一般认为,下列情况适应手术治疗:①小脑出血,如果病情恶化,应即进行紧急手术可能获得转危为安的疗效。如高度怀疑小脑出血,也应考虑钻孔探查或做脑成像检查予以明确,以免贻误治疗时机;②半球浅部实质内出血,临床表现为进展性卒中,或在起病后1~2天内症状有短暂的好转或稳定,然后恶化加重,表现有颅内压增高或脑疝早期征象,如脉搏变缓、血压渐升、呼吸减慢、意识障碍加深或有一侧瞳孔扩大等,如无其他禁忌可考虑手术治疗;③脑出血后恢复缓慢,如经影像检查显示有较大脑内血肿,可考虑手术清除但需与出血性脑梗死相鉴别,对后者不宜进行手术。

(2)如有以下情况时,不宜或不应进行手术治疗:①高龄而有心脏或其他内脏疾患;②血压过高未得到控制;③生命体征很不稳定,如深度昏迷,瞳孔散大,血压、呼吸、脉搏不规则等;④出血部位位于内囊深处、丘脑、脑干者。至于血肿较小,生命体征稳定者,往往不需手术。

8.微创颅内血肿清除术 "微创颅内血肿清除术"是一种治疗高血压性脑出血积极的治疗方

法,由于它具有疗效好、创伤小、安全、操作简单等优点,是目前一种具有广阔前景的新技术,这种技术拯救了大量脑出血的患者,使许多濒临死亡的患者起死回生,重新站起来,许多患者不但保住了生命,而且没有任何后遗症。它比内科保守治疗和外科开颅手术都有不可争议的优势。

(1)本技术说明和创新点:利用颅钻行经皮钻颅血肿抽吸引流,迅速清除颅内血肿,使颅内压很快降低,病情迅速缓解和稳定。①利用一次性穿刺针,集钻颅、抽吸、冲洗、碎吸、液化、引流为一体。能微创快速进入血肿中心,仅需 1～2min 就可以进入血肿内,针外层仅 3mm,损伤小;②能牢固地固定在靶点上,即自锁固定术;③配套的针行血肿粉碎器。针尖有侧孔可以沿针轴行360 度转动,全方位无盲区,彻底清除各个方位的血肿;④针具密封性好,感染机会小;⑤能连续地行血肿清除作业,一边冲洗一边引流循环作业,颅内压力可保持稳定,安全,无痛苦;⑥利用正压连续冲刷液化的方法、应用生化酶血肿液化技术对血肿液化,有利于血肿彻底排出。

(2)应用范围和适应证高血压性脑出血。①意识 Ⅱ～Ⅳ 级;②脑叶≥30mL;③基底节出血≥30mL;④小脑出血、丘脑出血≥10mL;⑤脑室内出血引起:阻塞性脑积水或铸型性脑室积血者;⑥出血量虽未达到以上标准,但出现严重神经功能缺失者。

(3)禁忌证①病情 Ⅴ 级;②有继续出血征象者;③脑动脉瘤或脑血管畸形破裂所致脑出血;④多发、散在、斑片状出血;⑤血小板减少或血液凝固功能障碍者;⑥血肿量>170mL 适于开颅血肿清除术者;⑦脑干出血。

(4)穿刺时机包括超早期<7 小时,早期<48 小时,延期手术>48 小时。过去认为穿刺应在发病后 3～7 天进行,是因为①这时病情稳定;血肿已液化,有利穿刺抽吸引流;目前提倡超早期手术,及时解除或减轻血肿的压迫,不仅可挽救生命,还可缩短病程,提高患者的生存质量(减少后遗症)。

(5)并发症①再出血;②脑脊液漏。

9.其他对症治疗　患者躁动不安时,注意有无小便潴留、床垫不适、疼痛等。可酌用小量镇静止痛药,如苯巴比妥 0.03g,3 次/d,或地西泮 2.5～5mg,3 次/d;需要时加用可待因 15～30mg,口服或 60mg 肌内注射。兴奋激动或有抽搐发作时,可给安定 10mg,肌内注射或静脉注射,必要时可重复。禁用吗啡、哌替啶等抑制呼吸中枢的药物。预防抽搐可口服苯妥英钠0.1g,3 次/d。对中枢性高热应予退热药和物理降温。

(二)恢复期处理

只要患者生命体征平稳,病情不再进展,康复治疗应尽早进行。最初 3 个月内神经功能恢复最快,是治疗的最佳时机。在患者处于昏迷状态时,被动活动可以防止关节挛缩和疼痛,降低压疮和肺炎的发病率。

【防治】

防治脑出血的关键在于控制高血压。有人对舒张压平均在(105～114)mmHg 的高血压患者随访 1～5 年,统计其中未经治疗高血压而发生卒中者要比治疗控制高血压而发生卒中者多达 10 倍。防治高血压时,除合理应用药物而外,更重要的是鼓励患者树立乐观精神,消除紧张顾虑,生活要有规律,劳逸结合,坚持适当的保健体操活动,避免烟、酒等刺激品。

第三节 癫痫

一、癫痫发作

(一)部分性发作

部分性发作又称局灶性发作,是痫性发作的最常见类型。最先出现的临床和脑电图变化指示开始的神经元群病理活动限于一侧大脑半球的某个部分。根据是否伴有意识障碍又分为单纯部分及复杂部分发作。

分类及临床表现:

1.单纯部分性发作 不伴意识障碍,脑电图痫性放电在症状对侧皮质的相应区域。持续时间较短,一般不超过1min,起始与结束均较突然。可分为四型:

(1)部分运动性发作:指局部肢体的抽动,多见于一侧口角、眼睑、手指或足趾,也可涉及整个一侧面部或一个肢体的远端。有时表现为语言中断。病灶多位于中央沟以前。如发作自一处开始后,按大脑皮质运动区的分布顺序逐渐扩展,如自一侧拇指沿腕部、肘部和肩部扩展,称为杰克逊发作。如部分运动发作后遗留暂时性(半小时至36小时内消除)局部肢体无力或轻偏瘫,称为 Todd 瘫痪。

(2)部分感觉(体觉或特殊感觉)性发作:

①体觉性发作:多为肢体麻木感和针刺感,多发生在口角、舌、手指或足趾,偶有缓慢扩散为感觉性 Jackson 癫痫。病灶多在中央后回体感觉区;②视觉性发作:多为简单视幻觉,如闪光或黑矇等,病灶在枕叶;③听觉性发作:自简单的噪声至复杂的音响不等,病灶在颞叶外侧或岛回;④嗅觉性发作常为焦臭,病灶多在额叶眶部、杏仁核或岛回;⑤味觉性发作酸甜苦咸等,病灶在杏仁核或岛回;⑥眩晕性发作如咳晕感、飘浮感、下沉感等,病灶在杏仁核或岛回。

(3)自主神经发作:如胃气上升感,苍白、面部及全身潮红、烦渴和欲排尿感等,很少是痫性发作的唯一表现,病灶多位于杏仁核、岛回或扣带回。

(4)精神性发作:表现各种类型的遗忘症,如似曾相识、快速回顾往事等,病灶多在海马体;情感异常,如无名恐惧、抑郁、欣快等,病灶在扣带回;幻觉或错觉,如视物变大或变小、听声变强或变弱、感觉本人肢体变化等,病灶在海马体或颞枕部。精神性发作虽可单独出现,但常为复杂部分性发作的先兆,有时为继发的全面性强直-阵挛发作的先兆。

2.复杂部分性发作(CPS) 也称颞叶发作、精神运动性发作。特点为发作起始出现各种精神症状或特殊感觉症状,随后出现意识障碍或自动症和遗忘症,有时发作一开始即为意识障碍。

(1)先有单纯部分性发作,继有意识障碍。

①仅有意识障碍意识模糊常见,可为嗜睡状态,意识丧失较少见;②有自动症:复杂部分性发作的运动表现以协调的不自主活动为特征,称为自动症。为在意识模糊状态中的不自主运

动,事后不能记忆。患者可能机械地重复原来的动作,或出现其他动作,如舔唇、咀嚼、伸舌、顺嘴和清喉、愉快、愤怒和思索、搓手、抚面、系纽扣或解衣服、翻口袋、拂尘或整理衣服、搬运家具、掀翻床铺、滚动、奔跑样动作,也可有自言自语或叫喊、唱歌等。其病灶不定,但均牵涉边缘系统。

(2)开始即有意识障碍:①仅有意识障碍;②有自动。

3.部分性发作继发为全面性强直-阵挛发作　发作中脑电图变化迅速发展成全面性异常。醒后若能记得部分发作时某个症状,即称先兆。单纯部分性发作可继发为复杂部分性发作,单纯或复杂部分性发作均可泛化为全面性强直-阵挛发作。

(二)全面性发作

全面性发作:无论有无抽搐,临床变化提示双侧半球自开始即同时受累。临床表现形式多样,意识障碍可以是最早症状。运动症状常为双侧,但不一定是全身性,也可无运动症状。脑电图变化双侧同步,提示神经元放电是广泛性的。

1.失神发作　以意识障碍为主。

(1)典型失神发作:也称小发作,表现为突然发作和休止的(5～10s)意识障碍和正在进行的动作中断,双眼瞪视不动,呼之不应,可伴简单自动性动作,如擦鼻、咀嚼、吞咽等,一般不会跌倒,或伴失张力如手中持物坠落,事后立即清醒,继续原来活动,对发作全无记忆。发作EEG呈双侧对称3Hz棘-慢综合波,发作可被过度换气诱发,发作间期也可有同样的或较短的阵发电活动,背景波形正常。一般无脑损害其他表现。

(2)非典型失神发作:意识障碍发生及休止较典型者缓慢,常伴肌张力降低,偶有肌阵挛。EEG示双侧不对称及较慢的(2.0～2.5Hz)不规则棘-慢波或尖-慢波,背景活动亦不正常。多见于有弥散性脑损害患儿,预后较差。

2.肌阵挛发作　为突然、短暂、快速的肌收缩,可能遍及全身,也可能限于面部、肢体或个别肌群。常成簇发生。晨醒和将睡时常发生,自主动作也能诱发。见于任何年龄,常见于预后较好的特发性癫痫患者。EEG示多棘-慢波、棘-慢波或尖-慢波。

3.阵挛性发作　几乎都发生于婴幼儿,为重复阵挛性抽动伴意识丧失,阵挛频率逐渐变慢而强度不变,惊厥后期一般较短。脑电图可见快活动、慢波,偶有棘-慢波。这种发作偶然引致强直-阵挛发作,形成阵挛-强直-阵挛发作。

4.强直性发作　多见于弥散性脑损害儿童,全身进入强直性肌痉挛。肢体直伸,头、眼偏向一侧或后仰,躯干的强直造成角弓反张,常有自主神经症状如苍白、潮红、瞳孔散大等。EEG为低电位快活动,逐渐降低频率,增加振幅。

5.全面性强直-阵挛发作(GTCS)

全面性强直-阵挛发作在原发性癫痫中简称大发作,以意识丧失和全身抽搐为特征。大多数患者发作前无先兆,部分患者发作前一瞬间可能有含糊不清或难以描述的先兆,如胸腹气上冲、局部轻微抽动、无名恐惧或梦境感等,历时极短。发作分三期:

(1)强直期患者突然意识丧失,常伴一声大叫而摔倒,所有的骨骼肌呈现持续性收缩,上睑抬起,眼球上窜。喉部痉挛,发出叫声。口部先强张而后突闭,可能咬破舌尖。上肢伸直或屈曲,手握拳,下肢强烈伸直及足内翻,颈部及躯干自前屈转为角弓反张,呼吸肌强直收缩导致呼吸暂停,面色青紫。持续 10～30s 后,肢端出现细微震颤。

(2)阵挛期震颤幅度增大并延及全身,成为间歇的痉挛,即进入阵挛期。每次痉挛后继以短促的肌张力松弛,阵挛频率逐渐变慢,松弛时间逐渐延长,本期持续 30～60s 或更长。最后一次强烈阵挛后抽搐突然终止,所有肌肉松弛。

(3)痉挛后期阵挛期后尚有短暂的强直痉挛,造成牙关紧闭、舌咬伤和大小便失禁。呼吸首先恢复,口鼻喷出泡沫或血沫。心率、血压和瞳孔等恢复正常,意识逐渐恢复。自发作开始至意识恢复历时 5～10min。部分患者可进入昏睡,持续数小时或更长,清醒后常伴头痛、周身酸痛和疲乏,对发作全无记忆,个别患者清醒前出现自动症、暴怒或惊恐等。发作后出现一过性偏瘫(Todd 瘫痪)提示痫因为局灶性脑损害。

GTCS 若在短期内频繁发作,以致发作间歇期内意识持续昏迷者,称为癫痫持续状态,常伴有高热、脱水、血白细胞增多和酸中毒。典型脑电图改变是,强直期开始为振幅逐渐增强的 10 次/s 棘波样节律,然后频率不断降低,波幅不断增高,阵挛期弥散性慢波伴间歇发作棘波,痉挛后期呈低平记录,发作时间愈长,抑制愈明显。

6.失张力性发作　部分或全身肌肉张力突然降低造成垂颈(点头)、张口、肢体下垂(持物坠落)或躯干失张力跌倒或猝倒发作。EEG 示多棘-慢波或低电位快活动。可与强直性、非典型失神发作交替出现,在发育性障碍疾病和弥散性脑损害,如 Lennox-Gastaut 综合征、Doose 综合征(癫痫伴肌阵挛-猝倒发作)和亚急性硬化性全脑炎(SSPE)早期常见。

二、癫痫及癫痫综合征

癫痫发作指一次发作过程,癫痫综合征则是将疾病的有关资料(病因、发病机制、病变部位、好发年龄、临床表现、脑电图特征、治疗、预后等)进行综合描述。国际抗癫痫联盟新提出的癫痫综合征定义为:有特殊病因,由特定的症状和体征组成的特定癫痫现象。

临床常见的癫痫及癫痫综合征是:

1.伴中央-颞叶棘波的良性儿童癫痫　临床表现为:

(1)好发于 3～13 岁,男孩常见;为常染色体显性遗传。

(2)常为局灶性发作,表现一侧面部或口角、咽部阵挛性抽搐,常伴躯体感觉症状,常在夜间发作,且夜间发作有泛化倾向;发作较稀疏,数月或数年发作 1 次。

(3) EEG 示对侧中央-颞区高波幅棘波,继以慢活动。

(4)丙戊酸钠或卡马西平治疗有效,可于 16 岁前自愈。

2.颞叶癫痫

(1)临床表现为颞叶起源的部分性发作,少数表现为全身强直-阵挛性发作。典型发作持续时间长于 1min,常有发作后朦胧,事后不能回忆,逐渐恢复。

(2)常在儿童或青年期起病,常有高热惊厥史,部分患者有家族史,常染色体显性遗传。

(3)根据发作起源分为海马、杏仁性发作和外侧颞叶性发作。某些临床症状,特别是先兆可有提示意义。

(4)可有记忆功能损害。

(5) PET 可显示颞叶局部代谢降低。

(6) EEG 常见单侧或双侧颞叶棘波,也可为其他异常(包括非颞叶异常)或无异常。

3.儿童型失神性癫痫

临床表现:

(1)频繁失神发作,一日多次。

(2)常于 6～7 岁发病,女孩多见。

(3)明显的遗传倾向。

(4) EEG 示双侧同步对称的 3Hz 棘-慢波(有时欠规则),背景活动正常,过度换气易诱发痫性放电甚至发作。

(5)对乙琥胺、丙戊酸、拉莫三嗪反应好。

(6)预后良好,大部分痊愈,青春期后常并发或转化为大发作。

4.Lennox-Gastaut 综合征

(1)起病多在学龄前,多伴有智能发育障碍。

(2)临床表现:强直性发作、失张力发作、肌阵挛发作、非典型失神发作和全身强直-阵挛发作等多种类型并存,易出现癫痫持续状态。

(3)觉醒状态下 EEG 背景活动异常,常见弥散性<3Hz 棘慢波或尖-慢波和多灶性异常。

(4)治疗选用丙戊酸钠、拉莫三嗪等,大部分患儿预后不良。

5.West 综合征(婴儿痉挛症)

(1)典型婴儿痉挛症:①多在 1 岁前发病,男孩多见;②三大主征:涉及到头、颈、躯干或全身的频繁肌痉挛;智能发育障碍;EEG 高峰节律紊乱;③病因多样。可分为特发性(或隐原性)与症状性,症状性多见;④一般预后不良。早期用 ACTH 或皮质类固醇疗效较好。

(2)非典型婴儿痉挛症:无智力损害,发作形式不典型(如出现惊吓性发作),或起病早于 3 个月,可无特征性 EEG 改变。

三、癫痫的治疗和预防

癫痫治疗是长期的,不仅要完全控制发作,还要使患者获得较高的生活质量或回归社会。包括病因治疗、药物治疗、手术治疗。目前,癫痫治疗仍以药物治疗为主。

(一)病因治疗

有明确病因者应首先进行病因治疗,如颅内肿瘤,需要手术切除肿物;寄生虫感染,需要抗寄生虫治疗。

(二)药物治疗

没有明确病因,或虽有明确病因但不能根除者,需药物治疗。

1.药物治疗一般原则

(1)确定是否用药发作稀疏,一年或数年发作一次的,可不用药;有酒精或药物刺激等诱因者,不能坚持服药(如人格异常)可不用药;首次发作或半年以上发作一次者,可向患者及家属讲明药物可能的副作用和不治疗的可能后果,根据其意愿酌情选用或不用抗癫痫药物。半年内发作两次以上者,一经诊断明确,即应用药。

(2)正确选择药物:①根据癫痫发作类型、癫痫及癫痫综合征类型选择用药。癫痫类型与药物治疗关系密切,是选药的重要依据。卡马西平、丙戊酸钠和苯妥英钠等抗癫痫谱较广泛,但不同药物治疗不同类型发作有明显差异;②药物治疗反应。不同药物抗癫痫谱可有交叉,且个体差异较大,临床需根据患者的药物反应进行调整。如一种药物达到有效血药浓度而效果不显,或因副作用不能继续应用,则应撤下,改用次选药物。除非已发生严重副作用,换药须有一定的重叠时间,至少一周时间。如一种药物有效但控制发作不理想,可增加第二种药,待发作被控制并稳定一段时间后可试行将第一种药逐渐减量,若减药期间再出现发作应考虑联合用药;③综合考虑患者的年龄、全身状况、耐受性及经济情况。例如,苯妥英钠对骨骼系统发育有影响,小儿要避免使用;苯巴比妥对小儿智能、行为有一定影响,儿童不要长期使用。很多药物通过肝、肾代谢,须注意患者的肝、肾功能改变。由于其往往需要长期用药,因而所选的药物需有稳定的来源。

(3)单药或联合用药单药治疗是应遵循的基本原则。以下情况可考虑联合用药:一种药物达到有效血药浓度而控制发作仍不理想;患者有多种发作类型;Lennox-Gastaut综合征患者在逐一试用单药治疗无效时可联合用药。2种或多种抗癫痫药合用不能提高疗效还可增加不良反应和患者经济负担,一般两种,最好不超过3种。

(4)用药方法根据药物的性质决定服用方法。半衰期长者1~2次/d,如苯妥英钠等;半衰期短者3次/d服用。为减少胃肠道刺激,可饭后服药。

(5)个体化治疗及长期监控:由于患者个体差异较大,有的在较低血药浓度就已经有效,有的在治疗浓度内即出现明显的毒性反应,临床应注意监控疗效及药物不良反应,及时调整剂量以达到最佳疗效和避免不良反应。

(6)严密注意药物不良反应:所有抗癫痫药均有不良反应,剂量相关性不良反应最常见。用药前需查肝肾功能、血尿常规,以后定期复查,至少持续半年。多数常见不良反应为短暂性,缓慢减量即可明显减少,严重特异反应如卡马西平、拉莫三嗪所致皮疹,丙戊酸、卡马西平导致肝损伤、血小板减少等,须考虑减药、停药或换药。

(7)坚持长期规律治疗:癫痫治疗是一个长期过程,特发性癫痫通常在控制发作1~2年后,非特发性癫痫在控制发作3~5年后才考虑减量和停药,部分患者需终生服药。

(8)掌握停药时机及方法:特发性强直-阵挛发作、强直性发作、阵挛性发作完全控制4~5年后,失神发作停止半年后可考虑停药。病程越长、剂量越大、停药越应缓慢。整个过程一般不少于1~1.5年。若有复发,则重复给药。症状性癫病及复杂部分性发作、强直性发作、非典型失神发作或兼有多种形式发作的患者通常需长期治疗。

2.常用的抗癫痫药

(1)传统抗癫痫药:①苯妥英。对GTCS和部分性发作有效,可加重失神和肌阵挛发作。本药吸收变动很大,取决于进入体内的部位。口服4~8h血浓度达高峰,治疗剂量与中毒剂量接近,小儿不易发现不良反应,婴幼儿和儿童不宜服用。成人剂量200mg/d,再加量时要慎重。半衰期在20小时以上,达到稳态后成人可日服1次。不良反应为剂量相关性,如皮疹、齿龈增厚、毛发增生和面容粗糙等,干扰叶酸代谢可发生巨红细胞性贫血,必要时可同时服用叶酸。②卡马西平(CBZ)：是部分性发作的首选药物，对复杂部分性发作疗效优于其他抗癫痫药，对继发性 GTCS 亦有较好的疗效，但可加重失神和肌阵挛发作。胃肠道吸收慢，口服 48 小时达峰浓度，半衰期 12～35h。常规治疗剂量 10～20mg/(kg·d)，起始剂量应为 2～3mg/(kg·d)，1 周后渐加至治疗剂量。否则易出现头昏、共济失调等副作用。其他副作用包括过敏反应，影响心脏传导功能等。

③丙戊酸钠(VPA)：是一种广谱抗癫痫药，是全面性发作，尤其 GTCS 合并典型失神发作的首选药，也用于部分性发作。口服吸收快，与血浆蛋白结合力高。强调本药的单药治疗，不仅肝毒性反应低，而且药效好。一般副作用较短暂，轻微。常规剂量成人 600～1500mg/d，儿童 20～50mg/(kg·d)。④苯巴比妥(PB)：常作为小儿癫痫的首选药物，较广谱，起效快，对 GTCS 疗效好，也用于单纯及复杂部分性发作，对发热惊厥有预防作用；可用于急性脑损害合并癫痫或癫痫持续状态。常规剂量成人 60～150mg/d，小儿<3mg/(kg·d)。较安全，价格低廉，常见不良反应有镇静、(儿童)多动和认知障碍等。⑤扑米酮(PPM)：经肝代谢成为有抗痫作用的苯巴比妥和苯乙基丙二酰胺。适应证是 GTCS，以及单纯和复杂部分性发作。

⑥乙琥胺(ES)：仅用于单纯失神发作和肌阵挛发作。吸收快，约 25％以原型由肾脏排泄，与其他 AEDs 很少相互作用，几乎不与血浆蛋白结合。

⑦氯硝西泮：直接作用于安定受体(GABA 受体亚单位)，起效快，但易出现耐药使作用下降。作为辅助用药，小剂量常可取得良好疗效，成人试用 1mg/d，必要时逐渐加量；小儿试用 0.5mg/d。

(2)新型抗癫痫药：是最近开始在临床上应用的新药，也是治疗难治性癫痫的主要药物。

①托吡酯：为单糖磺基衍生物，对难治性部分性发作、继发 GTCS、Lennox-Gastaut 综合征和婴儿痉挛症等均有一定疗效。半清除期 20～30 小时。常规剂量成人 75～200mg/d，儿童 3～6mg/(kg·d)，应从小剂量开始，缓慢增至治疗剂量。很少出现严重不良反应。②拉莫三嗪(LTG)：对部分性发作、GTCS 和 Lennox-Gastaut 综合征有效，对肌阵挛发作无效。成人起始剂量 25mg，2 次/d，之后缓慢加量，维持剂量 150～300mg/d；儿童起始剂量 2mg/(kg·d)，维持剂量 515mg/(kg·d)；与丙戊酸合用剂量减半或更低。不良反应较少，加量过快时易出现皮疹。③加巴喷丁：是人工合成能自由通过血脑屏障的拟 GABA 药。主要用于难治性癫痫的添加治疗，对自动症、部分继发全面性发作特别有效，对 GTCS 亦有效。不经肝代谢，以原型由肾排泄。起始剂量 300mg，3 次/d，维持剂量 900～4800mg/d，分 3 次服。④非尔氨脂：对部分性发作和 Lennox-Gastaut 综合征有效，可用行单药治疗。起始剂量 400mg，维持剂量 1800～3600mg/d。90％以原型经肾排泄，可出现再生障碍性贫血和肝毒性。⑤氨己烯酸(VGB)：对部分性发作治疗优于全身性发作，对 Lennox-Gastaut 综合征、婴儿痉挛亦有效，也可用作单药治疗。主要经肾脏排泄。起始剂量 500mg，2 次/d，每周增加 500mg，维持剂量 2～4g/d，分 2 次服。

3.手术治疗　有些患者经 2 年以上正规的抗癫痫治疗，尽管试用所有主要的抗癫痫药物单独或联合应用，且已达到患者所能耐受的最大剂量，但每月仍有 4 次以上发作称为难治性癫痫。其中包括 20％～30％的复杂部分性发作患者用各种抗癫痫药治疗难以控制发作。可考虑手术治疗。半球切除术、软脑膜下横断术、病灶切除术、胼胝体切开术都是目前常用方法，可酌情选用。

（三）预防

癫痫发作及癫痫综合征的病因及发病机制复杂。从病因角度,对产期护理不当、颅内感染、新生儿和婴幼儿传染病、婴儿脱水、高热和头外伤等导致的癫痫,可采取相应预防措施。对癫痫患者及时合理的治疗可防止难治性癫痫及出现一系列躯体和社会心理障碍,对患者同样具有重要的意义。对有明显诱因者,通过仔细寻找和避免诱因可预防癫痫发作。

1.非特异性诱发因素　如睡眠剥夺、疲劳、饥饿、脱水或过度饮水、饮酒、感冒、发热、精神刺激及各种代谢紊乱等,可诱发癫痫患者的癫痫发作或导致状态关联性癫痫发作;如作用超过一定限度也可导致正常人癫痫发作。特定患者可能对某一因素较敏感,在生活中应注意避免。医生应指导患者建立良好的生活习惯,避免过度疲劳或缺乏睡眠,避免烟酒、毒品等。

2.反射性癫痫　患者只对某一特殊活动的诱发方式起反应,应查找特殊诱发因素,如电视性(光敏性)癫痫、乐源性(听觉反射性)癫痫、触觉性癫痫(如掏外耳道、挤压睾丸)、进餐性癫痫和精神反射性癫痫(如计算性、弈棋性、纸牌性癫痫等)等,如仔细询问病史不难发现,尽量避免诱因。

（四）预后

癫痫是可治性疾病,大多数患者预后较好。未经治疗的患者,5 年自发缓解率在 25％以上,最终缓解率 39％。特发性癫痫自行缓解率较高;绝大部分症状性或隐源性癫痫患者需药物或其他方式治疗,部分患者需终生服药。研究发现,早期、合理的治疗有助于改善预后和预防发生难治性癫痫。

参 考 文 献

1.陈灏珠,林果为,王吉耀.实用内科学.第 14 版[M].北京:人民卫生出版社,2013

2.朱玉珏.呼吸病学.第 4 版[M].北京:人民卫生出版社,2012

3.孙明.内科治疗学.[M].北京:人民卫生出版社,2011

4.王吉耀,刘文忠.现代内科学精要[M].北京:人民卫生出版社,2008

5.罗慰慈.现代呼吸病学[M].人民军医出版社,2006

6.崔祥滨.实用肺脏病学[M].上海科技出版社,2012

7.张敦华.实用胸膜疾病学[M].上海医科大学出版社,2010

8.廖美玲.肺癌现代治疗[M].上海医科大学出版社,2013

9.蔡柏蔷.呼吸内科学.第 4 版[M].中国协和医科大学出版社,2010

10.毛焕元.心脏病学[M].北京:人民卫生出版社,2011

11.马文珠,张寄南.心肌疾病[M].江苏:江苏科学出版社,2013

12.潘国宗.现代胃肠病学.第 5 版[M].北京:科学出版社,2011

13.黄象谦.胃肠道疾病治疗学.[M].天津:天津科学技术出版社,2011

14.邓长生,夏冰.炎症性肠病[M].北京:人民卫生出版社,2009

15.郑芝田.胃肠病学.[M].北京:人民卫生出版社,2013

16.徐克成,江石湖.消化病现代治疗.第 3 版[M].上海:上海科技教育出版社,2011

17.王海燕.肾脏病学.第 4 版[M].北京:人民卫生出版社,2009

18.廖二元.内分泌学第 2 版[M].北京:人民卫生出版社,2007

19.金之欣主编.内分泌代谢疾病治疗指南.北京:科学出版社,2005

20.阮长耿,林宝爵主编.血液学——现代理论与临床实践.北京:北京出版社,2012

21.梁荩忠,张存泓主编.常见内分泌及代谢病的诊断与治疗.成都:四川科学技术出版社,2009

22.王奇璐,肿瘤科主治医师 980 问(第 2 版).北京:中国协和医科大学出版社,2006

23.孙燕,石远凯.临床肿瘤内科手册(第 5 版).北京:人民卫生出版社,2007

24.于世英.肿瘤临床诊疗指南(第 2 版).北京:科学出版社,2005

25.汤钊猷.现代肿瘤学(第 2 版).上海:复旦大学出版社,2008

26.孙颖浩,叶定伟,前列腺癌临床诊疗学.上海:上海第二军医大学出版社,2005